医院人力资源管理书系

医院
绩效管理

朱 胤　石泳钊　张 英 / 主编

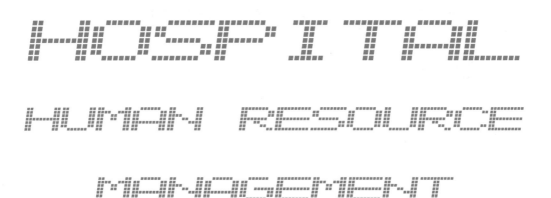

U0252789

清华大学出版社
北京

内 容 简 介

本书紧扣医院绩效管理研究前沿和现实热点问题,全面介绍了目前医院涉及的三类绩效考核:外部绩效考核、内部绩效管理以及财政项目预算绩效评价。并对上述三类绩效评价的政策背景、理论体系和考核框架进行了全面、系统的梳理和介绍,能满足医院管理者及从业者全面了解医院绩效管理知识的需求,是一本实用型工具书。

本书适合医院高级管理层、医院运营管理部门、医院人事部门、医院财务部门学习参考。

图书在版编目(CIP)数据

医院绩效管理 / 朱胤,石泳钊,张英主编. —北京:清华大学出版社,2021.11(2024.7重印)
(医院人力资源管理书系)
ISBN 978-7-302-59452-9

Ⅰ. ①医… Ⅱ. ①朱… ②石… ③张… Ⅲ. ①医院–人事管理
Ⅳ. ① R197.322

中国版本图书馆 CIP 数据核字(2021)第 219023 号

责任编辑:肖　军
封面设计:吴　晋
责任校对:李建庄
责任印制:刘　菲

出版发行:清华大学出版社
　　　　　网　　址:https://www.tup.com.cn, https://www.wqxuetang.com
　　　　　地　　址:北京清华大学学研大厦 A 座　　　邮　　编:100084
　　　　　社 总 机:010-83470000　　　　　　　　　邮　　购:010-62786544
　　　　　投稿与读者服务:010-62776969,c-service@tup.tsinghua.edu.cn
　　　　　质量反馈:010-62772015,zhiliang@tup.tsinghua.edu.cn
印　装　者:涿州市般润文化传播有限公司
经　　销:全国新华书店
开　　本:185mm×260mm　　　　印　张:16.75　　　字　数:286 千字
版　　次:2021 年 11 月第 1 版　　　　　　　　　印　次:2024 年 7 月第 2 次印刷
定　　价:98.00 元

产品编号:092359-01

编委名单

主　编　朱　胤　石泳钊　张　英

副主编　陈洁明　蒋依爽　高广远

编　委（按姓氏笔画排序）：

石泳钊　广州市景惠管理研究院

朱　胤　中山大学孙逸仙纪念医院

刘旭东　广东省卫生健康委员会

宋晔莹　广州医科大学附属肿瘤医院

张　英　广州市景惠管理研究院

张苑凌　广州医科大学附属第三医院

陈洁明　中山大学孙逸仙纪念医院

周秀红　深圳市龙岗中心医院

柳小灿　湖南省浏阳市妇幼保健院

高广远　广州市景惠管理研究院

蒋依爽　中山大学孙逸仙纪念医院

序

广东省卫生经济学会人力资源分会经过一年多的筹划、编撰、统稿、审定等工作，《医院人力资源管理书系》在清华大学出版社的支持下，各部著作陆续出版了，这是人力资源管理分会成立两年来一份非常"厚重"的答卷，是为同道们奉献的一份"知识盛宴"，可喜可贺！

《医院人力资源管理书系》由广东省卫生经济学会人力资源分会会长、广州市景惠管理研究院张英院长和广东省卫生经济学会人力资源分会常务副会长、中山大学孙逸仙纪念医院朱胤总会计师担任总主编。各册主编、副主编以及编委有的来自国家卫生健康委员会（简称：卫健委）委属委管医院、医科大学附属医院和省属大型医院，有的来自地市级三甲医院和县级二甲医院。为了考虑编者的广泛性和代表性，有的编者还来自北京、福建、山东、陕西、重庆、四川等地的不同医院。这些编者中有的是国家级的卫生经济管理、卫生人力资源管理领域的领军人才和学科带头人，有的是有丰富经验的研究与教学人员，多数是具有30多年实践经验的一线管理者。不同地域、不同规模、不同类型医院以及研究型、教学型、咨询型、实践型专家的搭配，保证了本书系的写作能够不拘一格，既注重书系的经验性、总结性，又兼顾到了理论性和前瞻性；既考虑了书系的实用性、可操作性，同时也体现了书系的系统性、学术性。让我们看到整个书系不仅是工具书、参考书，而是可以成为一套专门用于医院管理培训的教材，成为医院人力资源管理者全面提升业务素质与能力的必备用书。整个书系共动员了近百人参与编撰，其组织、沟通、协作都非常耗时费力，在两位总主编、各位主编、副主编和编委们的努力下，大家齐心协力完成了编撰任务并按期出版，这种团结协作、精益求精的敬业精神值得点赞，令人敬佩。可以说是以实际行动践行了为民服务孺子牛、创新发展拓荒牛、艰苦奋斗老黄牛的精神。

《医院人力资源管理书系》各部著作涵盖了医院人力资源管理的战略性管理、组织结构、岗位分析、定岗定编、胜任力、领导力、人员选拔与招聘、培训教育、绩效管理、薪酬管理、职业发展管理、员工关系管理以及文化建设等各个模块，并对医院近年来的人力资源管理政策与制度进行了梳理，对人力资源数据的综合应用给出了方法，提供了涵盖多个模块的人力资源管理案例与具体实施方案。书系的各部著作高屋建瓴、层次清晰、结构严谨，相互之间遥相呼应，全面展现了医院人力资源管理的知识体系和技能方法，作为国内第一套医院人力资源管理书系，体现出了它应有的出版价值。

卫生经济研究是以我国医药卫生体制改革为基础，紧紧围绕人力资源、物资资源、财经资源、技术资源和信息资源等各种卫生资源的开发筹措、计划配置、使用管理、调节评价全过程的研究，重点探索卫生供给与需求的矛盾规律，分析卫生资源的投向和投量、投入与产出、效率和效益。谈到资源，人是第一个最为活跃的资源，是生产力三要素之首。毛泽东主席在《唯心历史观的破产》一文中指出："世间一切事物中，人是第一个可宝贵的。在共产党领导下，只要有了人，什么人间奇迹也可以造出来。"所以，医院人力资源管理是医院管理的重中之重。抓好了医院的人力资源管理，就抓住了医院管理的牛鼻子。《医院人力资源管理书系》虽然着眼点是在人力资源，但如果把各部著作串起来看，实际上把医院人力资源如何与财、物、技术、信息等核心资源科学配置、精细管理和有效使用进行了精辟的分析，并提供了成熟的理论和可借鉴的经验。

广东省卫生经济学会人力资源分会以专业化的视野和严谨的学术精神，搭建卫生人力资源的研究高地和卫生人力资源管理者的职业发展平台，开展专题的人力资源学术研究，创建和汇聚国家级、省级科研成果，为政府和各级医疗卫生机构提供决策支持，以专业制胜的优势，打造成广东省乃至全国卫生领域具有一定学术地位和声誉、开展专业化研究的一流学术团体组织。我希望人力资源分会能够以《医院人力资源管理书系》的出版为契机，团结更多的卫生人力资源管理研究专家和一线的实际工作者，出版更多更好的人力资源管理著作，发表更多更好的人力资源管理论文，开展更多更好的人力资源管理课题，让人力资源管理的学术成果更加丰硕。为健康中国、幸福中国作出应有贡献。

广东省卫生经济学会会长　陈星伟

2021 年 7 月于广州

前 言

　　人力资源是医院的第一资源，人力资源管理是医院管理的核心和关键。这基本上是没有争议的共识。但如何通过对人力资源进行有效的管理，做到既能放大医务人员个体的价值，又能保证医院组织目标的实现，从而构建和谐美好的人力资源管理生态，却没有一个统一的答案，也没有放之四海而皆准的办法，这正是医院人力资源管理的挑战所在，魅力所在。我们动议编著《医院人力资源管理书系》就是既总结过去医院在人力资源管理方面所取得的经验，更着眼于未来医院人力资源管理的发展趋势，系统总结、梳理、规范医院人力资源管理的学科体系，为广大医院人力资源管理工作者和相关人员提供一套既有理论体系，又有实操方法，同时又有借鉴案例的工作用书，让医院人力资源职业化管理进程走得更快更稳。

　　医院人力资源管理深受社会发展背景和企业人力资源管理理论及经验的影响。1949 年中华人民共和国成立至 1978 年，我国实行的是计划经济。在那个时代，员工和用人单位之间的关系完全是隶属关系。用人统一调配，薪酬以固定工资为主，激励以政治为先导，医院是政府部门的附属机构，一切以执行指令为要务。1978 年至1992 年，我国的经济体制改革从农村家庭联产承包责任制开始，企业逐步开始扩大用人自主权，探索经济激励，落实绩效奖金分配等，但这一阶段的改革仍然是在计划经济框架内的相对比较温和的变革。1979 年 4 月，国家卫生部、财政部、国家劳动总局发布了关于加强医院经济管理试点工作的相关意见，对医院提出了"定任务、定床位、定编制、定业务技术指标、定经费补助"的"五定"，并对经济核算和绩效奖金分配提出了具体的办法，可以说是影响医院人事与分配制度改革的一项重要政策。1989 年 11 月，国家卫生部正式颁布实行医院分级管理的办法，首开医院评价评审先河。1993 年至 2000 年，从社会主义市场经济体制在中国正式确立，到建立现代企业制度，到 1995 年中国首部《劳动法》正式实施，到养老、医疗、工伤、失业以及生育、住房等各项社会保障制度的建立，这些都为劳动力市场的运行及其作用的发挥创造了条件。这一时期的 1994 年国务院发布了《医疗机构管理条例》，1997年中共中央发布了《中共中央国务院关于卫生改革与发展的决定》等重要文件，将医疗机构的执业管理纳入了法制化轨道，对卫生改革的重大问题进行了厘清和界定。

2000年至2020年，互联网的兴起，人们择业观念的改变，各项改革的持续深化，给我们的生活带来了翻天覆地的变化。2009年4月中共中央出台了《中共中央国务院关于深化医药卫生体制改革的意见》，后续又相继出台了有关公立医院改革、卫生事业单位岗位设置、人事与分配制度改革、薪酬制度改革、医共体建设、互联网医院建设、药品器械招标采购、医疗保险支付制度改革等一系列改革政策与方案，为医院的改革与发展提供了充分的政策保障和制度支持。可以说，这20年来的医疗卫生改革，打出了总结经验、科学论证、试点探索、全面推进等"组合拳"，描摹出了医疗卫生改革的"全景图"。经过改革开放40年来医疗服务体系建设、20年来医院能力建设、10年来深化医药卫生体制改革的实践探索，公立医院已经到了从"量的积累"转向"质的提升"的关键期，今后必须把发展的着力点放到提升质量和效率上。可以说，医院的改革方向、目的、路径已经非常明确，关键是如何实施落地。自2021年始，中国的医疗卫生改革将全面进入落地、执行、精细化与全面提升阶段。社会的发展和医疗卫生整体的改革进程，必然伴随着医院人力资源管理理念和思想的变迁，医院的人力资源管理也必须顺应上述的各种变化而进行全面规范和升华。

人力资源管理专业在高校的设置最早是于1993年在中国人民大学设置。人力资源管理硕士专业最早是于2000年设置。到目前为止，我国开办人力资源管理本科专业的高校已经接近500所，开设人力资源管理硕士点和博士点的高校也有数十所。在大学的管理学院、工商学院、公共管理学院等学院里，人力资源管理也成为一门非常重要的必修课。原国家人事部于2000年首次设置经济师—人力资源管理专业技术职称考试。从以上发展演变可知，人力资源管理从萌芽到发展也就是20多年的事。根据目前查阅到的，已经出版的医院人力资源管理相关著作、发表的学术论文、课题成果以及医院的管理实践等可以判定，医院人力资源管理的萌芽和兴起基本上是始于2001年，从20年来的发展情况看，医院人力资源管理仍然处于逐步探索、不断实践的过程，许多新的理论、工具和方法还未能在医院广泛应用，有些医院人力资源管理者甚至对一些理念和方法还感到很陌生，因此，我们把2001年至2020年的这20年，誉为是医院人力资源管理的萌芽期，从2021年开始，期望在同行们的努力下能够进入普及与规范期，再经过一二十年的发展，能够进入全面提升期，这样大概需要约半个世纪的时间，医院人力资源管理的学科体系就会比较健全、完善、成熟，而这些，都需要医院人力资源管理同行们的不懈努力，需要相关研究者的深入研究与推广。

　　这 20 年来，医院人力资源管理在思维模式和管理方法上发生了一些转变，比如，由单纯接收政府人事部门分配人员转变到了主动招聘人才；医院管理干部由行政任命转变到竞聘上岗，并实行任期目标考核；绩效考核由单纯德能勤绩廉的"画叉打钩"，转变到综合评估医疗服务的数量、质量、技术难度、风险责任、成本控制、群众满意度以及社会影响力等；薪酬分配由单纯的"岗位薪级工资＋奖金"转变到了系统设计基本工资和绩效工资体系，并逐步探索形成了年薪制、协议工资制、兼职工资制等一些成熟的模式；在员工发展方面，由过去的要求员工高度服从转变到了协助员工进行职业生涯规划，逐步树立了医院与员工"合作共享"的新时代人力资源管理理念，有的医院还建立了更有活力的合作机制、平台机制；医院由关注员工的使用与贡献转变到了结合医院发展战略和岗位需要进行以培训与能力提升为核心的赋能管理等。总之，20 年的变迁，医院人力资源管理无论是理论体系的构建，还是实践案例的积累，都取得了令医疗行业和人力资源管理界瞩目的成绩。医院人力资源管理的理论体系虽然在不断完善，实践案例也越来越丰富，从业者的职业化管理水平也在持续提高，可医院人力资源管理所面临的问题却越来越多，解决难度也越来越大，这与整个社会的经济结构转型、社会组织模式转换、个体意识觉醒等诸多因素相关。医院人力资源管理思维的转变和管理体系的构建也不再是"孤岛"事件，今天的医院人力资源管理已经与社会环境、宏观政策、人们的价值取向、生活方式密切相关，这就要求医院人力资源管理的模式和技术必须能够将变化视为常态，通过继续赋予人力资源管理新的职能来适应各种变化，进而提升整个人力资源管理系统的有效性。正是基于医改政策不断发展变化，人力资源管理面临诸多挑战，人力资源管理工作者业务素质与能力亟待提高等诸多因素，我们组织编写了《医院人力资源管理书系》，目的是系统、全面地介绍医院人力资源管理的新理论、新方法、新经验，旨在通过这套书能够帮助医院人力资源管理者更新管理理念，掌握管理技能，提升人力资源管理的实战能力，更好地承担起推动医院发展的使命与责任。

　　《医院人力资源管理书系》参与编著人员近百名，组织和沟通工作量非常大，但大家对待此项工作充满了激情，在一年多的时间里大家齐心协力，密切协作，圆满完成了写作任务，对于大家的辛勤付出我们深表敬意！在书系的策划、编写和出版过程中，广东省卫生经济学会、清华大学出版社，编著者所在单位的领导、同人们都给予了非常大的鼓励与支持，在此，我们深表谢意！

　　我们力图通过一套书来全方位地展现整个医院人力资源管理的理论体系、管理理念和核心工具与方法，并能够让此套书系成为医院人力资源管理者的培训教材和工作必备的参考用书。但由于能力和水平所限，书中难免有所纰漏，欢迎阅读者批评指正。让我们一起为中国医院人力资源管理体系的完善与发展作出贡献。

　　张　英（广东省卫生经济学会人力资源分会会长 / 广州市景惠管理研究院院长）

　　朱　胤（广东省卫生经济学会人力资源分会常务副会长 / 中山大学孙逸仙纪念医院总会计师）

2021 年 7 月于广州

目　录

中篇　医院内部绩效管理

下篇 财政项目预算绩效管理

上 篇

公立医院绩效考核

第 1 章　国家对公立医院的绩效考核发展历程

国家对公立医院实行绩效考核之路与医改变迁之路密切相关。在当前的政治、社会与经济形势下，医疗机构想要获得可持续发展，需要结合自身特点，通过提高医疗机构的管理水平、优化资源配置与成本管控、提高医务人员工作积极性，进而提升医院服务水平，推动医院的全面发展。公立医院作为我国医疗服务的主体，既要体现公益性，又要适应当今社会发展形势，满足人民群众的医疗服务需求，因此公立医院改革一直是我国医疗体制改革的重点工作。

1.1　中国医改的曲折前进之路

1.1.1　中华人民共和国成立之初，卫生事业在困难中启程（1949—1978 年）

中华人民共和国成立初期，中国的社会、政治、经济、卫生百孔千疮，经济萧条，百废待兴，中国的卫生事业发展同样面临着重重困难。农业尚处于复苏初期，粮食供应有限，人民群众营养不良；社会卫生状况堪忧，传染病、寄生虫肆虐；医疗水平低下，卫生从业人数寥寥，人民群众健康堪忧。

为了尽快建立卫生防疫系统战线，1950 年和 1952 年，新中国先后召开了两届全国卫生会议，确定了"面向工农兵""预防为主""团结中西医""卫生工作与群众运动相结合"的四大方针政策，初步建立了城镇职工医疗保障制度。具体包括公费医疗和劳保医疗以及农村合作医疗制度，并由政府承担全部公共卫生资金；逐步形成了城市、农村的三级卫生防疫体系，其中城市以市、区级医院和街道门诊部为主，农村以县医院、乡镇卫生院、村卫生室为主；鼓励及肯定赤脚医生在农村医疗卫生中的重要作用，使新中国农村在短期内实现医疗卫生资源低成本、广覆盖，建立起卫生防疫网络。经过近 30 年的努力，霍乱、鼠疫、天花等传染病基本被消灭，结核病死亡率大幅下降。截至 1978 年，中国人均预期寿命从 35 岁上升至 68 岁，高于世界人口平均寿命。同年，在阿拉木图召开的国际初级卫生保健会议上，以"县乡村三级医疗体系、农村合作医疗制度、赤脚医生"为特点的"中国模式",因仅凭借世界上 1% 的卫生资源解决了世界人口 22% 的卫生保健问题,被世界卫生组织推崇为发展中国家的典范。

当时国家对医院的定位是政府工作的重要组成部分,医院收支全部纳入国家预算管理,充分体现出医院的公益性。随着全国卫生防疫工作稳步推进,人民群众对于卫生健康的需求逐渐由预防传染病向疾病的诊疗转变。但是由于国家整体医疗资源不足,政府对医院包干的体制下,医务人员安于"平均主义"和"大锅饭"的现状,工作积极性不高;医疗卫生工作重点主要集中在低成本、效益高的常见病和多发病上,重大疾病、疑难疾病的救治水平落后;同时"无病拿药,小病大看"以及"一人公费,全家享受"的情况普遍存在,农民等弱势群体难以享受到基本的医疗保障,医疗资源分配不均及浪费现象频现,日后老百姓"看病难"的问题就此埋下隐患。

1.1.2 改革开放,医改在市场化经济中摸索(1979—2002 年)

1. 中国医改,酝酿中现端倪(1979—1984 年)

业界对于中国医改的时间界定,多从 1985 年开始算起,但真正的医改从 1979 年就已经开始酝酿。由于当时中国经历了自然灾害及 10 年的政治动荡,农业、经济形势不容乐观,国家百废待兴,医疗卫生工作不是政府考虑的核心,国家也无法继续承担全部公共卫生资金。因此,面对国家底子薄弱,人口众多,医疗卫生资源匮乏的现状,必须寻求相应的解决办法,补充国家力量的不足。

1979 年,在实行改革开放,着力振兴经济的时代背景下,时任卫生部部长的钱信忠提出,要运用经济手段管理卫生事业。随后国家发布了《关于加强医院经济管理试点工作的意见》《医院经济管理暂行办法(修改稿)》等文件,提出实行"定额管理制度",对医院实行"五定一奖",即定任务、定床位、定编制、定业务技术指标、定经费补助、完成任务奖励,以及实行定额管理、经济核算、考核奖惩等。旨在运用经济手段,调动医务人员积极性,让医院逐渐从政府主导中剥离出来,独立寻求自身发展的道路。

中国民间传统上有自行挂牌、药店坐堂、街道组织管理以及流动行医等方式,尽管存在行医人员良莠不齐,收费混乱、缺乏统一管理等问题,却不可否认在一定程度上解决了人民群众对于慢性病、常见病的诊疗需求。1980 年国务院批转卫生部《关于允许个体医师开业行医问题的请示报告》，打破了公立医院在医疗卫生领域一统天下的局面。在医疗服务领域借鉴经济体制改革的思路及做法，引入社会资本注入，借助民营及社会力量办医，既是对社会办医行为的规范管理，也解决了在当时的政治经济环境下我国卫生资源不足，医疗服务供给短缺的现象。同时，标志着中国医院的发展逐步开始向市场化转型。

2. 医改之路，市场中求生存（1985—1991 年）

1985 年，国务院批转卫生部《关于卫生工作改革若干政策问题的报告》（国发〔1985〕62 号），标志着中国全面医改之路正式开启。文件中明确提出"必须进行改革，放宽政策，简政放权，多方集资，开阔发展卫生事业的路子，把卫生工作搞好。"此后，国务院发布了《关于扩大医疗卫生服务有关问题的意见》（国发〔1989〕10 号），明确要求积极推行各种形式的承包责任制、允许医务人员从事有偿业余服务、允许医疗机构根据情况分层收取服务费，将医疗卫生服务与医院及医务人员收入挂钩，让医院对结余有了更多自主支配权，促使医院自主创收，寻求发展。这一政策的实施，提高了医院及医务人员工作积极性，丰富了医疗服务模式，在一定程度上用较短的时间缓解了国家公共卫生供给不足的困境，但随之也带来了诸多问题，首先，医疗卫生资源配置失衡；其次，随着公立医院市场化的深入，多渠道办医的发展，医疗机构之间的"合作"关系逐渐转变为"竞争"关系；最后，国家"放权让利"的政策导向，使得医院趋利性增强，人民群众看病难看病贵的问题日益凸显。

3. 医疗市场化，争议中前行（1992—2002 年）

1992 年，《卫生部关于深化卫生改革的几点意见》鼓励医疗卫生单位兴办延伸服务的副业或其他产业，以工助医，以副补主；允许医院试行"一院两制"或"一院多制"的经营模式，允许试办股份制医疗卫生机构；鼓励特殊医疗服务开展，以此推动卫生经济行业的发展。同年召开的中共十四大，明确了我国经济体制改革的目标是建立公有制为主体、多种所有制经济共同发展的社会主义市场经济体制，自此全国范围掀起了改革的浪潮。在此时"建设靠国家、吃饭靠自己、人人搞经济"的背景下，医疗卫生行业的市场化程度进一步加深，"点名手术""特殊护理""特殊病房"等新型医疗服务项目涌现。

2000年2月，国务院办公厅转发国务院体改办、计委等八部委《关于城镇医药卫生体制改革的指导意见》（国办发〔2000〕16号），文件中提出"将医疗机构明确分为非营利性和营利性两类进行管理""营利性医疗机构医疗服务价格放开，依法自主经营、照章纳税""鼓励各类医疗机构合作、合并，共建医疗服务集团"等内容，被视为医改的进一步"市场化"，推动了医疗服务的"产业化"和"商品化"。为了确保《指导意见》顺利实施，国家陆续出台了13个配套文件，分别是：《关于城镇医疗机构分类管理的实施意见》（卫医发〔2000〕233号）、《关于卫生事业补助政策的意见》（财社〔2000〕17号）、《医院药品收支两条线管理暂行办法》（卫规财发〔2000〕229号）、《关于医疗卫生机构有关税收政策的通知》）（财税〔2000〕42号）、《关于改革药品价格管理的意见》《关于改革医疗服务价格管理的意见》《医疗机构药品集中招标采购试点工作若干规定》（卫规财发〔2000〕232号）、《药品招标代理机构资格认定及监督管理办法》（国药管市〔2000〕306号）、《关于实行患者选择医师促进医疗机构内部改革的意见》（卫医发〔2000〕234号）、《关于开展区域卫生规划工作的指导意见》（计社会〔1999〕261号）、《关于发展城市社区卫生服务的若干意见》（国发〔2006〕10号）、《关于卫生监督体制改革的意见》（卫办发〔2000〕第16号）、《关于深化卫生事业单位人事制度改革的实施意见》（人发〔2000〕31号）。随后，"江苏宿迁拍卖卫生院""无锡实施医院托管经营"等现象被有些人解读为"医疗事业中政府资本的完全退出"。通过"市场经济"的杠杆调节作用，中国的医疗服务机构数量、服务能力及质量在短期内有了大幅度的提升。同时，医疗机构的趋利性更强，而公益性进一步淡化，逐渐形成了"以药养医"的补偿机制，医药费不合理增长及过度医疗现象屡见不鲜。此外，城市医疗机构发展全面开花，而农村基层医疗服务能力仍旧薄弱，老百姓"看病难、看病贵"的问题进一步突出。"因病致贫""因病返贫"的现象层出不穷，对于医疗事业发展方向是以"政府主导"还是"市场主导"争论不断。2000年6月，世界卫生组织（WHO）发布的《2000年世界卫生报告》中提到：中国卫生系统总体成就在191个成员国中排第132位、健康状况排第61位、卫生系统整体绩效排第144位，卫生费用筹资公平性排在倒数第4位，被列为筹资最不公平的国家之一。

我国政府相关部门看到了城市与农村医疗资源分配的极度不平衡，于2002年10月发布了《关于进一步加强农村卫生工作的决定》（中发〔2002〕13号），强调要建立和完善新型农村合作医疗制度和医疗救助制度，使农民人人享有初级卫生保健。

2003 年 1 月，国务院办公厅转发了卫生部、财政部和农业部《关于建立新型农村合作医疗制度的意见》（国办发〔2003〕3 号），主张重建农村合作医疗制度，以大病统筹为主的农民医疗互助共济制度，显示出国家对于农民医疗保障的关注。

1.1.3 "非典"考验，医改之路再思考（2003—2008 年）

2003 年"非典"疫情暴发，给中国公共卫生应急系统带来了巨大的考验，同时暴露出了当时医疗行业的诸多短板，如医疗卫生政府投入不足，公共卫生应急机制不健全；公立医院、部队医院、企业医院、民营医院林立，无法统一管理，应对突发事件和急危重传染病救治能力较弱；医疗保障体制不健全，药品、医疗耗材价格虚高，群众就医困难重重；基层医疗机构卫生防疫网络解体，疾病监控和预警能力薄弱等。痛定思痛，医疗卫生事业应该由政府主导还是市场化？中国医疗卫生事业发展应当何去何从？

从"非典"事件中，我国政府认识到单纯地把医疗卫生服务看作"第三产业"发展，用"市场化"的理念发展医疗事业是片面而局限的。2003 年 5 月，国务院出台了《突发公共卫生事件应急条例》（中华人民共和国国务院令第 376 号），成为中国卫生事业发展的重要转折点。在 7 月召开的"全国防治非典工作会议"上，时任总理温家宝提出，争取用 3 年左右的时间建立健全突发公共卫生事件应急机制、疾病预防控制体系和卫生执法监督体系。此后国家财政对公共卫生投入特别是对专项经费的投入力度较前明显增加。

2004 年，卫生部公布的《国家卫生服务调查》报告显示：中国内地城市没有任何医疗保险的人口占 44.8%，农村为 79.1%。高昂的医疗费用与医疗保障覆盖不足，使得民众的就医意愿较低，越来越多的家庭因为疾病陷入贫困。国内专家对医改"功与过"的讨论日趋激烈。2005 年 5 月，时任卫生部政策法规司司长刘新明指出"市场化非医改方向"。7 月，国务院发展研究中心指出，中国医改总体上不成功，医疗服务的公平性下降和卫生投入的宏观效率低下，其症结是近二十年来医疗服务逐渐市场化、商品化，违背了医疗卫生事业的基本规律。医改目标应该是构筑一个惠及"全民"的医疗保障平台，需要通过强化政府职能来正确引导医疗卫生行业的良性发展。为了尽快引导医疗卫生事业回归公益性质，2006 年 9 月，国务院成立了医改协调小组着力于探索制定新医改政策。

为了解决群众"看病难""看病贵"的问题，最根本的措施就是建立全面覆盖的医疗保障体系。2005 年 4 月，民政部、卫生部、劳动和社会保障部、财政部发布的《关于建立城市医疗救助制度试点工作的意见》（国办发〔2005〕10 号）提出，要逐步探索建立适合我国国情的城市医疗救助制度。2006 年 1 月，卫生部、国家发展和改革委员会、民政部、财政部、农业部、国家食品药品监督管理局、国家中医药局等七部委局联合下发《关于加快推进新型农村合作医疗试点工作的通知》（卫农卫发〔2006〕13 号），对新型农村合作医疗制度做了充分肯定。2007 年，国务院发布《关于开展城镇居民基本医疗保险试点的指导意见》（国发〔2007〕20 号）提出，要在原有城镇职工基本医疗保险制度的基础上探索推行覆盖全部城镇居民基本医疗保健制度。

经过两年多的调查研究，医改协调小组于 2008 年 10 月就《关于深化医药卫生体制改革的意见（征求意见稿）》开始在网络上征求意见。新一轮医疗体制改革蓄势待发。

1.1.4 重新扬帆起航，中国医改新征程（2009 年至今）

2009 年，《中共中央国务院关于深化医药卫生体制改革的意见》（中发〔2009〕6 号）出台，提出医药卫生体制改革的总体目标是建立健全覆盖城乡居民的基本医疗卫生制度，为群众提供安全、有效、方便、价廉的医疗卫生服务。这标志着在新一轮医改进程中，政府责任将进一步强化，公立医院将逐步回归公益性。紧接着，国务院制定了《医药卫生体制改革近期重点实施方案（2009—2011 年）》（国发〔2009〕12 号），明确了这一阶段医改的重点方向是：加快推进基本医疗保障制度建设；初步建立国家基本药物制度；健全基层医疗卫生服务体系；促进基本公共卫生服务逐步均等化；推进公立医院改革。

2012 年，国务院制定了《"十二五"期间深化医药卫生体制改革规划暨实施方案》（国发〔2012〕11 号），要求坚持保基本、强基层、建机制的基本原则，以基本医疗卫生制度建设为核心，以维护和增进全体人民健康为宗旨，进一步深化医疗保障、医疗服务、公共卫生、药品供应以及监管体制等领域综合改革。着力推进全民医疗保障（简称医保）体系建设、巩固完善基本药物制度及基层医疗卫生机构运行机制、积极推进公立医院改革，促进公共卫生服务领域改革。

2013 年，党的十八届三中全会通过了《中共中央关于全面深化改革若干重大问题的决定》，成立了全面深化改革领导小组，对全面深化改革做出战略部署，统筹推进医疗保障、医疗服务、公共卫生、药品供应和监管体制改革。主要包括：改革医保支付方式，加快健全重特大疾病医疗保险和救助制度；健全城乡基层医疗卫生服务网络，完善分级诊疗制度；加快公立医院改革，建立科学的医疗绩效评价机制；取消以药补医，建立科学补偿机制，减轻群众医药费用负担。

2015 年，国家制定了《全国医疗卫生服务体系规划纲要（2015—2020）》（国办发〔2015〕14 号），对整个医疗卫生服务体系建设进行系统性规划，对医院、基层卫生服务机构和专业公共卫生服务机构承担公共卫生服务职能进行界定，规划了专业公共卫生机构的设置、功能定位和人员配备规模。并把预防为主、爱国卫生运动、健康生活方式和预防控制重大疾病作为公共卫生服务体系建设的重要内容。同年，国务院办公厅印发《关于城市公立医院综合改革试点的指导意见》（国办发〔2015〕38 号），要求进一步改革公立医院管理体制，建立以公益性为导向的考核评价机制；破除公立医院以药补医机制，降低医用耗材费用；强化医保支付和监控作用，构建分级诊疗服务模式；加快推进医疗卫生信息化建设。

2016 年 8 月，全国卫生与健康大会在北京召开，习近平主席在大会上强调，要坚定不移贯彻预防为主方针，坚持防治结合、联防联控、群防群控，努力为人民群众提供全生命周期的卫生与健康服务。10 月，国家颁布《"健康中国 2030"规划纲要》，这是国家层面的首个健康中长期战略规划。《纲要》提出，要把健康融入所有政策，明确"共建共享、全民健康"的建设健康中国战略主题，指出全民健康是建设健康中国的根本目的。同年年底，国务院印发两个重要文件《"十三五"深化医药卫生体制改革规划》（国发〔2016〕78 号）和《"十三五"卫生与健康规划》（国发〔2016〕77 号），提出中国公共卫生政策要更加注重预防为主和健康促进，更加注重工作重心下移和资源下沉，要推进防治结合，建立专业公共卫生机构、综合性医院和专科医院、基层医疗卫生机构"三位一体"的防控机制和防、治、管整体融合发展。同时，在"十三五"期间，要坚持医疗、医保、医药联动改革，即"三医联动"改革；要在分级诊疗、现代医院管理、全民医保、药品保障及综合监管等方面取得新突破。这意味着，医药卫生体制改革"立柱架梁"基本完成并进入新的阶段。

2017 年 4 月，国家卫生和计划生育委员会等 7 部委印发了《关于全面推开公立医院综合改革工作的通知》（国卫体改发〔2017〕22 号），要求全面推开公立医院综合改革，所有公立医院全部取消药品加成（中药饮片除外），建立考核问责机制，确保各项改革任务落到实处。至此，在我国实施了 63 年的药品加成政策正式成为历史。同月，国务院办公厅发布了《关于推进医疗联合体建设和发展的指导意见》（国办发〔2017〕32 号），全面启动多种形式的医疗联合体建设试点，从而促进医疗卫生工作重心下移和资源下沉，提升基层服务能力。2018 年 4 月 25 日，国务院办公厅印发《关于促进"互联网＋医疗健康"发展的意见》（国办发〔2018〕26 号），明确要求医疗联合体要积极运用互联网技术，加快实现医疗资源上下贯通、信息互通共享、业务高效协同，便捷开展预约诊疗、双向转诊、远程医疗等服务，推进"基层检查、上级诊断"，推动构建有序的分级诊疗格局。随后还发布了《互联网诊疗管理办法（试行）》《互联网医院管理办法（试行）》以及《远程医疗服务管理规范（试行）》（卫生健康委 中医药局关于印发互联网诊疗管理办法（试行）等 3 个文件的通知）等政策措施，为分级诊疗制度建设和分级诊疗落地提供了强大支撑和保障。

随着医疗体制改革的不断深化，我国医疗服务质量稳步提升，医疗保障覆盖面越来越广，全民健康水平逐步提升，中国的疾病谱由最初的卫生及传染病防治逐步向慢性病管理转变，医疗的方向也由重治疗轻预防逐步向重预防改变。2019 年出台的《健康中国行动 2019—2030 年》提出，要牢固树立"大卫生、大健康"的理念，坚持预防为主、防治结合的原则，以基层为重点，以改革创新为动力，中西医并重，把健康融入所有政策。从疾病管理逐步转向健康管理，要求卫生系统以提供全方位、全生命周期服务作为主要目标。加大政府投入力度，明确市场在医改中的作用，重视政府的监督管理，推动健康服务结构性改革，完善防治制度建设和保障政策，提升健康服务的公平性、可及性、有效性。同年 6 月，《国家医疗保障局 财政部 国家卫生健康委员会   国家中医药局关于印发按疾病诊断相关分组付费国家试点城市名单的通知》（医保发〔2019〕34 号），确定了 30 个城市作为 DRG 付费国家试点城市，促使医院管理向价值管理、成本管控转变，从粗放式绩效激励转向精细化绩效管理，进一步推动现代医院管理的发展。7 月，国务院办公厅印发《关于治理高值医用耗材改革方案》（国办发〔2019〕37 号）正式要求 2019 年年底实现全部公立医疗机构医用耗材"零差率"销售，进一步降低了人民群众的就医成本。

2020 年年初，"新冠肺炎疫情"暴发，中国的医疗卫生体系面临了严峻的考验。迅速的应急响应、短时间的医疗技术支援、有效的应急物资补充，全国医疗卫生体系以最短的时间采取了及时有效的措施对疫情进行防治。随着全球疫情的暴发，从中国的疫情常态化防控管理到核酸咽拭子检测能力的突破，再到新冠疫苗的研发与接种，我国的医疗卫生服务管理向世界展示了亮眼的成绩单。但与此同时，也暴露了目前我国医疗体制的一些短板，如公共卫生防控专业结构与医疗机构及基层医疗机构的信息共享、沟通交流不够，存在防、控、治分离的现象；医疗救治体系对突发公共卫生事件的应急处置能力有待进一步提高；突发公共卫生事件风险评估、预警、指引不够完善；疫情防控医疗物资储备不足，信息化建设水平较低；公共卫生人才队伍结构不合理等问题。

新冠肺炎疫情为中国医疗卫生体制改革提供了一个跨越式发展的契机。2020年下半年，国务院办公厅印发了《深化医药卫生体制改革2020年下半年重点工作任务》（国办发〔2020〕25号），强调"把预防为主摆在更加突出位置"，加大政府投入力度，以进一步提升突发公共卫事件应对能力；深入落实健康中国行动，加强重点人群健康促进，提升慢性病防治水平，加大传染病、地方病、职业病等防治力度；进一步深化公立医院综合改革，健全医疗机构和医务人员绩效考核，完善医疗服务价格动态调整，深化薪酬及编制改革；深化医疗保障制度改革，推进医保支付、商业保健等多途径保障；健全药品供应保障，完善药品耗材采购政策等。

为做好医药卫生体制深化改革工作，国家以医保支付、医联体建设、医药价格及招标采购（招采）机制等领域为抓手，不断推动医改工作向前发展。

在医保支付方面，国家医疗保障局围绕支付方式改革先后出台了《医疗保障疾病诊断相关分组（CHS-DRG）细分组方案（1.0版）》（医保办发〔2020〕29号）、《区域点数法总额预算和按病种分值付费试点工作方案的通知》（医保办发〔2020〕45号）、《国家医疗保障按病种分值付费（DIP）技术规范和DIP病种目录库（1.0版）》（医保办发〔2020〕50号）等相关文件，在之前DRG试点实行的基础上，探索更科学更合理的医保费用支付方式。后续国家医疗保障局还制定了《关于积极推进"互联网＋"医疗服务医保支付工作的指导意见》（医保发〔2020〕45号），大力支持"互联网＋医疗"服务模式创新，进一步满足人民群众对便捷医疗服务的需求，提高医保管理服务水平，提升医保基金使用效率。

在医联体构建方面，《医疗联合体管理办法（试行）》（国卫医发〔2020〕13号）和《紧密型县域医疗卫生共同体建设评判标准和监测指标体系（试行）》（国卫办基层发〔2020〕12号）的出台为医联（共）体建设提供了一套"金标准"，规范了医联体的建设与管理，完善了运行管理机制。同时，还明确了县域医共体建设评判标准及建设监测指标，促进了医联体的健康发展。

在医药价格及招采机制方面，国家医疗保障局出台了《关于建立医药价格和招采信用评价制度的指导意见》(医保发〔2020〕34号)提出，通过建立信用评价目录清单、实行医药企业主动承诺制、建立失信信息报告记录渠道、开展医药企业信用评级多方面构建信用评价制度，使医药价格和招采的信用真正从药企自身和政府力量两个角度得以保证建立，共同营造公平规范、风清气正的药品流通秩序和交易环境。

综上所述，我国医药卫生体制改革历经中华人民共和国成立初期的"国家包干"到"市场化导向"再到2009年以来的"回归公益性"。近年来，在"坚持公益性"主基调的指导下，我国医改取得了明显成就，已初步探索出一条中国特色的医疗改革之路。

中国医疗体制、机制改革的整体进程和各阶段政策，均对医院的绩效管理有重大影响，形成了各个阶段医院绩效管理的特点，而这些又无不影响着医院管理的具体模式。

1.2 灼灼国考路，公立医院绩效考核的砥砺奋进之路

绩效考核是绩效管理的一种重要手段，是指考核主体对照工作目标和绩效标准，采用科学的考核方式，评定员工的工作任务完成情况、员工的工作职责履行程度和员工的发展情况，并且将评定结果反馈给员工的过程。绩效管理是一系列的管理活动，使医院及员工共同参与，通过医院发展规划与员工发展目标相互糅合，提高员工工作积极性及工作能力，最终实现医院的可持续发展。上升到国家层面，公立医院是我国医疗服务体系的主体，承担着重要的社会责任。为了促进落实公立医院各项改革政策，不断满足人民群众日益增长的健康需求，建立现代医院管理制度，国家也对公立医院开展了绩效考核。

公立医院绩效考核并不是一个独立的政策，而是衔接于一系列深化医改政策与重点任务之上，汇集而成的一个综合评价政策。上述一系列医改政策的实施效果，最终以考核评价结果的形式进行系统化的呈现。绩效考核将成为推动医改政策落实、提升公立医院治理能力以及引导公立医院高质量发展的重要政策工具。

2019年1月，国务院办公厅发布《关于加强三级公立医院绩效考核工作的指导意

见》（国办发〔2019〕4号）正式拉开了中国三级公立医院绩效考核的大幕。这是对中国七十余年公立医院改革成效的检验，也是对中国医疗体制改革未来发展的探索。

1.2.1　国家公立医院绩效考核的酝酿

早在1981年，卫生部颁布的《医院经济管理暂行办法》就提出对医院的任务完成情况、医疗质量和服务态度等方面进行考核。指标涉及门诊工作量、病床使用率、病床周转率、诊断符合率、治愈率、抢救成功率、无菌手术感染率、陪住率、药品加成率、划价符合率、设备使用完好率、患者费用负担水平（平均床日费用、每一住院患者平均费用、平均门诊人次费用）等，同时还要考核组织合理收入和节约支出以及差错事故等情况。但是，基于当时的社会历史原因，在实际操作过程中，对于医院运营的管理更多是在经济化、市场化导向下进行的，淡化了公立医院的公益性。

随着"非典"后引导医疗卫生事业"回归公益性"思潮的兴起，从2005年起，卫生部在全国非营利性医院开展的一项为期3年的旨在提高医院医疗质量的活动，也被称为"医院管理年"。此活动对于促进医院端正办院方向，牢记服务宗旨，树立"以患者为中心"的理念，规范医疗行为，改善服务态度，提高医疗质量，降低医疗费用，发挥了重要作用。同年，发布了《医院管理评价指南（试行）》（卫医发〔2005〕104号），细化了医院的绩效评价指标，要求从医院的组织架构、医疗质量、医疗安全、医院服务、医院绩效等方面考核医院整体管理水平，开始运用统计数据进行考核，并设定了考核指标参考值。该指南实施3年后，经过总结和修订，重新发布了《医院管理评价指南（2008版）》（卫医发〔2008〕27号），新版的《指南》更加注重医院的内涵建设，质量管理和可持续发展，对三级综合医院列出了51项考核指标及参考值，促进了医院的发展模式由高收入、高消耗、高收费粗放型经营模式向低成本、低消耗、高效率集约型发展模式转变。对医院绩效的评价的指标主要包括社会效益、工作效益、经济运行状态等方面。通过绩效评价，最终实现"为患者提供安全、有效、方便、廉价的医疗卫生服务"，但是新版的《指南》对于绩效评价要求的量化、权重、标杆等内容有待进一步明确和细化。

2009年，新一轮医改启动，《中共中央国务院关于深化医药卫生体制改革的意见》（中发〔2009〕6号）中，明确提出在公立医院要加强绩效考核，建立以服务质量为核心，以岗位责任与绩效为基础的考核和激励制度，有效调动医务人员的积极性。《2011 年公立医院改革试点工作安排》（国办发〔2011〕10 号）文件中，首次提出要研究建立以公益性为核心的公立医院绩效考核体系，将医药费用相关指标纳入公立医院目标责任制和绩效考核范围。同时，还要完善公立医院人事和收入分配制度，充分调动医务人员工作积极性，将公立医院绩效考核从关注数量、质量发展到与技术难度、群众满意度等相结合，丰富了绩效考核的内涵。公立医院绩效考核的理念逐渐形成，为下一步考核实施探索了方向、奠定了基础。

2015 年，国务院办公厅发布了《关于城市公立医院综合改革试点的指导意见》（国办发〔2015〕38 号），明确提出要破除医院逐利机制，建立以公益性为导向的考评体系，定期组织公立医院绩效考核及院长年度和任期目标责任考核，并将考核结果向社会公开。这些举措旨在促进公立医院精细化管理，破除以药补医机制，降低药品和耗材费用，建立医疗行业人事薪酬制度，将财政补助与公立医院绩效考核结果挂钩。同年年底，国家卫生和计划生育委员会（简称：卫计委）等四部委共同发布了《关于加强公立医疗卫生机构绩效评价的指导意见》（国卫人发〔2015〕94 号），指出要通过建立健全公立医疗卫生机构绩效评价机制，指导公立医疗卫生机构完善对工作人员的绩效评价，规范各级各类公立医疗卫生机构绩效评价工作。其基本思路为"一个宗旨、两个层面、三级指标、四类机构"，"一个宗旨"指的是以维护健康的公益性为宗旨；"两个层面"包括对机构和人员两个层面进行评价，重点突出机构评价；"三级指标"以社会效益、服务提供、综合管理、可持续发展为一级指标，分别下设二级指标和三级参考指标，突出目标管理和全面质量管理；"四类机构"是公立医院、基层医疗卫生机构、专业公共卫生机构和卫生计生监督执法机构。负责人绩效评价还应包括职工满意度内容，人员绩效评价要突出岗位工作量、服务质量、行为规范、技术难度、风险程度及服务对象满意度等内容。《指导意见》从多层面、多角度评价公立医疗卫生机构绩效，注重宏观与微观相结合，强化评价结果的应用。这是我国政府首次以文件形式，对公立医疗机构绩效评价的指标体系给出指导性的规范，为各地公立医院绩效考核工作实践提供政策依据，体现了我国行政管理部门对医疗机构绩效管理的重视，通过借助绩效评价这一无形之手，引导我国公立医疗卫生机构改进服务质量、规范服务行为，从而为群众提供质优价廉的医疗卫生服务，实现维护公共健康的目的。2015 年是我国公立医院绩效考核政策发展的重要"界碑"，标志着考核工作从医疗机构的自行摸索上升到国家层面的政策规定。

2017 年，《国务院办公厅关于建立现代医院管理制度的指导意见》（国办发

〔2017〕67 号）提出，建立健全绩效考核指标体系，围绕办院方向、社会效益、医疗服务、经济管理、人才培养培训、可持续发展等方面，突出岗位职责履行、工作量、服务质量、行为规范、医疗质量安全、医疗费用控制、医德医风和患者满意度等指标建立健全完善的医院绩效管理体系。

1.2.2　国家公立医院绩效考核的落地

经过多年的不断探索与改革，公立医院绩效管理的模式初步建立。为了检验公立医院改革成效，促进现代医院管理，2019 年年初，国务院办公厅发布《关于加强三级公立医院绩效考核工作的意见》（国办发〔2019〕4 号），提出在全国启动三级公立医院绩效考核工作。《意见》强调考核工作要坚持公益性为导向，提高医疗服务效率；坚持属地化管理，使考核更贴合当地实际；重视信息系统建设，确保结果真实客观。对于考核指标，在《指导意见》（国卫人发〔2015〕94 号）基础上，调整为医疗质量、运营效率、持续发展和满意度评价四个一级指标，同时明确考核支撑体系、考核程序和具体考核指标等内容，制定了《三级公立医院绩效考核指标》，包括一级指标 4 个、二级指标 14 个、三级指标 55 个（50 个定量指标及 5 个定性指标）、其中国家监控指标 26 项。在考核方式上，在提高病案首页质量、统一编码和术语集、完善公立医院满意度平台建设，利用"互联网＋考核"的方式采集数据的基础上，以医院自评、省级年度考核和国家监测分析的方式开展三级考核，充分发挥绩效考核"指挥棒"的作用，推动医院科学管理，加强内涵建设，进一步促进公立医院综合改革政策落地见效。《意见》还明确指出三级公立医院绩效考核的工作目标是推动三级公立医院在发展方式上由规模扩张型转向质量效益型，在管理模式上由粗放的行政化管理转向全方位的绩效管理，促进收入分配更科学、更公平，实现效率提高和质量提升，促进公立医院综合改革政策落地见效。随后，国家卫健委办公厅、国家中医药管理局发布了《关于启动 2019 年全国三级公立医院绩效考核有关工作的通知》（国卫办医函〔2019〕371 号），对三级公立医院绩效考核工作的开展提出了涵盖病案首页填报及上传、参与国家质量评价等方面的要求，切实推动三级公立医院绩效考核落地。5 月底，国家卫生健康委员会发布《国家三级公立医院绩效考核操作手册（2019 版）》，确保绩效考核上报指标标准化、同质化、规范化，国家公立医院绩效考核的大幕正式拉开。

2019 年年底，为进一步深化公立医院改革，建立现代医院管理制度，在总结三级公立医院绩效考核工作经验的基础上，国家卫健委办公厅、国家中医药管理局发布了《关于加强二级公立医院绩效考核工作的通知》（国卫办医发〔2019〕23 号），提出 2020 年在全国启动二级公立医院绩效考核工作，2022 年建立较为完善的二级公立医院绩效考核体系，按照属地化管理原则，二级公立医院全部纳入绩效考核范围。这标志着我国公立医院绩效考核已覆盖了公立医疗服务的主体，绩效考核开启了全面实施的新阶段。根据《通知》，二级公立医院考核指标同样包括医疗质量、运营效率、持续发展、满意度评价 4 个方面，共 28 个指标，其中包含 21 个国家监测指标。并规定在延续三级公立医院绩效考核指标体系框架的基础上，结合二级公立医院实际情况，按照"采集为主、填报为辅"的原则进行考核。二级公立医院绩效考核目标则是以绩效考核为抓手，坚持公益性，调动积极性，引导二级公立医院落实功能定位，持续提升医疗服务能力和科学管理水平，促进公立医院综合改革政策落地见效，建立现代医院管理制度，落实分级诊疗制度，不断满足人民群众日益增长的健康需求。

2020 年 6 月，国家卫健委办公厅发布了《关于 2018 年度全国三级公立医院绩效考核国家监测分析有关情况的通报》，首次"国考"成绩单出炉。此次国家监测数据反映出我国公立医院医疗服务质量与管理水平持续提升，逐步建立起维护公益性、调动积极性、保障可持续的运行机制。医院功能定位不断落实，分级诊疗制度建设成果初步显现；医疗质量与安全持续提升，服务能力不断增强；医院运营与内部管理水平不断提高；医院人才结构不断优化，学科建设不断加强；患者满意度处于较高水平。但同时，此次绩效考核也反映出一些存在的问题，如三级公立医院发展不平衡、住院患者跨省异地就医情况凸显、医院内部学科管理水平有待优化、医务人员工作积极性有待进一步提高等，为下一步自上而下贯彻落实公立医院综合改革指明了方向。

2020 年 6 月初，国家卫生健康委员会办公厅发布《关于采集 2019 年度二级及三级公立医院绩效考核数据有关工作的通知》（国卫办医函〔2020〕438 号），同时更新了《国家三级公立医院绩效考核操作手册（2020 版）》，随后发布了《关于启动 2020 年度二级和三级公立医院绩效考核有关工作的通知》（国卫办医函〔2020〕500 号）。此次绩效评价进一步优化了考核方案，将"重点监控高值医用耗材收入占比"纳入考核指标；继续运用信息化手段，做好大数据质控；同时落实属地化责任，精准考核。同年 8 月，为深入落实医改重点工作任务，进一步提高基层医疗卫生服务质量和效率，引导医疗卫生资源下沉基层，推进分级诊疗制度建设，国家卫健委基层卫生健康司发布了《关于加强基层医疗卫生机构绩效考核的指导意见（试行）》（国卫办基层发〔2020〕9 号）。规定基层医疗卫生机构的考核指标由服务提供、综合管理、可持续发展和满意度评价等 4 个方面的 42 项指标构成，其中部分指标为国家卫生健康委员会监测指标。绩效考核工作在县级卫生健康行政部门在国家、省、市指导下落实，由绩效考核准备、基层医疗卫生机构自评、绩效考核实施、绩效考核反馈与改进 4 个环节组成。

2021 年 3 月，国家卫生健康委员会办公厅发布了《关于 2019 年度全国三级公立医院绩效考核国家监测分析有关情况的通报》（国卫办医函〔2021〕135 号），指出通过数据比对及分析发现，2019 年三级公立医院病案首页数据质量明显提升，电子病历应用水平提高，临床检验可比性进一步增强，医疗服务流程进一步优化，合理用药水平稳步提升。同时，三级公立医院向医联体内二级医院及基层医疗机构下转患者比例提高，医疗技术能力不断增强，医院管理精细化程度和运营效率持续提升。但同时，此次"国考"结果也反映出了我国区域间三级公立医院发展不平衡，医疗服务能力、科研项目经费、紧缺医师配备、信息化建设等方面也呈现较为明显的两极分化趋势；住院患者跨省异地就医现象仍然存在；落实公立医院补偿机制、调整收支结构、加强运营管理的任务仍然艰巨；医院内部信息化建设、大型仪器设备管理、合理用药、高值耗材使用、医务人员积极性等方面管理水平有待提高；临床带教师资培养有待加强等问题。

从上述发展历程可以看出，经过几十年的探索与发展，我国公立医院绩效考核从设计到应用呈现出较大的飞跃，正式进入了全面实践阶段，覆盖面由三级公立医院逐步向二级公立医院及基层医疗机构铺开。绩效考核将充分发挥"指挥棒"的作用，成为推动医改政策，引导整个医疗体系良性发展，提升公立医院治理能力以及引导公立医院高质量发展的重要政策工具。但这仍只是阶段性成果，公立医院绩效考核政策将继续保持动态探索发展的趋势，未来还可能经历从初步实践到成熟实践，从以绩效考核为手段推动改革到基于绩效信息来引领改革的发展阶段。

（宋晔莹　高广远）

第 2 章　公立医院绩效考核内容

实施公立医院绩效考核是党中央、国务院重大决策部署，是检验公立医院改革发展成效的重要标尺，对进一步深化公立医院综合改革、加快建立分级诊疗制度和现代医院管理制度具有重要意义。

本章重点对公立医院的绩效考核指标体系和支撑体系进行分析。

2.1　考核指标体系分析

2.1.1　三级公立医院绩效考核指标内容

2019 年 5 月，国家卫生健康委员会办公厅制定发布《国家三级公立医院绩效考核操作手册（2019 版）》。2020 年 6 月，国家卫健委在《国家三级公立医院绩效考核操作手册（2019 版）》的基础上，结合最新政策文件，组织专家研究，并在部分医院针对调整内容进行试填报后，修订形成《国家三级公立医院绩效考核操作手册操作手册（2020 版）》（以下简称《操作手册（2020 版）》）。下面以《操作手册（2020版）》来具体说明三级公立医院绩效考核指标内容。

《操作手册（2020 版）》的绩效考核指标体系由医疗质量、运营效率、持续发展、满意度评价 4 个方面的指标构成。国家制定一级指标 4 个、二级指标 14 个、三级指标 56 个（比 2019 版新增 1 个指标）供各地使用，同时确定部分指标作为国家监测指标。

《操作手册（2020 版）》规定的 4 个一级指标包含医疗质量、运营效率、持续发展和满意度评价四个方面。

1. 医疗质量　三级公立医院的核心任务。通过医疗质量控制、合理用药、检查检验同质化等指标，考核医院医疗质量和医疗安全。通过代表性的单病种质量控制指标，考核医院重点病种、关键技术的医疗质量和医疗安全情况。通过预约诊疗、门急诊服务、患者等待时间等指标，考核医院改善医疗服务效果。

医疗质量的二级考核指标包括：功能定位、质量安全、合理用药和服务流程 4 个。

2. 运营效率　运营效率体现医院的精细化管理水平，是实现医院科学管理的关键。通过人力资源配比和人员负荷指标考核医疗资源利用效率。通过经济管理指标考核医院经济运行管理情况。通过考核收支结构指标间接反映政府落实办医责任情况和医院医疗收入结构合理性，推动实现收支平衡、略有结余，有效体现医务人员技术劳务价值的目标。通过考核门诊和住院患者次均费用变化，衡量医院主动控制费用不合理增长情况。

运营效率的二级考核指标包括：资源效率、收支结构、费用控制和经济管理 4 个。

3. 持续发展　人才队伍建设与教学科研能力体现医院的持续发展能力，是反映三级公立医院创新发展和持续健康运行的重要指标。主要通过人才结构指标考核医务人员稳定性，通过科研成果临床转化指标考核医院创新支撑能力，通过技术应用指标考核医院引领发展和持续运行情况，通过公共信用综合评价等级指标考核医院信用建设。

持续发展的二级考核指标包括：人员结构、人才培养、学科建设和信用建设 4 个。

4. 满意度评价　医院满意度由患者满意度和医务人员满意度两部分组成。患者满意度是三级公立医院社会效益的重要体现，提高医务人员满意度是医院提供高质量医疗服务的重要保障。通过门诊患者、住院患者和医务人员满意度评价，衡量患者获得感及医务人员幸福感。

满意度的二级考核指标包括：患者满意度和医务人员满意度 2 个。

《操作手册（2020 版）》的 14 个二级指标和 56 个三级指标如表 2-1 所示。

表 2-1　三级公立医院考核指标

二级指标	序号	三级指标	指标属性	指标导向
1. 功能定位	1	门诊人次数与出院人次数比	定量	监测比较
	2	下转患者人次数（门急诊、住院）	定量	逐步提高↑
	3	日间手术占择期手术比例	定量	监测比较
	4	出院患者手术占比▲	定量	逐步提高↑
	5	出院患者微创手术占比▲	定量	逐步提高↑
	6	出院患者四级手术比例▲	定量	逐步提高↑
	7	特需医疗服务占比	定量	监测比较
2. 质量安全	8	手术患者并发症发生率▲	定量	逐步降低↓
	9	I 类切口手术部位感染率▲	定量	逐步降低↓

二级指标	序号	三级指标	指标属性	指标导向
2. 质量安全	10	单病种质量控制▲	定量	监测比较
				逐步降低↓
	11	大型医用设备检查阳性率	定量	监测比较
	12	大型医用设备维修保养及质量控制管理	定性	监测比较
	13	通过国家室间质量评价的临床检验项目数▲	定量	逐步提高↑
	14	低风险组病例死亡率▲	定量	逐步降低↓
	15	优质护理服务病房覆盖率	定量	逐步提高↑
3. 合理用药	16	点评处方占处方总数的比例	定量	逐步提高↑
	17	抗菌药物使用强度（DDDs）▲	定量	逐步降低↓
	18	门诊患者基本药物处方占比	定量	逐步提高↑
	19	住院患者基本药物使用率	定量	逐步提高↑
	20	基本药物采购品种数占比	定量	逐步提高↑
	21	国家组织药品集中采购中标药品使用比例	定量	逐步提高↑
4. 服务流程	22	门诊患者平均预约诊疗率	定量	逐步提高↑
	23	门诊患者预约后平均等待时间	定量	逐步降低↓
	24	电子病历应用功能水平分级▲	定性	逐步提高↑
5. 资源效率	25	每名执业医师日均住院工作负担	定量	监测比较
	26	每百张病床药师人数	定量	监测比较
6. 收支结构	27	门诊收入占医疗收入比例	定量	监测比较
	28	门诊收入中来自医保基金的比例	定量	监测比较
	29	住院收入占医疗收入比例	定量	监测比较
	30	住院收入中来自医保基金的比例	定量	监测比较
	31	医疗服务收入（不含药品、耗材、检查检验收入）占医疗收入比例▲	定量	逐步提高↑
	32	辅助用药收入占比	定量	监测比较
	33	人员支出占业务支出比重▲	定量	逐步提高↑
	34	万元收入能耗支出▲	定量	逐步降低↓
	35	收支结余▲	定量	监测比较
	36	资产负债率▲	定量	监测比较
7. 费用控制	37	医疗收入增幅	定量	监测比较
	38	门诊次均费用增幅▲	定量	逐步降低↓
	39	门诊次均药品费用增幅▲	定量	逐步降低↓

续表

二级指标	序号	三级指标	指标属性	指标导向
7. 费用控制	40	住院次均费用增幅▲	定量	逐步降低↓
	41	住院次均药品费用增幅▲	定量	逐步降低↓
8. 经济管理	42	全面预算管理	定性	逐步完善
	43	规范设立总会计师	定性	逐步完善
9. 人员结构	44	卫生技术人员职称结构	定量	监测比较
	45	麻醉、儿科、重症、病理、中医医师占比▲	定量	逐步提高↑
	46	医护比▲	定量	监测比较
10. 人才培养	47	医院接受其他医院（尤其是对口支援医院、医联体内医院）进修并返回原医院独立工作人数占比	定量	逐步提高↑
	48	医院住院医师首次参加医师资格考试通过率▲	定量	逐步提高↑
	49	医院承担培养医学人才的工作成效	定量	逐步提高↑
11. 学科建设	50	每百名卫生技术人员科研项目经费▲	定量	逐步提高↑
	51	每百名卫生技术人员科研成果转化金额	定量	逐步提高↑
12. 信用建设	52	公共信用综合评价等级	定性	监测比较
13. 患者满意度	53	门诊患者满意度▲	定量	逐步提高↑
	54	住院患者满意度▲	定量	逐步提高↑
14. 医务人员满意度	55	医务人员满意度▲	定量	逐步提高↑
	增1	重点监控高值医用耗材收入占比	定量	监测比较

资料来源：《国家三级公立医院绩效考核操作手册》(2020 版)

56 个三级考核指标（新增 1 个三级指标），分别对公立医院的医疗质量（24 个三级指标）、运营效率（19 个三级指标）、持续发展（9 个三级指标）和满意度（3 个三级指标）四个维度进行考核，其中 51 个考核指标为定量考核，5 个考核指标为定性考核。指标中加"▲"符号的为国家监测指标。表格中的指标导向是指该指标应当发生变化的趋势，供各地结合实际确定指标分值时使用，各地应当根据本地实际确定基准值或合理基准区间。新增指标"重点监控高值医用耗材收入占比"则是为落实《国务院办公厅关于印发治理高值医用耗材改革方案的通知》(国办发〔2019〕37 号) 而增设的指标。

根据规定，各地可以结合实际，适当补充承担政府指令性任务等部分绩效考核指标。如广东省在《广东省加强三级公立医院绩效考核工作的实施方案（2019 年）》中增设政府指令性任务一级指标 1 个、社会责任二级指标 1 个以及应急救援和医疗保障、对口帮扶、医联体建设、依法执业三级指标 4 个。安徽省在《安徽省三级公立医院绩效考核指标（2019 年）》中增设二级指标党的建设，含 3 个三级指标：党支部建设、思想政治工作和医德医风建设；增设二级指标行业作风整治和患者就医感受改善，含 2 个三级指标：行业作风改善情况和患者就医感受情况；增设二级指标卫生健康援助，含 3 个三级指标：援外、援疆、援藏，对口支援基层医疗机构和突发事件应急救援；增设二级指标助力构建医疗体系，含 2 个三级指标：健康脱贫和医联体建设。

2.1.2　二级公立医院与三级医院绩效考核指标的区别

为保障绩效考核的可比性和针对性，国家卫生健康委员会在延续三级公立医院绩效考核指标体系框架的基础上，结合二级公立医院实际，按照"采集为主、填报为辅"的原则，形成二级公立医院绩效考核指标体系，具体包括医疗质量、运营效率、持续发展、满意度评价等 4 个方面。

与三级医院考核指标体系相比，二级医院考核指标数量进行了较大幅度的精简。二级公立医院考核指标（试行）如表 2-2 所示。

表 2-2　二级公立医院考核指标（试行）

一级指标	二级指标	三级指标	性质	指标说明
医疗质量	功能定位	1. 出院患者手术占比▲	定量	计算方法：出院患者手术人数 / 同期出院患者人数 ×100%。 指标来源：病案首页
		2. 出院患者微创手术占比▲	定量	计算方法：出院患者微创手术人数 / 同期出院患者手术人数 ×100%。 指标来源：病案首页
		3. 出院患者三级手术占比▲	定量	计算方法：出院患者三级手术人数 / 同期出院患者手术人数 ×100%。 指标来源：病案首页
	质量安全	4. 手术患者并发症发生率▲	定量	计算方法：手术患者并发症发生人数 / 同期出院患者手术人数 ×100%。 指标来源：病案首页
		5. 低风险组病例死亡率▲	定量	计算方法：低风险组死亡例数 / 低风险组病例数 ×100%。 指标来源：病案首页

续表

一级指标	二级指标	三级指标	性质	指标说明
医疗质量	合理用药	6. 抗菌药物使用强度（DDDs）▲	定量	计算方法：住院患者抗菌药物消耗量（累计 DDD 数）/ 同期收治患者人天数 ×100。收治患者人天数＝出院患者人数 × 出院患者平均住院天数。 指标来源：医院填报
		7. 基本药物采购金额占比	定量	计算方法：医院采购基本药物金额数 / 医院同期采购药物金额总数 ×100%。 指标来源：省级药品集中采购平台
		8. 国家组织药品集中采购中标药品金额占比	定量	计算方法：中标药品采购金额数 / 同期采购同种药品金额总数 ×100%。 指标来源：医院填报
		9. 重点监控药品收入占比	定量	计算方法：重点监控药品收入 / 同期药品总收入 ×100%。 指标来源：医院填报
		10. 重点监控高值医用耗材收入占比	定量	计算方法：重点监控高值医用耗材收入 / 同期耗材总收入 ×100% 指标来源：医院填报
	医疗服务	11. 电子病历应用功能水平分级▲	定量	计算方法：按照国家卫生健康委员会电子病历应用功能水平分级标准评估。 指标来源：国家卫生健康委员会。
		12. 省级室间质量评价临床检验项目参加率与合格率	定量	计算方法：医院临床检验项目中参加和通过省级（本省份）临床检验中心组织的室间质量评价情况。 指标来源：省级卫生健康委员会
		13. 平均住院日▲	定量	计算方法：出院患者占用总床日数 / 同期出院患者人数。 指标来源：病案首页
运营效率	收支结构	14. 医疗盈余率▲	定量	计算方法：医疗盈余 / 同期医疗活动收入 ×100%。 指标来源：财务年报表
		15. 资产负债率▲	定量	计算方法：负债合计 / 同期资产合计 ×100%。 指标来源：财务年报表
		16. 人员经费占比▲	定量	计算方法：人员经费 / 同期医疗活动费用 ×100%。 指标来源：财务年报表

一级指标	二级指标	三级指标	性质	指标说明
运营效率	收支结构	17. 万元收入能耗占比▲	定量	计算方法：总能耗／同期总收入 × 10000。 指标来源：财务年报表
		18. 医疗收入中来自医保基金的比例	定量	计算方法：(1) 门诊收入中来自医保基金的比例：门诊收入中来自医保基金的收入／门诊收入 ×100%。 (2) 住院收入中来自医保基金的比例：住院收入中来自医保基金的收入／住院收入 ×100%。 指标来源：财务年报表
		19. 医疗服务收入（不含药品、耗材、检查检验收入）占医疗收入比例▲	定量	计算方法：医疗服务收入／同期医疗收入 ×100%。 指标来源：财务年报表
	费用控制	20. 医疗收入增幅▲	定量	计算方法：(1) 门诊收入增幅：(本年度门诊收入 - 上一年度门诊收入)／上一年度门诊收入 ×100%。 (2) 住院收入增幅：(本年度住院收入 - 上一年度住院收入)／上一年度住院收入 ×100%。 指标来源：财务年报表
		21. 次均费用增幅▲	定量	计算方法：(1) 门诊次均费用增幅：(本年度门诊患者次均医药费用 - 上一年度门诊患者次均医药费用)／上一年度门诊患者次均医药费用 ×100%。门诊患者次均医药费用＝门诊收入／门诊人次数。 (2) 住院次均费用增幅：(本年度出院患者次均医药费用 - 上一年度出院患者次均医药费用)／上一年度出院患者次均医药费用 ×100%。出院患者次均医药费用＝出院患者住院费用／出院人次数。由于整体出院患者平均医药费用受多种因素影响，为使数据尽量可比，通过疾病严重程度 (CMI) 调整。 指标来源：财务年报表
		22. 次均药品费用增幅▲	定量	计算方法：(1) 门诊次均药品费用增幅：(本年度门诊患者次均药品费用－上一年度门诊患者次均药品费用)／上一年度门诊患者次均药品费用 ×100%。门诊患者次均药品费用＝门诊药品收入／门诊人次数。

续表

一级指标	二级指标	三级指标	性质	指标说明
运营效率	费用控制	22. 次均药品费用增幅▲	定量	(2) 住院次均药品费用增幅：(本年度出院患者次均药品费用 - 上一年度出院患者次均药品费用) / 上一年度出院患者次均药品费用 ×100%。出院患者次均药品费用＝出院患者药品费用 / 出院人次数。 指标来源：财务年报表
持续发展	人员结构	23. 医护比▲	定量	计算方法：医院注册执业（助理）医师总数 / 全院同期注册护士总数。 指标来源：国家医疗机构、医师、护士电子化注册系统
		24. 麻醉、儿科、重症、病理、中医医师占比▲	定量	计算方法：医院注册的麻醉、儿科、重症、病理、中医在岗医师数 / 全院同期医师总数 ×100%。 指标来源：国家医疗机构、医师、护士电子化注册系统
	学科建设	25. 人才培养经费投入占比	定量	计算方法：人才培养经费投入 / 医院当年总经费 ×100%。 指标来源：医院填报。
		26. 专科能力▲	定量	计算方法：专科病种医疗服务相关指标评价。 指标来源：病案首页
满意度评价	患者满意度	27. 患者满意度▲	定量	计算方法：门诊、住院患者满意度调查得分。 指标来源：国家公立医院满意度调查平台
	医务人员满意度	28. 医务人员满意度▲	定量	计算方法：医务人员满意度调查得分。 指标来源：国家公立医院满意度调查平台

资料来源：国卫办医发〔2019〕23 号《关于加强二级公立医院绩效考核工作的通知》。

　　通过对二级公立医院绩效考核指标与三级医院绩效考核指标的对比分析发现，二者的一级指标框架基本相同，都包含医疗质量、运营效率、持续发展、满意度评价四个指标，但在二级指标的考核中出现了差异和变化。三级公立医院考核二级指标包含 14 项，而二级公立医院考核指标只有 10 项，缺少资源效率、经济管理、人才培训和信用建设四项指标。另外，在三级公立医院考核指标有 56 项三级指标，包含定性与定量指标，其中 26 个指标为国家监测指标；而二级公立医院考核指标共有28 项三级指标，且均为定量指标，其中 21 个指标为国家监测指标。

1. "功能定位"二级指标下存在的差异（表 2-3）

表 2-3　二级医院和三级医院在"功能定位"二级指标下存在的差异

三级医院 功能定位三级指标	二级医院 功能定位三级指标	指标属性	指标导向
1. 门诊人次数与出院人次数比		定量	监测比较
2. 下转患者人次数（门急诊、住院）		定量	逐步提高↑
3. 日间手术占择期手术比例		定量	监测比较
4. 出院患者手术占比▲	1. 出院患者手术占比▲	定量	逐步提高↑
5. 出院患者微创手术占比▲	2. 出院患者微创手术占比▲	定量	逐步提高↑
6. 出院患者四级手术比例▲	3. 出院患者三级手术占比▲	定量	逐步提高↑
7. 特需医疗服务占比		定量	监测比较

资料来源：《国家三级公立医院绩效操作手册》(2020 版)、《国家二级公立医院绩效考核操作手册》(2020 版)。

二级医院不考核门诊人次数与出院人次数比、下转患者人次数比（门急诊、住院）两个指标，这是由二级医院和三级医院不同的功能定位决定的。《国务院办公厅关于推进分级诊疗制度建设的指导意见》（国办发〔2015〕70 号），明确指出各级各类医疗机构诊疗服务的功能定位。城市三级医院主要提供急危重症和疑难复杂疾病的诊疗服务。城市三级中医医院充分利用中医药（含民族医药）技术方法和现代科学技术，提供急危重症和疑难复杂疾病的中医诊疗服务和中医优势病种的中医门诊诊疗服务。城市二级医院主要接收三级医院转诊的急性病恢复期患者、术后恢复期患者及危重症稳定期患者。县级医院主要提供县域内常见病、多发病诊疗，以及急危重症患者抢救和疑难复杂疾病向上转诊服务。基层医疗卫生机构和康复医院、护理院等（以下统称慢性病医疗机构）为诊断明确、病情稳定的慢性病患者、康复期患者、老年病患者、晚期肿瘤患者等提供治疗、康复、护理服务。

对于"手术级别占比考核"，三级医院侧重于考核"出院患者四级手术比例"，二级医院则强调"出院患者三级手术占比"。根据《关于印发医疗机构手术分级管理办法（试行）的通知》（卫办医政发〔2012〕94 号）规定，按照风险性和难易程度不同，可以将手术分为四级，其中二级手术指有一定风险、过程复杂程度一般、有一定技术难度的手术；三级手术指风险较高、过程较复杂、难度较大的手术；四级手术是指风险高、过程复杂、难度大的手术。结合功能定位来理解，三级医院重点接受疑难危重患者，开展三、四级手术；二级医院在解决多发病常见病的同时，开展难度适宜的二、三级手术。

2．"质量安全"二级指标下存在的差异（表 2-4）

表 2-4　二级医院和三级医院在"质量安全"二级指标下存在的差异

三级医院 质量安全三级指标	二级医院 质量安全三级指标	指标属性	指标导向
8．手术患者并发症发生率▲	4．手术患者并发症发生率▲	定量	逐步降低↓
9．I 类切口手术部位感染率▲		定量	逐步降低↓
10．单病种质量控制▲		定量	监测比较 逐步降低↓
11．大型医用设备检查阳性率		定量	监测比较
12．大型医用设备维修保养及质量控制管理		定性	监测比较
13．通过国家室间质量评价的临床检验项目数▲		定量	逐步提高↑
14．低风险组病例死亡率▲	5．低风险组病例死亡率▲	定量	逐步降低↓
15．优质护理服务病房覆盖率		定量	逐步提高↑

资料来源：《国家三级公立医院绩效操作手册》（2020 版）、《国家二级公立医院绩效考核操作手册》（2020 版）。

　　二级医院质量安全三级指标选择了取自病案首页的"手术患者并发症发生率"和"低风险组病例死亡率"。低风险组病例死亡率是 DRG 医保支付参考的重要的因素，通过低风险组病例死亡率衡量医院对住院患者所提供服务的安全和质量。

3．"合理用药"二级指标下存在的差异（表 2-5）

表 2-5　二级医院和三级医院在"合理用药"二级指标下存在的差异

三级医院 合理用药三级指标	二级医院 合理用药三级指标	指标属性	指标导向
16．点评处方占处方总数的比例		定量	逐步提高↑
17．抗菌药物使用强度（DDDs）▲	6．抗菌药物使用强度（DDDs）▲	定量	逐步降低↓
18．门诊患者基本药物处方占比		定量	逐步提高↑
19．住院患者基本药物使用率		定量	逐步提高↑
20．基本药物采购品种数占比	7．基本药物采购金额占比	定量	逐步提高↑
21．国家组织药品集中采购中标药品使用比例	8．国家组织药品集中采购中标药品金额占比	定量	逐步提高↑
	9．重点监控药品收入占比	定量	监测比较
	10．重点监控高值医用耗材收入占比	定量	监测比较

资料来源：《国家三级公立医院绩效操作手册》（2020 版）、《国家二级公立医院绩效考核操作手册》（2020 版）。

二级医院"合理用药"三级指标考核不设置处方点评比例，新增 2 个三级指标，为"重点监控药品收入占比"和"重点监控高值医用耗材收入占比"。但是需要注意，这里的"药占比"和"耗材占"不是我们通常理解的药品收入占医疗收入的比例，或者高值耗材收入占医疗收入的比例。重点监控药品收入占比＝重点监控药品收入/同期药品总收入×100%，该指标用于监测药品收入的内部结构；重点监控高值医用耗材收入占比＝重点监控高值医用耗材收入/同期耗材总收入×100%，该指标用于监测耗材收入的内部结构。药品控制指标的设置是为了完善药品临床使用监测和超常预警制度，加强药品临床使用监测。高值耗材控制指标则是为了完善高值医用耗材临床应用管理，全面深入治理高值医用耗材，规范医疗服务行为，控制医疗费用不合理增长，维护人民群众健康权益。

4．"服务质量"二级指标下存在的差异（表 2-6）

表 2-6　二级医院和三级医院在"服务质量"二级指标下存在的差异

三级医院 服务流程三级指标	二级医院 医疗服务三级指标	指标属性	指标导向
22.门诊患者平均预约诊疗率		定量	逐步提高↑
23.门诊患者预约后平均等待时间		定量	逐步降低↓
24.电子病历应用功能水平分级▲	11.电子病历应用功能水平分级▲	定性	逐步提高↑
	12.省级室间质量评价临床检验项目参加率与合格率	定量	逐步提高↑
	13.平均住院日▲	定量	监测比较

资料来源：《国家三级公立医院绩效操作手册》(2020 版)、《国家二级公立医院绩效考核操作手册》(2020 版)。

一级指标"医疗质量"中，三级医院更加强调"服务流程"，二级医院更加强调"医疗服务质量"，二者的三级指标略有差异。

三级医院更多考核医疗服务的流程是否简便高效，是否能缩短患者就医等待时间，提升患者就医体验。二级医院则更注重提高医疗服务的质量，对平均住院日要进行监测，以防过度医疗，增加患者费用负担。根据《国务院办公厅关于全面推开县级公立医院综合改革的实施意见》（国办发〔2015〕33 号）《关于印发控制公立医院医疗费用不合理增长的若干意见的通知》（国卫体改发〔2015〕89 号）的要求，要加强对平均住院日的监控，将出院患者平均住院日列为监测指标，并要求该指标值逐步降低。

5."收支结构"二级指标下存在的差异（表 2-7）

表 2-7　二级医院和三级医院在"收支结构"二级指标下存在的差异

三级医院 收支结构三级指标	二级医院 收支结构三级指标	指标属性	指标导向
27.门诊收入占医疗收入比例		定量	监测比较
28.门诊收入中来自医保基金的比例	18.医疗收入中来自医保基金的比例	定量	监测比较
29.住院收入占医疗收入比例		定量	监测比较
30.住院收入中来自医保基金的比例	18.医疗收入中来自医保基金的比例	定量	监测比较
31.医疗服务收入（不含药品、耗材、检查检验收入）占医疗收入比例▲	19.医疗服务收入（不含药品、耗材、检查检验收入）占医疗收入比例▲	定量	逐步提高↑
32.辅助用药收入占比		定量	监测比较
33.人员支出占业务支出比重▲	16.人员经费占比▲	定量	逐步提高↑
34.万元收入能耗支出▲	17.万元收入能耗占比▲	定量	逐步降低↓
35.收支结余▲	14.医疗盈余率▲	定量	监测比较
36.资产负债率▲	15.资产负债率▲	定量	监测比较

资料来源:《国家三级公立医院绩效操作手册》（2020 版）、《国家二级公立医院绩效考核操作手册》（2020 版）。

6."费用控制"二级指标下存在的差异（表 2-8）

表 2-8　二级医院和三级医院在"费用控制"二级指标下存在的差异

三级医院 费用控制指标	二级医院 费用控制指标	指标属性	指标导向
37.医疗收入增幅	20.医疗收入增幅▲	定量	监测比较
38.门诊次均费用增幅▲	21.次均费用增幅▲	定量	逐步降低↓
39.门诊次均药品费用增幅▲	22.次均药品费用增幅▲	定量	逐步降低↓
40.住院次均费用增幅▲	21.次均费用增幅▲	定量	逐步降低↓
41.住院次均药品费用增幅▲	22.次均药品费用增幅▲	定量	逐步降低↓

资料来源:《国家三级公立医院绩效操作手册》（2020 版）、《国家二级公立医院绩效考核操作手册》（2020 版）。

三级医院医疗收入增幅没有纳入国家检测指标，但二级医院的此项指标纳入了国家监测指标，二级医院虽然使用了次均费用增幅和次均药品费用增幅两个指标，但实质上依然是 4 个指标。《关于印发"十三五"深化医药卫生体制改革规划的通知》（国发〔2016〕78 号）《关于全面推开公立医院综合改革工作的通知》（国卫体改发〔2017〕22 号）要求，到 2017 年全国公立医院医疗费用增长幅度力争降到 10%以下，到 2020 年增长幅度稳定在合理水平。费用控制指标的制定就是为了控制医疗费用的不合理增长，使门诊和住院次均费用增幅逐步降低。

7."人员结构"二级指标下存在的差异（表2-9）

表2-9   二级医院和三级医院在"人员结构"二级指标下存在的差异

三级医院 人员结构三级指标	二级医院 人员结构指标	指标属性	指标导向
44.卫生技术人员职称结构		定量	监测比较
45.麻醉、儿科、重症、病理、中医医师占比▲	24.麻醉、儿科、重症、病理、中医医师占比▲	定量	逐步提高↑
46.医护比▲	23.医护比▲	定量	监测比较

资料来源：《国家三级公立医院绩效操作手册》(2020版)、《国家二级公立医院绩效考核操作手册》(2020版)。

三级公立医院考核卫生技术人员职称结构，具体考核年度医院具有副高级职称及以上的医务人员（医、药、护、技）占全院同期医务人员总数的比例。职称结构是指各类职称人员的数量比例关系，在一定程度上反映卫生专业技术人员队伍的学识水平和胜任医疗教学科研工作的能力层次。三级医院对于职称结构的考核与其功能定位和承担的社会责任相匹配。

8."人才培养""学科建设"二级指标下存在的差异（表2-10）

表2-10   二级医院和三级医院在"人才培养""学科建设"二级指标下存在的差异

三级医院 人才培养、学科建设指标	二级医院 学科建设指标	指标属性	指标导向
47.医院接受其他医院（尤其是对口支援医院、医联体内医院）进修并返回原医院独立工作人数占比	25.人才培养经费投入占比	定量	逐步提高↑
48.医院住院医师首次参加医师资格考试通过率▲		定量	逐步提高↑
49.医院承担培养医学人才的工作成效		定量	逐步提高↑
50.每百名卫生技术人员科研项目经费▲		定量	逐步提高↑
51.每百名卫生技术人员科研成果转化金额		定量	逐步提高↑
	26.专科能力▲	定量	

资料来源：《国家三级公立医院绩效操作手册》(2020版)、《国家二级公立医院绩效考核操作手册》(2020版)。

在人才培养与学科建设方面，三级医院设置了较多指标，二级医院则较少。科研教学是三级公立医院的重要任务，三级医院应当重点关注科研能力建设，并积极为本地区培养和输送医疗人才。但是，二级医院同样需要提高人才培养的经费投入，同时加强专科能力建设。《"十三五"全国卫生计生人才发展规划》指出的七项主要任务的第一项便是加强基层卫生计生人才队伍建设。通过组建医联体，利用技术帮扶、人才培养等有效手段，让集中在大城市的医疗资源更多下沉到基层医疗机构，不断提升基层医疗机构服务能力。按照《关于印发全面提升县级医院综合能力工作方案（2018—2020 年）的通知》（国卫医发〔2018〕37 号）要求，县级医院要提升专科服务能力，重点提升对县域内常见病、多发病以及地方病的诊疗能力；重点加强儿科、精神科、老年病专业、康复医学科、传染性疾病科、急诊科、重症医学科等学科建设，并将急诊科与院前急救体系有效衔接，提升急危患者抢救与转运能力。

9. "满意度评价"一级指标下存在的差异

对于一级指标"满意度评价"，三级公立医院设 3 个三级指标"门诊患者满意度""住院患者满意度""医务人员满意度"；二级公立医院设 2 三级指标"患者满意度"和"医务人员满意度"，但在实际操作中也是分 3 个满意度测评对象。门诊患者满意度问卷维度包括挂号体验、医患沟通、医务人员回应性、隐私保护、环境与标识等。住院患者满意度问卷维度包括医患沟通、医务人员回应性、出入院手续和信息、疼痛管理、用药沟通、环境与标识、饭菜质量、对亲友态度等。满意度评价作为医院绩效考核指标的组成部分，仅考察医院可控可改进的部分（医院本身的绩效），不包括影响患者就医体验的，医院不可控的部分，比如服务价格等。而对医务人员的满意度测评，主要从薪酬福利、发展晋升、工作内容与环境、上下级关系、同级关系等维度测评。按照《关于印发进一步改善医疗服务行动计划的通知》（国卫医发〔2015〕2 号）《关于印发进一步改善医疗服务行动计划（2018—2020 年）的通知》（国卫医发〔2017〕73 号）及《国家卫生和计划生育委员会办公厅关于开展医院满意度调查试点工作的通知》（国卫办医函〔2017〕849 号）的要求，医院应及时了解医务人员感受，提高医务人员满意度，调动医务人员积极性，减少人员频繁流动等问题，使医务人员更好地为患者服务。

2.1.3　重点考核指标分析

1. 门诊人次数与出院人次数比、下转患者人次数（门急诊、住院）

这两个指标主要考核年度门诊患者人次数与同期出院患者人次数之比、三级公立医院向二级医院或者基层医疗机构下转的患者人次数，包括门急诊、住院患者。

根据《国务院办公厅关于推进分级诊疗制度建设的指导意见》（国办发〔2015〕70号）文件精神，明确各级各类医疗机构诊疗服务功能定位，控制三级医院普通门诊规模，支持和引导患者优先到基层医疗卫生机构就诊，由基层医疗卫生机构逐步承担公立医院的普通门诊、稳定期和恢复期康复以及慢性病护理等服务。三级医院应当根据功能定位，重点收治疑难复杂疾病和疾病的急性期患者，将适宜患者向下转诊，以提高医疗资源利用效率。根据《国家卫生健康委办公厅关于2018年度全国三级公立医院绩效考核》国家监测分析有关情况的通报数据，2016年至2018年，三级公立医院门急诊和住院患者下转人次数逐年上升，其中2018年向医联体内二级医院或基层医疗机构下转患者人次数累计达到1301.73万人，较2016年增长45.45%，门诊人次数与出院人数比不断下降，适宜患者向下转诊成为趋势。随着医药卫生体制改革的纵深推进和分级诊疗制度的不断落实，这两个指标必将成为考核的重点。

2. 手术患者并发症发生率、低风险组病例死亡率

"手术患者并发症发生率"主要考核年度择期手术患者发生并发症例数占同期出院的手术患者人数的比例。预防手术后并发症发生是医疗质量管理和监控的重点，是患者安全管理的核心内容，也是衡量医疗技术能力和管理水平的重要结果指标之一。2018年全国三级公立医院手术患者并发症发生率0.48%，I类切口感染率0.71%，均较2016年有所下降。

"低风险组病例死亡率"是指该组死亡的病例数与低风险组全部病例数量之比。低风险组病例死亡率监测原理是，全国相应DRG组病死率较低，一旦发生死亡，意味着死亡原因很可能与疾病本身的关系低，而与临床诊治管理过程相关度更高，用于体现医院对住院患者所提供服务的安全和质量，间接反映了医院的救治能力和临床过程管理水平。

3. 点评处方占处方总数的比例、抗菌药物使用强度（DDDs）

"点评处方占处方总数的比例"考核年度点评处方占总处方量的比例。处方点评是根据相关法规、技术规范，对处方书写的规范性及药物临床使用的适宜性（用药适应证、药物选择、给药途径、用法用量、药物相互作用、配伍禁忌等）进行评价。对点评中发现的问题，特别是超常用药和不合理用药的问题，进行干预和跟踪管理。

抗菌药物使用强度（DDDs）。DDD（defined daily dose, DDD）指用于主要治

疗目的的成人药物平均日剂量。DDD 作为用药频度分析单位，不受治疗分类、剂型和不同人群的限制。DDDs：用药频度（累计 DDD 数）。住院患者抗菌药物使用强度（DDDs）用于衡量医院合理用药的管理水平。药品的合理使用是国家监管的重点指标。2018 年全国三级公立医院抗菌药物使用强度约为 37.78DDDs，优于 40DDDs 的国家要求。点评处方占处方总数的比例、病房（区）医嘱单（处方）点评率、基本药物采购品种数和占比逐年提升，门诊患者基本药物处方占比达到 52.25%（该指标是指有基本药物的处方占总处方的比例），住院患者基本药物使用率达到 95.38%（该指标是指患者住院期间用药中含有基本药物的人数占总出院人数的比例），国家组织药品集中采购中标药品使用比例达到 92.21%（医院使用的国家集中采购中标药品用量与同期同种药品用量之比）。

4. 医疗服务收入（不含药品、耗材、检查检验收入）占医疗收入比例

医疗服务收入包括挂号收入、床位收入、诊察收入、治疗收入、手术收入、护理收入等，不包括药品、耗材（即卫生材料）、检查检验收入。该指标用于反映医院收入结构。《国务院办公厅关于城市公立医院综合改革试点的指导意见》（国办发〔2015〕38 号）要求，规范临床检查、诊断、治疗、使用药物和植（介）入类医疗器械行为。在降低药品、医用耗材费用和取消药品加成的同时，降低大型医用设备检查治疗价格，合理调整体现医务人员技术劳务价值的医疗服务价格。该指标能从侧面反映医院所在地医疗服务价格合理性，尤其是取消药品和医用耗材加成后调整医疗服务价格的情况。

5. 收支结余

收支结余指标主要考核医院年度医疗盈余占医疗活动收入的比例。国家通过监测医院医疗盈余率，了解医院运营状况，引导医院坚持公益性，提高医院可持续发展能力。从 2018 年度全国三级公立医院绩效考核结果来看，三级公立医院收支结构呈现"三升三降"的变化趋势。一方面，医疗服务收入（不含药品、耗材、检查检验收入）占医疗收入比例、人员支出占业务支出比重、收支结余稳步提升（具体数据见图 2-1～图 2-3），收入结构不断优化，医务人员劳务价值进一步体现，医务人员收入逐步改善，医院整体运营效率稳步提升；另一方面，万元收入能耗支出（图 2-4）、资产负债率（图 2-5）、辅助用药收入占比稳步降低，三级公立医院正在逐步转变管

理模式，精细化管理水平逐步提高，医院运行成本合理降低，节约型医院建设稳步推进。

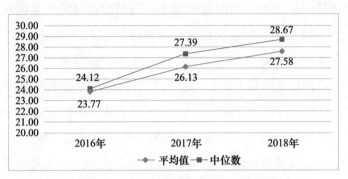

图 2-1　2016—2018 年医疗服务收入占医疗收入比例（%）

注：医疗服务收入中不含药品、耗材、检查检验收入（资料来源：国卫办医函〔2020〕515 号《国家卫生健康委办公厅关于 2018 年度全国三级公立医院绩效考核国家监测分析有关情况的通报》）

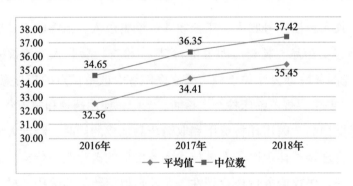

图 2-2　2016—2018 年人员支出占业务支出比重（%）

（资料来源：国卫办医函〔2020〕515 号《国家卫生健康委办公厅关于 2018 年度全国三级公立医院绩效考核国家监测分析有关情况的通报》）

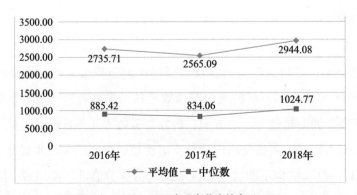

图 2-3　2016—2018 年业务收支结余（万元）

（资料来源：国卫办医函〔2020〕515 号《国家卫生健康委办公厅关于 2018 年度全国三级公立医院绩效考核国家监测分析有关情况的通报》）

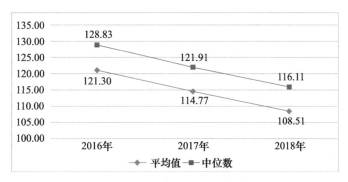

图 2-4　2016—2018 年万元收入能耗支出（元）

（资料来源：国卫办医函〔2020〕515 号《国家卫生健康委办公厅关于 2018 年度全国三级公立医院绩效考核国家监测分析有关情况的通报》）

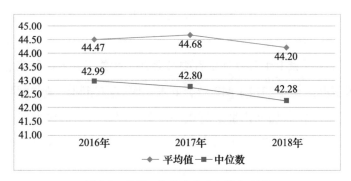

图 2-5　2016—2018 年资产负债率（%）

（资料来源：国卫办医函〔2020〕515 号《国家卫生健康委办公厅关于 2018 年度全国三级公立医院绩效考核国家监测分析有关情况的通报》）

6. 门诊次均费用增幅、住院次均费用增幅

这两项指标主要考核年度门诊患者 / 出院患者次均医药费用与上一年度次均医药费用之差较上一年度次均医药费用的增减变动情况。患者次均医药费用增幅是衡量患者费用负担水平及其增长情况的重要指标。2018 年全国三级公立医院门诊次均费用、住院次均费用有所增长（增幅分别为 9.36%、6.03%），增速放缓且低于同年 GDP 增幅，住院次均药品费用、门诊次均药品费用有所下降（分别下降 15.25%、3.38%），体现了三级公立医院医药费用增幅呈现整体平稳趋势，不合理增长得到有效控制。

7. 医护比

该指标考核医院年度注册执业（助理）医师数与全院同期注册护士总数之比。《国务院办公厅关于印发全国医疗卫生服务体系规划纲要（2015—2020 年）的通知》

（国办发〔2015〕14 号）要求，2020 年目标每千常住人口执业（助理）医师数为 2.5 人，每千常住人口注册护士数 3.14 人，医护比为 1∶1.25。医护比反映临床一线两大医疗团队人员比例情况，国家监控此指标，主要为了医院各类人才队伍统筹协调发展，为人民群众提供更好的医疗服务。

8. 患者满意度和医务人员满意度

患者满意度考核包括门诊患者满意度和住院患者满意度两个方面。门诊患者满意度指患者在门诊就诊期间对医疗服务怀有的期望与其对医疗服务的实际感知的一致性程度。住院患者满意度则是对整个住院医疗服务怀有的期望与其对医疗服务的实际感知的一致性程度。根据《关于印发进一步改善医疗服务行动计划的通知》（国卫医发〔2015〕2 号）、《关于印发进一步改善医疗服务行动计划（2018—2020 年）》（国卫医发〔2017〕73 号）及《国家卫生和计划生育委员会办公厅关于开展医院满意度调查试点工作的通知》（国卫办医函〔2017〕849 号）要求，医院应当制订满意度监测指标并不断完善，将患者满意度作为加强内部运行机制改革、促进自身健康发展的有效抓手，有针对性地改进服务，着力构建患者满意度调查长效工作机制，为患者提供人性化服务和人文关怀。根据 2018 年全国三级公立医院绩效考核结果显示，2018 年全国三级公立医院门诊患者满意度和住院患者满意度分别为 84 分和 90 分。门诊患者满意度最高的 5 个省份依次为湖南省、江苏省、山东省、江西省和浙江省；住院患者满意度最高的 5 个省份依次为江苏省、上海市、山东省、湖南省和河南省。

从 2018 年全国三级公立医院绩效考核结果来看，与患者满意度较高的情况不同，医务人员满意度仍然不高，其中，海南省、广东省和新疆生产建设兵团的医务人员满意度较低。医务人员最不满意的是薪酬福利、工作内容和环境，反映出三级医院医务人员工作负荷重，工作环境和薪酬待遇有待改善。

2.2 考核支撑体系要求

2.2.1 三级公立医院绩效考核支撑体系内容

《国务院办公厅关于加强三级公立医院绩效考核工作的意见》（国办发〔2019〕4

号)(下文称《意见》)中指出，三级公立医院绩效考核支撑体系构建包括四个方面的内容。

1．提高病案首页质量

三级公立医院要加强以电子病历为核心的医院信息化建设，按照国家统一规定规范填写病案首页，加强临床数据标准化、规范化管理。各地要加强病案首页质量控制和上传病案首页数据质量管理，确保考核数据客观真实。

2．统一编码和术语集

2019 年 3 月底前，国家卫生健康委员会推行全国统一的疾病分类编码、手术操作编码和医学名词术语集。国家中医药局印发全国统一的中医病证分类与代码和中医名词术语集。2019 年 8 月底前，各地组织三级公立医院完成电子病历的编码和术语转换工作，全面启用全国统一的疾病分类编码、手术操作编码、医学名词术语。

3．完善满意度调查平台

国家建立公立医院满意度管理制度，根据满意度调查结果，不断完善公立医院建设、发展和管理工作。2019 年 3 月底前，全国三级公立医院全部纳入国家卫生健康委员会满意度调查平台。各地要应用国家卫生健康委员会满意度调查平台，将调查结果纳入三级公立医院绩效考核。

4．建立考核信息系统

2019 年 3 月底前，国家卫生健康委员会建立全国三级公立医院绩效考核信息系统。2019 年 6 月底前，各省份建立省级绩效考核信息系统，与全国三级公立医院绩效考核信息系统互联互通，以数据信息考核为主，必要现场复核为辅，利用"互联网＋考核"的方式采集客观考核数据，开展三级公立医院绩效考核工作。

绩效考核做得好、做得精准、做得有辨识力，需要各个方面的支撑。首先，病案首页是非常重要的考核指标数据来源，必须提高病案首页质量。其次，绩效考核结果在全国层面要能够可比，就必须得统一计算考核指标数据所用到的编码和术语集，不统一则不可比。再次，各地自行调查患者满意度，标准、语义千差万别，结果不可比，所以满意度调查应当基于统一的、单一的国家平台来完成。最后，是要建立考核信息系统，逐步实现信息互通下的数据考核，尽量减少现场考核的分量，既可降低考核成本、减少医院负担，又可增加可比程度。

《意见》还明确了各部门的分工，落实各绩效考核主体的支撑责任。国家卫生健康委员会承担顶层设计和统一规范的职能，一方面构建全国层面的平台和信息系统，另一方面则对病案首页及疾病分类编码、手术操作编码和医学名词术语等进行规范，也为后续绩效考核的结果运用奠定了基础；省级卫生健康委员会承担属地化医疗机构质量控制和绩效考核的组织实施职能，结合经济社会发展水平，确保绩效考核在各地落实的针对性和精准度；医疗机构则承担了对于国家统一标准的执行和改进，确保绩效考核关键数据的真实客观的责任。

2.2.2　考核支撑体系内容分析

1. 提高病案首页质量

病案首页作为病历资料里结构化、标准化的部分，主要记录患者的基本信息、入院信息、诊断信息、费用信息等资料，对于医院医疗质量管理、费用控制等具有重要意义。只有准确录入病案首页内容，才能保证信息资料的客观、准确、完整。病案首页和电子病历分级评价被纳入三级公立医院绩效考核后，电子病案录入准确性将直接与医院绩效考核结果挂钩。在三级医院绩效考核的 26 个国家监测指标中，从病案首页数据中提取的指标共 7 项，占比约 30%。

2. 统一编码和术语集

根据三级公立医院绩效考核的要求，实现《疾病分类代码国家临床 2.0 版》《手术操作分类代码国家临床 2.0 版》的转化，做到"四统一"，统一病案首页填写规范、统一疾病的分类编码、统一手术操作编码、统一医学名词术语。

（1）统一病案首页填写规范：为加强住院病案首页质量管理与控制，提高住院病案首页填写质量，国家卫生和计划生育委员会办公厅在《卫生部关于修订住院病案首页的通知》（卫医政发〔2011〕84 号）关于《住院病案首页部分项目填写说明》的基础上，组织制定了《住院病案首页数据填写质量规范（暂行）》（以下简称《规范》）和《住院病案首页数据质量管理与控制指标（2016 版）》。

　　《规范》中指出，住院病案首页包括患者基本信息、住院过程信息、诊疗信息、费用信息。住院病案首页填写应当客观、真实、及时、规范，项目填写完整，准确反映住院期间诊疗信息。住院病案首页必填项目列表如表 2-11 所示。

表 2-11　住院病案首页必填项目

序号	项目	信息分类	序号	项目	信息分类
1	医疗机构	住院信息	39	ABO 血型	诊疗信息
2	组织机构代码	诊疗信息	40	Rh 血型	诊疗信息
3	第　次住院	住院信息	41	（主要手术）名称	诊疗信息
4	入院途径	住院信息	42	（主要手术）级别	诊疗信息
5	入院时间	住院信息	43	（主要手术）切口愈合等级	诊疗信息
6	入院科别	住院信息	44	（主要手术）麻醉方式	诊疗信息
7	（入院）病房	住院信息	45	（入院前）颅脑损伤时间	诊疗信息
8	转科科别	住院信息	46	（入院后）颅脑损伤时间	诊疗信息
9	出院时间	住院信息	47	（重症监护室）名称	诊疗信息
10	出院科别	住院信息	48	（重症监护室）进入时间	诊疗信息
11	（出院）病房	住院信息	49	（重症监护室）转出时间	诊疗信息
12	实际住院天数	住院信息	50	医疗付费方式	患者信息
13	科主任	住院信息	51	病案号	患者信息
14	主任（副主任）医师	住院信息	52	姓名	患者信息
15	主治医师	住院信息	53	性别	患者信息
16	住院医师	住院信息	54	出生日期	患者信息
17	责任护士	住院信息	55	年龄	患者信息
18	编码员	住院信息	56	国籍	患者信息
19	（主要手术）日期	住院信息	57	出生地（省、市、县）	患者信息
20	（主要手术）术者	住院信息	58	籍贯	患者信息
21	（主要手术）Ⅰ助	住院信息	59	民族	患者信息
22	（主要手术）Ⅱ助	住院信息	60	身份证号	患者信息
23	（主要手术）麻醉医师	住院信息	61	职业	患者信息
24	离院方式	住院信息	62	婚姻	患者信息
25	是否有 31 天内再次入院计划	住院信息	63	现住址（省、市、县、街道）	患者信息
26	日常生活能力评定量表得分（入院）	住院信息	64	现住址电话	患者信息
27	日常生活能力评定量表得分（出院）	住院信息	65	现住址邮编	患者信息

续表

序号	项目	信息分类	序号	项目	信息分类
28	门急诊诊断	诊疗信息	66	户口地址（省、市、县、街道）	患者信息
29	门急诊诊断编码	诊疗信息	67	户口地址邮编	患者信息
30	（主要出院诊断）名称	诊疗信息	68	工作单位及地址	患者信息
31	（主要出院诊断）入院病情	诊疗信息	69	工作单位电话	患者信息
32	（主要出院诊断）疗效	诊疗信息	70	工作单位邮编	患者信息
33	（主要出院诊断）编码	诊疗信息	71	联系人姓名	患者信息
34	损伤中毒的外部原因	诊疗信息	72	联系人关系	患者信息
35	损伤中毒的外部原因编码	诊疗信息	73	联系人地址	患者信息
36	病理号（有一次住院多个标本的可能）	诊疗信息	74	联系人电话	患者信息
37	病理诊断	诊疗信息	75	住院总费用	费用信息
38	有无药物过敏	诊疗信息	76	自付费用	费用信息

资料来源：《住院病案首页数据质量管理与控制指标》（2016 年版）。

按照"填写规范"要求，入院出院死亡时间应当准确到分钟。诊断名称一般由病因、部位、临床表现、病理诊断等要素构成。出院诊断包括主要诊断和其他诊断（并发症和合并症）。具体标准不进行说明。

另外，《规范》还对首页填报人员提出明确要求：①临床医师、编码员及各类信息采集录入人员，在填写病案首页时应当按照规定的格式和内容及时、完整和准确填报。②临床医师应当按照规范要求填写诊断及手术操作等诊疗信息，并对填写内容负责。③编码员应当按照规范要求准确编写疾病分类与手术操作代码。临床医师已做出明确诊断，但书写格式不符合疾病分类规则的，编码员可按分类规则实施编码。④医疗机构应当做好住院病案首页费用归类，确保每笔费用类别清晰、准确。⑤信息管理人员应当按照数据传输接口标准及时上传数据，确保住院病案首页数据完整、准确。

（2）统一疾病的分类编码和统一手术操作编码：《住院病案首页数据填写质量规范》（国卫办医发〔2016〕24 号）中指出，住院病案首页中常用的标量、称量应当使用国家计量标准和卫生行业通用标准。住院病案首页应当使用规范的疾病诊断和手术操作名称。诊断依据应在病历中可追溯。疾病诊断编码应当统一使用 ICD-10，手术和操作编码应当统一使用 ICD-9-CM-3。使用疾病诊断相关分组（DRGs）开展医院绩效评价的地区，应当使用临床版 ICD-10 和临床版 ICD-9-CM-3。具体编码标准本文不进行列举，可查找《疾病分类代码国家临床 2.0 版》和《手术操作分类代码国家临床 2.0 版》文件进行了解。

（3）统一医学名词术语：为统一国家的临床医学名词，实现医疗服务规范化标准化管理，全面推进病案首页书写规范、疾病分类与代码、手术操作分类与代码、医学名词术语"四统一"工作，国家卫生健康委员会组织制定了《常用临床医学名词（2019 年版）》。《常用临床医学名词（2019 年版）》（下文称《2019 年版医学名词》）按照国家卫生健康委员会拟定的《医疗机构诊疗科目名录》划分专业，在同一个专业下按照疾病诊断、症状体征（即就诊原因）、手术操作和临床检查归集规范名词。《2019 年版医学名词》收录了目前住院病例覆盖的 30 个临床专业共计 42 000 余个常用医学名词，每一个医学名词包括中文正名、英文名、中文又称和曾称。一个概念确定一个名称作为正名。正名的异名冠以"又称"（目前允许使用的非规范名词）、"曾称"（已淘汰的旧名）。正名后系与该词概念相对应的英文名。每个科室具体的规范名称，本书不进行详细讲解。

（石泳钊　刘旭东）

第 3 章 公立医院绩效考核结果应用

《国务院办公厅关于城市公立医院综合改革试点的指导意见》(国办发〔2015〕38 号)指出,建立以公益性为导向的考核评价机制,定期组织公立医院绩效考核以及院长年度和任期目标责任考核,考核结果与财政补助、医保支付、绩效工资总量以及院长薪酬、任免、奖惩等挂钩。绩效考核的结果运用被首次提出。

《国务院办公厅关于加强三级公立医院绩效考核工作的意见》(国办发〔2019〕4 号)明确提出,要充分运用公立医院绩效考核结果。各地要建立绩效考核信息和结果部门共享机制,形成部门工作合力,强化绩效考核结果应用,将绩效考核结果作为公立医院发展规划、重大项目立项、财政投入、经费核拨、绩效工资总量核定、医保政策调整的重要依据,同时与医院评审评价、国家医学中心和区域医疗中心建设以及各项评优评先工作紧密结合。绩效考核结果作为选拔任用公立医院党组织书记、院长和领导班子成员的重要参考。

绩效考核的内部应用方面,在《国务院办公厅关于建立现代医院管理制度的指导意见》(国办发〔2017〕67 号)中提到,健全绩效考核制度,将政府、举办主体对医院的绩效考核落实到科室和医务人员,对不同岗位、不同职级医务人员实行分类考核。建立健全绩效考核指标体系,围绕办院方向、社会效益、医疗服务、经济管理、人才培养培训、可持续发展等方面,突出岗位职责履行、工作量、服务质量、行为规范、医疗质量安全、医疗费用控制、医德医风和患者满意度等指标。严禁给医务人员设定创收指标。将考核结果与医务人员岗位聘用、职称晋升、个人薪酬挂钩。

3.1 外部应用

国家对公立医院进行绩效考核主要为了让公立医院坚持公益性导向,引导公立医院进一步落实功能定位,提高医疗服务质量和效率。推动公立医院实现"三个转变、三个提高",即在发展方式上,从规模扩张型转向质量效益型,提高医疗质量;在管理模式上,从粗放管理转向精细管理,提高效率;在投资方向上,从投资医院发展建设转向扩大分配，提高待遇，促进公立医院综合改革落地见效。考核的结果在外部应用主要由财政、发展改革、教育、人力资源社会保障、卫生健康、医保、中医药等部门出台相应协调推进机制和政策来落实。将绩效考核结果作为公立医院发展规划、重大项目立项、财政投入、经费核拨、绩效工资总量核定、医保政策调整的重要依据，与医院评审评价、国家医学中心和区域医疗中心建设以及各项评优评先工作紧密结合，作为选拔任用公立医院党组织书记、院长和领导班子成员的重要参考。

对于公立医院绩效考核结果的外部运用，在国家的统一部署下，各省、市结合实际，出台了本土化的实施方案。

《广东省加强三级公立医院绩效考核工作的实施方案》（粤办函〔2019〕250 号）中提出，强化考核结果运用。各地、各有关部门要强化绩效考核结果应用，建立绩效考核信息和结果共享机制。卫生健康部门将考核结果作为医院发展规划、医院评审评价、医学中心和区域医疗中心建设以及其他评优评先工作的重要依据；发展改革部门将考核结果作为重大项目立项的重要参考；财政部门将考核结果作为财政资金投入的重要依据；人力资源和社会保障部门将考核结果作为绩效工资总量核定的重要依据；医保部门将绩效考核作为医保政策调整的重要依据。考核结果作为选拔任用公立医院党组织书记、院长和领导班子成员的重要参考。

《福建省三级公立医院绩效考核实施方案》（闽政办〔2019〕36 号）中提出，从四个方面运用公立医院绩效考核结果。一是运用于医院评审、评价工作。省卫健委应根据医院评审评价工作需要，选取部分三级公立医院绩效指标作为年度医院评价考核指标，应用其年度考核结果开展医院评价评审。二是运用于院长目标年薪制考核工作。各级公立医院管理委员会应充分利用三级公立医院绩效考核结果，开展院长目标年薪制考核，结合各地经济社会发展水平、医院类别和级别、公立医院改革需要，细化考核指标要求，设置指标权重。同时，通过开展院长目标年薪制考核与医院工资总额核定挂钩。三是运用于公立医院综合改革考核。省卫健委应综合利用三级公立医院绩效考核结果，对各设区市开展年度公立医院综合改革考核和医改考核。四是运用其他相关工作。各地卫健、发改、财政、医保、教育、组织等部门，应当将绩效考核结果作为医院领导班子绩效评价的重要依据，作为各地选拔任用三级公立医院党组织书记、院长和领导班子成员的重要参考依据，作为公立医院发展规划、重大项目立项、财政投入、经费核拨、医保政策调整等工作的重要依据。

《江苏省三级公立医院绩效考核工作实施方案》（苏政办发〔2019〕62号）中提出要充分运用绩效考核结果。建立绩效考核信息和结果共享机制，及时反馈、科学有效使用考核结果，充分发挥绩效考核的激励约束作用，落实三级公立医院功能定位，提升医院加强管理的内生动力，提高医院综合服务能力和科学化管理水平。各级人民政府有关部门要将三级公立医院绩效考核结果作为三级公立医院人事任免、财政投入、发展规划、项目立项、经费核拨、绩效工资总量核定、医保政策调整的重要参考，并作为医院评审评价、国家医学中心和区域医疗中心建设以及各项评优评先工作的重要依据。同时，要将三级公立医院绩效考核与日常监管相结合，对绩效考核年度发生重大安全事故、医疗质量安全事件等情形的，严肃追责问责。各三级公立医院要根据考核结果，调整完善内部绩效考核和绩效奖金分配方案，实现外部绩效考核引导内部绩效考核，推进医院科学管理。

四川省卫生健康委员会、发展和改革委员会、财政厅、人力资源和社会保障厅等8部门联合印发《四川省三级公立医院绩效考核结果运用意见（试行）》（川办发〔2019〕42号）（以下简称《意见》），要求充分发挥绩效考核"指挥棒"作用，从绩效工资总量核定、公立医院干部选拔任用和评优评先、项目建设和专项资金、医保管理、医院评审评价、医学中心建设等方面科学进行考核结果运用，建立与考核结果相结合的奖惩机制，推动医院科学管理。《意见》指出，各级人社保障、财政部门要结合公立医院薪酬制度改革，落实"两个允许"要求，完善三级公立医院薪酬水平核定和调整办法，排名靠前或进步较快的医院，次年度绩效工资水平可在绩效工资总额基数上适当上浮。在安排次年财政补助资金时，将考核结果作为公立医院综合改革专项资金分配的因素之一。此外，各公立医院绩效考核结果要作为领导班子和领导成员年度考核的重要参考。《意见》还明确，省卫生健康委员会积极协调省发展和改革委员会、医疗保障局，将国家和省级公立医院绩效考核结果作为公立医院"十四五"发展规划资金安排和公立医院争取中央、省预算项目债券的前置条件之一。统筹区医疗保障部门定期对定点机构进行考核，考核结果与总额分配、协议续签等挂钩。每类别医院排名后3名将纳入巡查式评审，连续两年排名后3位的医院，第二年度重新进行医院等级评审。推荐申报国家医学中心和国家区域医疗中心的医院，要在国家年度公立医院绩效考核排名中位列省内同类别同等级医院前3名。

从以上各省公立医院绩效考核实施方案可以看出，公立医院绩效考核的外部应用主要由医疗卫生行业相关部门，如财政、发展改革、教育、人力资源社会保障、卫生健康、医保、中医药等协调推进制定，明确考核任务，落实责任分工和考核结果运用，各部门分别制订相应绩效考核结果运用意见方案。绩效考核结果只有被各个部门应用，成为奖励或惩罚手段，才能真正发挥绩效考核的"指挥棒"作用。各部门不对考核结果加以运用，绩效考核结果对公立医院无法形成制约力，绩效考核也就失去了意义。此外，绩效考核的结果还可以被医院本身和社会所用，这需要建立起绩效考核结果的反馈途径和发布途径。一是直接反馈公立医院，有助于医院明确现状和差距，为后续改进提供方向；二是以适当方式向行业和社会公布，有助于提高关注，加强行业和社会对自身的监督；三是报送国家，有助于建立国家数据平台，为全国范围内的公立医院数据分析比较提供基础信息。

3.2　内部应用

绩效考核内部应用主要是指将公立医院绩效考核结果运用到医院内部科室和个人。《国务院办公厅关于建立现代医院管理制度的指导意见》（国办发〔2017〕67 号）中提到，健全绩效考核制度，将政府、举办主体对医院的绩效考核落实到科室和医务人员，对不同岗位、不同职级医务人员实行分类考核。建立健全绩效考核指标体系，围绕办院方向、社会效益、医疗服务、经济管理、人才培养培训、可持续发展等方面，突出岗位职责履行、工作量、服务质量、行为规范、医疗质量安全、医疗费用控制、医德医风和患者满意度等指标。严禁给医务人员设定创收指标。将考核结果与医务人员岗位聘用、职称晋升、个人薪酬挂钩。

《国务院办公厅关于加强三级公立医院绩效考核工作的意见》（国办发〔2019〕4 号）指出，通过绩效考核，推动三级公立医院在发展方式上由规模扩张型转向质量效益型发展转变，在管理模式上由粗放的行政化管理转向全面绩效管理转变。通过绩效考核促进医院建立体现"多劳多得、优绩优酬"的薪酬分配制度，促进收入分配更加科学、更加公平，充分调动医务人员的积极性，从而促使医院从高速发展阶段过渡到高质量发展阶段，实现效率提高和质量提升，促进公立医院综合改革政策全面落地见效。

《关于加强公立医院运营管理的指导意见》（国卫财务发〔2020〕27 号）指出，医院应当加强内部绩效考核，根据卫生健康、中医药主管部门确定的绩效考核指标，建立内部综合绩效考核指标体系，从医疗、教学、科研、预防以及学科建设等方面全方位开展绩效评价工作，全面考核运营管理实施效果；通过强化信息技术保证考核质量，并将考核结果与改善内部管理有机结合。

公立医院绩效考核的内部应用主要与医务人员的岗位聘用、职称晋升和个人薪酬挂钩。岗位聘用和职称晋升都相对简单，可以在绩效考核的周期内设定一个标准，如一个分数线或者优、良、及格和不及格四个等级，达到既定标准就符合聘用条件或者符合职称晋升条件，当然这只是其中一个条件，还要结合其工作量、工作质量、行为规范、医德医风等，然后择优聘用或晋升。而绩效考核与薪酬挂钩就相对复杂了，因为其中涉及定量的问题，个人薪酬中，固定的部分根据国家对事业单位工作人员的工资进行套改核定，这个不存在定量的问题。但是对医务人员薪酬中奖励性绩效工资的核定，就跟医院绩效考核的内部应用有千丝万缕的关系了。

在公立医院绩效考核指标中，有对"收支结构"的考核，其目的在于推动医院在合理的收入分配，收支平衡、略有结余的情况下，提高医务人员技术劳动价值。根据公立医院绩效考核指标结果，指导医院调整完善内部绩效考核和薪酬分配方案，从而合理制订医院的薪酬分配方案，达到既能体现以知识价值为导向的薪酬制度又能充分调动医务人员的积极性、创造性，合理保护医务人员的合法权益，达到推动医院的现代管理的要求。但遗憾的是，从国家卫生健康委员会发布的《国家卫生健康委办公厅关于 2018 年度全国三级公立医院绩效考核国家监测分析有关情况的通报》结果来看，薪酬激励机制仍未到位，医务人员满意度不高。《通报》指出，医务人员满意度仍然不高，最不满意的是薪酬福利、工作内容和环境，反映出三级医院医务人员工作负荷重，工作环境和薪酬待遇有待改善。可以推测，公立医院薪酬激励机制仍未到位，公立医院薪酬总额管理机制还不够健全，公立医院内部分配激励机制也不够完善，影响了医务人员的获得感。尽管从总体来看，三级公立医院人员支出占业务支出比重从 2017 年 34.41% 上升至 35.45%，但是部分医院薪酬经费压力大，薪酬制度改革进程缓慢，不同医院之间薪酬差异仍然比较大都是亟待解决的问题。

（石泳钊）

第 4 章　公立医院绩效考核应对策略

2021 年 3 月 31 日，国家卫生健康委员会发布《关于 2019 年度全国三级公立医院绩效考核国家监测分析有关情况的通报》(国卫办医函〔2021〕135 号)，第二轮三级公立医院"国考"成绩出炉。公立医院绩效考核工作是促进公立医院高质量发展的"指挥棒"，是推进分级诊疗、落实医院功能定位的重要抓手。绩效考核的成绩是医院内部情况的外化表现，医院要想在"国考"中取得好成绩，就要对标绩效考核要求，思考医院内部的改进与应对策略，通过绩效考核查找医院管理漏洞，以问题为导向，分析问题，解决问题，不断提升医院科学管理的水平。

4.1　公立医院绩效考核存在的问题

4.1.1　公立医院绩效考核意识不强

在公立医院绩效考核体系中，指标是评分的重要组成部分，对指标的理解和认识是取得高分的基础。目前，部分医院职工不了解甚至不知道公立医院绩效考核，或者是知道有绩效考核的存在但了解还不全面，大部分职工不知道绩效考核与日常工作的联系。对于公立医院绩效考核的数据，目前多数医院的管理模式是，各个部门负责提供各自负责的数据，再由一个部门进行汇总，由此会出现部分科室人员不负责任、不细心导致数据填报错误的情况。

4.1.2　信息化水平落后

根据三级公立医院绩效考核的要求，要实现病案首页填写规范、疾病的分类编码、手术操作编码、医学名词术语的统一。但是，部分医院由于信息化建设落后，难以满足"四统一"要求，数据统计口径不统一、数字统计不准确等原因不仅会对工作量和工作效率造成极大的影响，还会在一定程度上影响医院数据填报质量。因此，提升信息化水平是医院在应对三级公立医院绩效考核工作中应当优先解决的重点任务。

4.1.3　病案首页数据质量问题突出

病案首页数据质量是医保支付的基础，是医院医疗信息的载体，更是病案中最核心、最重要部分的信息。但是病案首页数据质量是很多医院长期不重视的一个领域，透过病案首页的数据质量，能够反映医院管理的情况。目前病案首页填写出现的常见问题有如下几个。

第一，首页上报率未能达到100%。根据三级公立医院绩效考核病案首页上报要求，病案首页上报率需达到100%，但是由于出院时间的不明确，存在医嘱时间、护理系统操作的出科时间、结算出院的财务时间三个时间，而这几个时间经常无法达到一致，导致绩效考核平台、统计年鉴、病案首页上报系统的不一致，病案首页上报率未能达到100%。

第二，病案首页必填项目错填或漏填。病案首页项目共168项，必填项80项，必填项目的漏填造成首页完整率无法达到100%。主要的问题集中在：身份证号码未按要求填写15或18位身份证，漏填或填错护照号、港澳台通行证号等；主要诊断与其他诊断顺序混乱。主要诊断一般是患者住院的理由，原则上应选择本次住院过程中对患者健康危害最大、消耗医疗资源最多、住院时间最长的疾病诊断。主要诊断是病案首页填写的重点，主要诊断不完整、疾病部位不确切、病因不清及表达笼统是普遍存在的现象。手术和操作部分中操作项目填写不规范，尤其是有创操作未按实际进行填写。

第三，病案首页条件必填项的错填或漏填。主要的问题集中在：出院主诊断疾病编码为 C 或 D 码，未填写病理号；出院主要诊断疾病编码为 T 或 S 码，损伤中毒的外部原因漏填；手术切口级别填写错误，将腰椎穿刺、腹腔穿刺、胸腔穿刺等操作的切口等级填写为 I 类切口等。

第四，项目逻辑审核出现问题。病案首页逻辑审核项目虽然是三级公立医院绩效考核非必要考核项目，但却能反映出医院管理水平及病案书写水平。其错误主要表现为：治疗类别的错误填写，中医类费用为 0，治疗类别填写西医治疗；婚姻状态填写未婚/离异/丧偶的同时，联系人关系填写为配偶；费用存在问题，如费用的总项不等于各细项之和等。

4.1.4　内部绩效考核机制不完善

《关于 2019 年度全国三级公立医院绩效考核国家监测分析有关情况的通报》指出，2019 年度医务人员满意度为 78.76 分，虽然较上年有所提升，但整体仍然偏低。这说明医务人员积极性是制约医疗服务能力水平的重要因素之一。为此，必须进一步改善医务人员薪酬待遇、工作内容和环境等，进一步调动工作积极性。尽管医院内部绩效考核是一项常规性开展的工作，全国绝大多数公立医院都普遍建立了相对比较完善的绩效考核制度，能够确保绩效考核工作相对公平公正和科学的开展，打破大锅饭，平均分配等现象，能够体现科室的工作量和经济效益，体现各个类别人员（医师、护理、医技、药剂和行政后勤）的岗位价值，以及向临床一线的医务人员倾斜等的理念。但深入了解并分析公立医院绩效考核现状，按照公立医院绩效考核理念以及原则来看，仍然存在许多不到位的地方。国家制定三级公立医院绩效考核指标，目的是让医院通过考核结果来了解自身存在的问题，以此为导向，不断提升管理水平和服务能力。公立医院改革发展的各项措施想要成效，最终都要落到医院和医务人员身上。但目前许多医院没有制定与公立医院绩效考核相应的措施来促进指标的实现与提升，没有让公立医院绩效考核与日常工作直接相连，成为医务人员的自觉行为，因此对真正落实指标的临床科室来说，执行动力不足。因此，医院要通过调整、健全内部绩效考核机制，调动全院职工的主观能动性，使全员拧成一股绳，主动参与到三级公立医院绩效考核工作中来。

4.2　公立医院绩效考核的应对对策

4.2.1　加强组织领导与宣传，深刻学习公立医院绩效考核内涵

绩效考核评价指标所需数据的口径必须一致，才能保证数据的真实性和可比性，才能更加准确地反映医院的真实情况。三级公立医院学科众多、业务复杂、数据源口径一致性管理难度大，此外，国家三级公立医院绩效考核指标体系比较复杂，涉

及医疗、科研、教学、人事、财务等方面，医务人员深入理解指标内涵的难度较大。因此，医院全员都要认真学习国家制定的三级公立医院绩效考核的体系架构、统一标准、关键指标、和实现路径，抓住重点，逐项分析，加强临床数据标准化和规范化管理，确保统计口径与国家制定的标准一致。

在具体措施方面，首先，医院决策层要带头领会公立医院绩效考核精神，将医院发展规划与三级公立医院绩效考核指标有效结合在一起，使之既能提升医院管理水平，实现三级公立医院绩效考核目标，又能符合医院的发展战略和工作方向。其次，医院管理层要在保证医院平稳运营的情况下，科学有效地利用绩效考核指标改进管理流程，将绩效考核指标与各科室建立起科学、客观、有效的联系，引导各科室提升发展质量与效率。最后，对于处于执行层的普通员工，可以采取宣讲会或者培训会的方式对三级公立医院绩效考核指标进行宣传和解读，提升员工的绩效管理意识。医院部门之间、员工之间，也要加强沟通与协调，使管理和执行过程中存在的问题能够及时得到解决，全院上下形成绩效指标考核管理的合力，共同推动医院高质量发展。

4.2.2　逐项分析，针对公立医院绩效考核内容下功夫

公立医院绩效考核指标旨在引导公立医院主动进行供给侧结构性改革，一是引导公立医院明确功能定位，改进医疗质量，二是促进公立医院加强经济管理，控制不合理费用，优化收支结构，提高运营效率，三是鼓励公立医院加强人才培养和学科建设，提高可持续发展水平。这些改革措施都有利于公立医院转变经营模式，控制医疗费用不合理增长，提高医务人员的积极性，促进现代医院管理制度的建设。在绩效考核指标中，最后一项是满意度评价指标，它直接关联于前面三项控制医疗费用、改善医疗质量、医疗服务的行动，因为这些行为的最终的目的都是为了实现政府、医务人员和百姓三者的满意，都能通过满意度评价指标体现出来。因此，医院应当坚持以问题为导向，关注医疗质量与安全，助力提升医疗技术能力，聚焦内部管理效率提升，不断优化服务，提高患者满意度。

1. 落实功能定位，持续提升医疗质量、安全与效率

公立医院存在的目的不是为了追求利润而是为维护人民健康提供医疗和护理服

务，医疗质量是公立医院核心竞争力中最重要的组成部分，因此在绩效考核中首要任务就是对医疗质量指标的监管。按照功能定位划分，三级公立医院一般是分级诊疗、医联体的带头医院，应充分发挥"领头雁"作用。因此，监管的重点指标就包括了体现医疗技术水平的微创手术占比和四级手术占比，体现医疗质量的手术并发症和 I 类切口感染率，体现护理服务水平的优质护理覆盖率，以及延续之前的合理用药和加强对基本药物使用的相关指标。国家对于医疗质量的监管是动态监管，非常依赖于医院信息化水平的提升，系统间如果能够实现互联互通，不仅能持续监测指标变动情况，还能为决策提供数据支持。为了应对公立医院医疗质量指标的考核，公立医院首先要坚持把"以患者为中心"和"以健康为中心"的理念贯穿于医疗服务全过程。其次，要理顺医疗服务价格，完善公立医院药品耗材招标采购制度，规范诊疗行为，提升医疗技术水平；最后，要落实分级诊疗和医联体制度，大力推行预约诊疗和推动患者下转，发挥三级公立医院在疑难重症诊疗中的主体作用。此外，还可以通过建立实行双向结算的松散型医联体，建立与分工协作机制相适应的利益分成机制，或是成立紧密型医联体，实行内部核算，构建标准化、可操作、可测量的核算体系，推动医疗卫生、医疗保障和药品生产流通三方面的"三医联动"改革。

2. 注重资源配置，提高精细化程度和运营效率

在队伍建设方面，以逐年降低每名执业医师住院工作负担和工作负荷为目标，医院一方面每年应根据人力资源总体配置情况和各科室人才需求拟定年度招聘名额，维持一定配比，避免医师工作负荷过重。另一方面要积极推进分级诊疗，不断提高基层医疗机构医师诊疗水平和服务能力。

在费用控制和运营管理方面，在深化医药体制改革取消药品和卫生材料加成的大背景来看，三级公立医院的门诊量会逐渐减少，从而门诊收入的占比相应也会减少。但是在公立医院绩效考核指标中，"门诊收入占医疗收入比例""住院收入占医疗收入比例"等还属于监测比较指标。由于医疗资源结构性分布，部分医院的医疗总费用会随着医疗技术等发展而增长，但是按照国家的监测指标导向，门诊和住院的次均药品费用和次均费用增幅应该是逐渐降低的。因此，医院更应该关注医疗费用的增长，特别是次均费用的增长变化情况。提高药品管理水平，合理控制药费增长，严控辅助用药与抗生素使用，常抓不懈，使医药费的增幅日趋平稳与合理。此外，部分医院现有医疗服务价格存在较大的不合理性，能直接、真实反映医务人员

劳务价值的项目价格依然太低、收入占比有待提高。当然，医疗服务收入占比逐步提高还涉及物价的改革。指标中的"人员支出占业务支出比重"逐步提高，是在保证公益性的基础上充分调动人员积极性。"万元收入能耗支出比重"逐步降低，体现公立医院低消耗、高质量的发展方向。因此，医院要加强全面预算管理，积极推进医疗服务价格改革，增加自主定价医疗服务项目，提供优质医疗服务，逐步提高医疗服务收入占比，引导收入结构优化调整，改善医院的经济状况；对于提供的疑难杂症治疗业务的医院重点科室和通过医疗服务改善患者就诊体验的科室，落实"两个允许"政策，加大绩效激励力度；强化成本消耗关键环节的流程管理，降低万元收入能耗支出，逐步建立现代医院管理制度，理顺医院运行管理的人、财、物、技术、信息、管理架构，提高医院运行效率。

3. 人才培养和学科建设两手抓，健全持续发展机制

在人员结构和人才培养方面，三级公立医院是医疗服务的主要提供者，在配备完善的诊疗科室的同时，也要配备足够的、专业齐全的医师队伍。因此，国家出台的公立医院绩效考核指标在引导各医院逐步提高麻醉、儿科、重症、病理、中医等医院比较缺乏的专业医师数量。三级公立医院也要充分利用优质资源集中的优势，承担起对口支援、服务基层的社会性任务，发挥对对口支援医院和基层医院的人才、技术辐射和带动作用。在学科建设方面，国家主要考核公立医院科研经费和科研成果转化情况，引导三级公立医院的高水平医师立足于学科专业，不断推动医疗技术的发展和进步。因此，医院要着力引进稀缺人才和优秀人才，给予其具有竞争力的待遇和良好的成长环境，加强学科建设，提高医院科技创新能力；还要主动承担起社会性任务，发挥三级公立医院在对口支援、分级诊疗中的主体作用，为对口帮扶医院提供技术培训、人才培养等提升医疗服务能力的帮助。当三级公立医院能够完善医疗质量管理、提高运营效率、加强人才培养和学科建设的时候，它所能提供的医疗和护理服务、内部人才的重视程度，一定会得到较高的满意度评价。

除此之外，医院还可以对照绩效考核指标要求，逐个梳理，将指标进行划分，比如可以划分为"目前完成无难度的指标""只要适当努力即可完成的指标""需要提高重视程度才能完成的指标"和"完成难度较高的指标"四大类，或者划分为"基础题""拿分题""综合题"和"加分题"四大类，针对不同类别的指标制订不同的措施，努力通过管理手段将"完成难度较高的指标"转化为"可以完成的指标"，

牢牢把握"综合题"与"拿分题"。当然,公立医院绩效考核指标的针对性相对不足,对于个别关键指标的取舍,医院可以根据的实际情况谨慎研判。

4.2.3　提升医院信息化水平

在公立医院绩效考核实践中,国家卫健委运用大数据技术对所有三级公立医院统一的指标体系进行管理和监测。通过信息化软件和平台建立绩效考核信息系统,将医院病案首页信息、年度财务报表及其他绩效考核指标数据等一起上报,这些都建立在信息化的基础上。目前部分公立医院的信息系统还比较落后,绩效考核需要的数据量又特别大,所以,医院应当加速信息化建设,从基础的医院信息管理系统着手,建立基于医疗行为与业务流程驱动的医院信息系统综合平台,利用大数据加强医疗质量管理,从源头上解决数据质量问题,确保上报数据客观、准确,同时还要保证数据接口的稳定性,提高上报效率。

4.2.4　提高病案首页填报质量

病案首页是公立医院绩效考核的重要数据源,提高病案首页填报质量至关重要。通过病历质量这一表象,可以反映出医院内部管理人员对政策及规范要求理解是否到位,会不会导致医院运行管理不规范甚至在执行错误的管理要求等多方面的问题。因此,医院医务、病案部门应以病案首页质量为切入点,全面推动病案质量管理工作,确保病案首页内容能够真实地反映实际的医疗行为和现状。

为提高病案首页的填写质量,首先要明确病案首页涉及科室的工作职责,成立病案首页质控小组。在原先病案质控小组的基础上,加入病案室及信息科工作人员,由他们负责病案首页填写合理性、逻辑性质控及接口维护工作,在病案首页数据管理及信息化方面给予技术上的支持。在病案首页填写前、科室质控、终末质控、病案首页上报四个环节加强质控,解决病案首页质控体系不健全,责任无法落实到科室及个人的问题。具体实施过程中可以采取以下几个措施。

1. 病案填写准备阶段

根据三级公立医院绩效考核的要求,实现《疾病分类代码国家临床 2.0 版》《手术操作分类代码国家临床 2.0 版》的转化，做到"四统一"，即统一病案首页填写规范、统一疾病的分类编码、统一手术操作编码、统一医学名词术语。由病案室、质控科、信息科、临床科室质控员做好病案首页填写前的准备工作，根据国家临床 2.0版本对院内使用编码进行转换；更新病案首页数据接口及数据字典。同时，与医师工作站、电子病历系统、收费系统实现接口对接，做到能由系统提取的数据不由医师手工填写，如患者的基本信息部分、出入院时间、住院费用，避免了手工计算及填写的错误。对病案首页必填项目进行限制，对逻辑审核项目尽可能建立内嵌逻辑公式进行审核，通过多种手段提高首页的完整性，也减少医师因为首页填写不完整而退改首页、替换首页的次数。

2. 病案首页科室质控阶段

住院医师补充填写未能由系统提取的病案首页项目，如疾病诊断、疾病编码入院病情等项目，并确保病案首页项目与入院记录、出院记录、病程记录、手术记录、检查检验报告等病案资料的一致性，对由系统提取的项目进行逐一核对。进入科室质控小组质控阶段，由质控员、科主任对病案首页进行审核签字。

3. 病案首页终末质控阶段

病案室编码员对病案首页及编码进行审核，指导临床医师填写正确编码。质控科工作人员对病案首页进行终末质控，及时发现错项、漏项，同时也要对信息系统的审核功能、接口提取的数据进行验证，发现信息系统审核公式或接口的错误，及时反馈信息科修改，从而进入下一轮循环，形成病案首页的常态化管理。此外，建立起病案首页的奖惩制度，将病案首页缺陷率、回退率纳入科室月绩效考核指标中，直接与经办人员奖金挂钩。

4. 病案首页上报阶段

每月月初由病案首页上报人员核对病案首页数量与实际出院人数是否一致。明确病案首页填写出院日期为医嘱出院时间，卫生统计直报系统、三级公立医院绩效考核系统的填报出院人数将以此作为填报口径，确保病案首页上报数与卫生统计直报系统、三级公立医院绩效考核系统的一致。

4.2.5　完善医院内部绩效考核

公立医院的科学和健康发展，对于完善医疗体系、强化公共卫生服务创新等诸多方面都有十分重要的价值。国家通过公立医院绩效考核把人民的要求、政府的意志有效传递给医院，并通过医院内部绩效考核的方式再传递到科室、个人，不断强化外部绩效引导内部管理的工作机制，最终引领医院高质量发展。

作为公立医院内部管理体系建设重要组成部分的绩效考核工作，不能仅从人力资源管理的角度进行，而是要不断拓展绩效考核工作的深度和广度，使其能够发挥更大的作用。健全和完善的绩效考核体系，对于公立医院来说，无疑具有十分重要的价值。实施科学合理的绩效管理，有利于增强医院与员工之间的凝聚力，完善的绩效管理机制，不仅能让员工明确医院整体的发展目标，还可以成为医院与员工之间加强沟通与交流的重要手段和方式之一。实施科学合理的绩效管理机制，一方面可以使得信息在各个层级之间的传递更加具有时效性，同时能够促进医院各个层级之间的协调合作，让信息在各个部门之间实现资源共享，有利于医院员工提高其合作意识和团队精神，增强员工的责任意识。公立医院在未来改革与发展过程中，应当将绩效考核上升到医院战略层面，将绩效考核工作纳入医院的战略规划之中，进一步强化绩效考核的系统性建设，运用战略思维和创新思维，深入思考应对策略，思考如何调整内部绩效考核以适应新形势，如何加强内部绩效管理以提高效率，如何做到既能维护公立医院的公益性属性，又能充分调动医护人员的积极性，促进医院良性发展，这是内部绩效考核的重点与难点。

考核结果与核心利益相关联，才能调动考核对象达成绩效目标的积极性，这是绩效考核工作的基本共识。医院应当成立领导机构，并由绩效、财务、医务、质量等多个相关部门共同组成绩效考核部门，统筹设计、统一部署，将公立医院绩效考核关键指标分解至科室乃至每个医务人员，将考核内容与医院自身绩效管理与薪酬绩效相结合，建立自上至下、全员目标一致的绩效管理机制。同时达成将公立医院组织目标逐层细分，落实到各岗位各员工的目标，使得员工对自身岗位职责形成清晰认知，建立起工作责任感，调动积极性，从而主动提升业务水平和服务质量，推动医院各方面工作产生质的飞跃，自然而然能在国家对公立医院的绩效考核中取得更好成绩。

4.2.6　加强对考核数据的分析

公立医院绩效考核的目的之一是完善公立医院运行机制。三级公立医院绩效考核指标由国家做好顶层设计，制定统一标准、关键指标、体系构架和实现路径。对不同类别医疗机构设置不同权重和分值，提升考核的针对性和精准度。针对以往国家政策文件中明确导向的指标，按照要求对这部分指标进行趋势引导，引导它们朝国家希望的方向升高或降低。公立医院在认真学习贯彻执行过程中，一定要加强各项指标的分析和对比，发现医院运行中存在的差距和问题，不断改进促进工作，使医院朝着良好发展方向前进。绩效考核结果反映出的问题就是医院改进和努力的方向。通过分析绩效考核数据结果，找出医院表现不理想的指标，比如与指标导向有差异、排名靠后，或者是指标结果差距过大等指标，并以之为切入点，通过多维度的访谈和调研，找出需要改进的关键点，寻求改善方案，从而提高管理质量；对表现一般的指标，探究其是否有优化的空间，并制订相应的优化方案；对表现优秀的指标进行归纳总结，持续保持发展优势，促进医院指标提升、绩效提升、管理提升。

（高广远　石泳钊）

中　篇

医院内部绩效管理

第 5 章

医院内部绩效管理溯源

5.1 绩效管理概述

5.1.1 绩效管理的发展

绩效管理一词起源于 20 世纪 70 年代，是指组织管理过程中每一个成员为了组织共同的目标而参与组织战略目标的计划制订、辅导沟通、绩效考核评价以及绩效结果的反馈应用，从而提升绩效和实现组织战略目标的管理过程。绩效管理这一概念由美国学者 Aubrey Daniels 首次提出，作为考核、评估和改进员工或部门工作成果的一种管理系统，在此后得到了充分的发展和完善，成为现代经营管理当中的一个主要管理方式。

绩效管理概念被提出后，学者们开始展开了系统而全面的研究，在 20 世纪 80 年代至 90 年代初产生许多不同的观点。目前，绩效管理的研究者主要围绕组织取向和个体取向两种取向进行研究，并产生了以下三种主要观点：①绩效管理是管理组织绩效的系统。英国学者罗杰斯（Rogers）和布雷德鲁普（Bredrup 2005）作为此观点的代表，认为绩效管理旨在实现组织发展战略，保持竞争优势；员工虽然受到技术、结构、作业系统等变革的影响，但不是绩效管理所要考虑的主要对象。②绩效管理是管理员工的绩效系统。该观点强调以员工为核心的绩效管理概念，将绩效管理看作组织对员工个人工作绩效和发展潜力的评估和奖惩，并将绩效管理视为周期性的循环；该派别的主要代表有艾思沃斯（Ainsworth）和史密斯（Smith 1993）。③绩效管理是管理组织和员工绩效的综合系统。代表人物为科斯特洛（Costello 1994），他认为绩效管理将员工工作与组织宗旨连接在一起，来支持组织整体目标；Incomes Data Services 公司的相关研究学者认为绩效管理可以挖掘员工潜力，并通过将员工个人目标与企业战略目标相结合以提高公司的绩效。

5.1.2   绩效考核与绩效管理

在实际运用中，绩效考核和绩效管理常常被混为一谈。事实上，绩效考核不等同于绩效管理，绩效考核是绩效管理过程的一个环节，是为绩效管理目标服务的。绩效考核是指考核人员采用科学的考评方法，对员工工作任务的完成情况进行衡量和评估，并将评估结果进行反馈的过程；而绩效管理是一个体系，它是一个从绩效计划、到绩效辅导、再绩效评估、最终到绩效运用的动态循环过程，并推动个人或者组织做出有助于达成预期目标的行为，从而实现组织的目标。具体而言，绩效管理与绩效考核的区别如下。

● 从管理过程完整性看，绩效考核是在绩效管理过程中的定期总结和对关键环节的监测，强调绩效结果；而绩效管理不是阶段性工作，它的关注点在于过程的完整追踪和全程监管，既强调绩效结果，又关注过程，贯穿了绩效活动的全过程。

● 从侧重点和实施作用看，绩效考核侧重于主观判断和事后评价，只是对过去工作的总结，实施结果具有一定的滞后性，无法对员工起到引导作用；而绩效管理侧重于信息沟通和绩效的持续提高，强调动态，具有战略性和前瞻性，能够对组织成员起到引导作用。

总的来说，虽然绩效管理和绩效考核两者存在差异，但是二者在具体操作上又密切相关：成功的绩效管理需要绩效考核为其提供客观的参考资料来支撑，而有效的绩效考核亦有赖于绩效管理活动的成功开展。

5.1.3   绩效管理的流程

PDCA 循环最早是由美国质量管理专家沃尔特（Walter）提出，其含义是将质量管理分为计划（Plan）、执行（Do）、检查（Check）和处理（Act）四个阶段，PDCA是一种通用的管理模型。而在绩效管理中，PDCA 循环包括绩效计划、绩效沟通与辅导、绩效考核和反馈以及绩效诊断和提高四个环节，每个环节缺一不可，共同作用于为实现单位战略目标的绩效管理过程；此外，PDCA 循环有助于纠正将绩效考核等同于绩效管理这一问题，使绩效管理成为一个环环相扣的绩效管理循环整体。绩效管理包括以下四个基本环节。

1．绩效计划

科学合理的绩效计划是展开绩效管理活动的必要保证。在组织战略之下制订组织总体目标，并逐层分解到部门、团队和个人，并设置相应的绩效考评指标进行绩效监控。要注意的是，在管理者绩效计划阶段必须通过有效沟通，与员工在绩效目标上达成一致，而非简单地下达命令。

2．绩效沟通与辅导

在绩效管理过程中，管理者要持续地与员工进行沟通交流，及时发现部门或员工在执行工作过程中存在的问题，帮助其理清工作思路和提供必要的资源支持，纠正员工偏离工作目标的行为，或根据实际情况的变化对工作目标进行修正与调整。

3．绩效考核与反馈

绩效考核是根据绩效计划阶段中所设置的绩效指标，对部门及员工个人的绩效目标的实现情况进行考核的过程。同时，通过绩效反馈面谈，使员工全面了解自己的绩效表现及努力方向。

4．绩效考核结果运用

绩效考核结果运用有两层含义，一是在组织层面进行运用，二是在员工层面进行运用。前者比如进行绩效管理满意度调查，后者如实施个人绩效改进计划。

绩效管理是一个循环往复的过程管理，它基于过去，着眼于未来，将组织战略愿景和组织成员的绩效目标紧密联系，并通过四个环节的循环管理达到改进和提升组织管理效率和效果、促进组织持续发展的目的。

5.2　医院内部绩效管理概述

医院绩效管理是指医院及其管理者在医院使命和愿景的引导下，对员工的绩效进行计划、评价、反馈和控制的过程和方法，医院绩效管理的目的是确保医院员工个人的具体工作目标和医院的整体战略发展目标相一致，通过持续提升员工和科室绩效，进而提高医院的整体实力，最终实现医院的愿景和使命。

医院绩效管理与一般企业绩效管理相比，具有以下三个特点。

第一，医院绩效管理强调社会效益。医院的社会公益性特征使得医院绩效管理不能过分强调经济利益，但这不代表不讲经济利益，而是要通过资源的合理配置和高效运用降低运营成本，从而实现社会效益和经济效益、当前业绩和长久运营、保持平稳和持续创新之间的平衡。

第二，医院绩效管理考核维度复杂，公立医院医师承担着预防、医疗、康复任务、科研、教学、救灾、对口帮扶和国际交流合作等不同功能，这就要求对他们的绩效评估也是多维度，且还要关注各项功能在绩效评估当中的权重和比例。

第三，医院员工构成复杂，包括临床、医技、护理、研究和行政后勤等，他们的工作性质、工作强度以及所需工作技能要求不同，评价指标和方法自然不同，使得医院绩效管理体系较一般企业绩效管理体系来得复杂。

5.2.1 医院内部绩效管理相关政策背景

目前，医疗卫生体系改革向纵深方向推进，公立医院改革主要聚焦于回归公益性、提高效率和公平等方面。但是，我国大部分医院采用收支结余绩效奖金分配模式，医院为维持自身运营与发展不可避免会出现趋利行为；同时，收支结余分配模式也无法反映医务人员在不同医疗服务项目上的技术、难度、风险的差异，绩效考核公平性难以体现，往往造成内部分配矛盾、工作效率和服务质量下降等问题。

医务人员既有"道德人"属性，又兼具"经济人"属性，医师的薪酬绩效与其工作效率和服务质量紧密联系，如何在调动医务人员积极性的同时也能维护医院的公益性成为一项极为重要的任务方向。基于此，推动医院探索和构建起合理有效的绩效管理体系，使其体现医师技术劳务价值、提高医师工作效率和质量，对于公立医院的改革和发展意义重大。

事实上，我国从2000年起就开始颁布政策提出实施岗位绩效薪酬制度（表5-1）。2009年3月，中共中央、国务院《关于深化医药卫生体制改革意见》正式发布，要求建立规范的公立医院运行机制，公立医院要遵循公益性质和社会效益原则。意见明确提出要建立规范的公立医院运行机制，进行医院人事制度改革，完善分配激励机制，推行聘用＋岗位的双重管理制度，严格控制工资总额，实行以服务质量及岗位工作量为主的综合绩效考核和岗位绩效工资制度，有效调动医务人员的积极性；此外，意见首度提出医务人员收入不应与药品、检查、耗材等挂钩。同年 3 月，国务院发布了《医药卫生体制改革近期重点实施方案（2009—2011 年）》，提出推进公立医院改革试点，要求实行岗位绩效工资制度、科学考评医疗服务效率。

2010 年 2 月，卫生部、中央机构编制委员会办公室、国家发展和改革委员会、财政部和人力资源社会保障部五部委联合颁发了《关于公立医院改革试点指导意见的通知》要求，提出建立以公益性发展为核心的公立医院绩效考核管理制度，实行岗位绩效工资，完善人员绩效考核制度体系。

2015 年 5 月，国务院办公厅以国办发〔2015〕38 号印发《关于城市公立医院综合改革试点的指导意见》，提出探索制订公立医院绩效工资总量核定办法，着力体现医务人员技术劳务价值，同时公立医院通过科学的绩效考核自主进行收入分配，做到多劳多得、优绩优酬，重点向临床一线、业务骨干、关键岗位以及支援基层和有突出贡献的人员倾斜。同年 12 月，国务院卫计委等部门联合印发了《关于加强公立医疗卫生机构绩效评价的指导意见》，该意见强调公立医院绩效管理的改革要具有系统性、指导性、可操作性。

2017 年 1 月由人力资源和社会保障部、财政部、国家卫生和计划生育委员会等四部门印发《关于开展公立医院薪酬制度改革试点工作的指导意见》，提出要结合公立医院公益性定位、工作特点和本地实际，以及不同公立医院的功能定位和医、护、技、药、管等不同岗位职责要求，合理确定公立医院薪酬结构，完善岗位绩效工资制，有条件的可探索实行年薪制、协议工资制等多种模式。另外，《通知》明确提出"两个允许"，即"允许医疗卫生机构突破现行事业单位工资调控水平，允许医疗服务收入扣除成本并按规定提取各项基金后主要用于人员奖励"的要求，在现有水平基础上合理确定公立医院薪酬水平和绩效工资总量，逐步提高诊疗费、护理费、手术费等医疗服务收入在医院总收入中的比例。

2021 年 6 月国务院办公厅印发《关于推动公立医院高质量发展的意见》，意见提出落实"两个允许"要求，建立体现岗位职责和知识价值的薪酬体系，实行以岗定责、以岗定薪、责薪相适、考核兑现；在核定的薪酬总量内，公立医院可以采取多种方式自主进行分配，可以设立体现行业特点、劳动特点以及岗位价值的薪酬项目；此外，该意见鼓励对医院主要负责人实行年薪制。

2021 年 7 月 6 日在国务院医改领导小组秘书处、国家卫生健康委员会就推广

"三明医改"经验举行的新闻发布会上，国家卫生健康委员会体改司一级巡视员朱洪彪提到国家有关部门已起草了关于深化公立医院薪酬制度改革的指导意见，改革的重点包括充分落实"两个允许"要求、落实公立医院的分配自主权、建立健全公立医院主要负责人的薪酬约束机制、健全公立医院以公益性为导向的考核评价机制以及拓宽公立医院薪酬制度改革的经费渠道五点。

总之，医疗系统的深化改革促使公立医院改变原有落后绩效考核体系，建立既能体现公立医院公益性，又能充分有效调动医务人员工作积极性的一套完整、科学、系统的医院绩效管理体系，使其体现医院使命和愿景，这已经成为医院管理者面临的问题和亟须应对的挑战。

表 5-1   2000—2020 年我国卫生事业单位绩效考核与薪酬改革的主要政策回顾

发布日期	法规标题	文　号	文件要点
1997 年 1 月 15 日	《中共中央国务院关于卫生改革与发展的决定》	中发〔1997〕3 号	对于人事制度改革和分配制度改革要继续深入，打破平均主义，积极探索可以调动广大医务人员积极性的政策措施
2000 年 3 月 30 日	《关于深化卫生事业单位人事制度改革的实施意见》	人发〔2000〕31 号	实施岗位绩效薪酬制度，绩效考核向技术难度高和风险压力大的关键岗位、临床一线倾斜
2006 年 6 月 21 日	《事业单位工作人员收入分配制度改革方案》	国人部发〔2006〕56 号	对不同学历、不同工龄、不同岗位的新聘人员、离休人员、高层次人才建立岗位绩效工资制度
2009 年 3 月 17 日	《关于深化医药卫生体制改革的意见》	中发〔2009〕6 号	提出医务人员收入应与检查、药品、材料等收入相脱钩，绩效薪酬应体现不同岗位的技术含量、风险、贡献等
2012 年 3 月 14 日	《"十二五"期间深化医药卫生体制改革规划暨实施方案》	国发〔2012〕11 号	施绩效工资，做到多劳多得、优绩优酬，重点向关键岗位、业务骨干和做出突出贡献的人员倾斜
2013 年 12 月 26 日	《关于印发加强医疗卫生行风建设"九不准"的通知》	国卫办发〔2013〕49 号	不准将医务人员收入与检查、药品收入挂钩，不准开单提成、违规收费等行为
2014 年 3 月 26 日	《关于推进县级公立医院综合改革的意见》	国卫体改发〔2014〕12 号	建立适应行业特点的薪酬制度，做到多劳多得、优绩优酬、同工同酬，重点向临床一线、关键岗位、业务骨干和做出突出贡献的人员倾斜，合理拉开收入差距

续表

发布日期	法规标题	文　号	文件要点
2015 年 5 月 6 日	《关于城市公立医院综合改革试点的指导意见》	国办发〔2015〕38 号	建立以公益性为导向的考核评价机制，理顺公立医院医疗服务比价关系，合理确定医务人员薪酬水平，强化医务人员绩效考核
2015 年 12 月 10 日	《关于加强公立医疗卫生机构绩效评价的指导意见》	国卫人发〔2015〕94 号	医疗卫生机构和人员的绩效评价结果与政府投入、管理调控及人员职业发展等相挂钩，采取综合措施，奖优罚劣，拉开差距，有效促进绩效持续改进，为建立现代医院管理制度和符合医疗行业特点的人事薪酬制度创造条件
2016 年 12 月 27 日	《关于印发"十三五"深化医药卫生体制改革规划的通知》	国发〔2016〕78 号	绩效工资分配上，重点向临床一线、业务骨干、关键岗位以及支援基层和有突出贡献的人员倾斜
2017 年 1 月 8 日	《关于深化职称制度改革的意见》	/	医务人员职称评定应与其业绩水平和实际贡献挂钩，克服唯学历、唯资历、唯论文的倾向
2017 年 1 月 24 日	《关于开展公立医院薪酬制度改革试点工作的指导意见》	人力资源和社会保障部发〔2017〕10 号	要根据医、护、技等不同岗位职责要求，合理确定公立医院薪酬结构，逐步提高诊疗费、护理费、手术费等医疗服务收入在医院总收入中的比例
2018 年 3 月 5 日	《关于巩固破除以药补医成果持续深化公立医院综合改革的通知》	国卫体改发〔2018〕4 号	探索建立适应我国医疗行业特点、体现以知识价值为导向的公立医院薪酬制度，调动医务人员的积极性、主动性、创造性
2018 年 8 月 7 日	《关于坚持以人民健康为中心推动医疗服务高质量发展的意见》	国卫医发〔2018〕29 号	切实改善医务人员薪酬待遇，体现医务人员技术劳务价值；落实风险较高、工作强度较大的特殊岗位薪酬待遇并给予适当倾斜
2019 年 1 月 30 日	国务院办公厅《关于加强三级公立医院绩效考核工作的意见》	国办发〔2019〕4 号	建立较为完善的三级公立医院绩效考核体系，促进收入分配更科学、更公平，实现效率提升和质量提升
2021 年 6 月 4 日	国务院办公厅《关于推动公立医院高质量发展的意见》	国办发〔2021〕18 号	建立体现岗位职责和知识价值的薪酬体系，实行以岗定责、以岗定薪、责薪相适、考核兑现

（资料来源：依公开资料整理）

5.2.2　医院内部绩效管理的实践发展进程

我国对于绩效管理的实践起步较晚，其发展历程可以划分为人事考核、绩效考核、绩效管理和战略绩效管理四个阶段。当前，我国正朝着战略绩效管理发展方向奋力前进，着重解决如何将绩效管理与组织战略结合起来，让绩效管理成为组织战略落地的有效工具这一问题。

我国医院的内部绩效管理是随着医院改革的演变而不断发展，医院内部绩效管理的侧重点和采用的工具与医院改革步伐密切相关。因此，下面将结合相关政策背景，围绕我国医院改革不同阶段，对医院内部绩效管理发展阶段进行详细阐述。

1．以收入为导向的简单绩效考核阶段

20 世纪 80 年代，政府对公立医院投入减少，公立医院迅速向市场化方向发展。为调动员工积极性，提高医院效益，公立医院打破平均主义的分配方式，逐步建立起以业务收入为导向的简单绩效考核模式，该模式不考虑绩效预算总额控制。

2．以收支结余为导向的进化绩效管理阶段

收支结余法是基于收入导向简单模式发展而来的。1988 年出台的《医院财务管理办法》要求"医院要积极开展科室核算和医疗成本测算工作，有条件的应进行成本核算"，为此公立医院的绩效考核模式开始向收入减支出后按结余进行提成这一模式转变，鼓励科室和医务人员努力提高效益的同时，也要关注和控制成本的消耗。

收支结余法是以经济效益为导向的绩效管理模式，它将医务人员的绩效薪酬直接与完成的业务收入挂钩，充分调动了医务人员的积极性，也推动了公立医院的快速发展。该模式得到我国公立医院广泛的推广和应用，对我国医院内部绩效管理实践产生深远的影响，至今仍有公立医院采用此模式进行绩效考核和绩效奖金分配。

3．以指标型绩效管理为导向的综合绩效管理阶段

指标型绩效管理模式包括 KPI 绩效管理模式和 BSC 绩效管理模式。在医院市场化改革时期，针对医院公益性弱化问题，卫生部于 2005 年出台了《医院管理评价指南（2005 版）》，提出医院要始终把社会效益放在首位。基于此背景，公立医院不再以收

入为单一考核指标，而是引入公众满意度指标，重点关注医疗费用、成本能耗等指标，在这一阶段，构建以公益性为导向同时兼顾经营效率的绩效评价指标体系成为医院内部绩效管理趋势。

KPI 绩效管理模式根据政策要求和医院战略发展目标，设置多维的、综合的考核指标体系，并通过这些指标的牵引，引导科室和员工个人的工作目标与医院的整体目标趋于一致，引导员工的医疗行为和医院发展要求趋于一致。随着平衡计分卡的引入，与传统 KPI 绩效管理模式融合，逐步形成了财务、患者、内部业务流程、学习与成长四个维度的绩效管理模式。在 KPI、BSC 管理模式下，医院根据各科室具体指标考核结果，将预算绩效薪酬按照综合考核结果逐级分配到科室、个人，引导医务人员实现医院整体战略。

4. 以工作量为导向的绩效管理阶段

在该阶段中，目标工作量绩效管理模式、RBRVS 绩效管理模式和 DRGs 绩效管理模式是最常见的绩效管理模式。2009 年，中共中央、国务院颁布《关于深化医药卫生体制改革的意见》，开启了新一轮医药卫生体制改革，并提出了医务人员收入应与检查、药品、材料等收入脱钩，绩效薪酬应体现不同岗位的技术含量、风险和贡献。然而，现有的收支结余法、KPI 或 BSC 等工具都无法精确反映医务人员的工作量，加上医保支付方式改变、政府对于医院服务费用、效率、质量的监管加强，医院内部绩效管理模式开始向体现医务人员贡献、降低患者医疗费用及提高医院总体运营水平的方向发展。

借鉴目标管理理念，有的医院提出目标工作量绩效管理模式，即将预期的经济效益转化为具体工作量，以此设定工作量目标值，并将科室工作完成进度作为测算绩效的依据。

一些医院率先引进美国 RBRVS 绩效管理法。该模式以医疗收费项目为核算基本单位，依据项目消耗的资源成本和医师付出的劳动为其设定点值，并按照绩效预算总额和全院绩效点值测算点单价，各科室依据参与完成的医疗收费项目点值总量和点单价计算绩效。该模式与当前公立医院绩效薪酬改革政策要方向一致，且取得良好的实践成果，如中山大学附属肿瘤医院、山东省千佛山医院等医院便是采用 RBRVS 的先行者。

DRGs 原本应用于医保基金结算，但其绩效评价和绩效奖金分配功能也逐渐受到医院管理者的关注，DRGs 在考虑工作量的基础上，引入 CMI、费用效率指数等指标，充分考虑了病种的疑难度和风险度。目前已有华西医院、南京鼓楼医院和中国科学技术大学附属第一医院等多家医院应用此法进行绩效管理。

5．综合绩效管理模式阶段

当前，单一的绩效考核方法无法满足现代医院绩效管理的需要，一些医院开始结合自身医疗业务特点，在 RBRVS 绩效考核模式基础上，借助 KPI、BSC 或 DRGs，构建了综合绩效管理模式，以期建立全面、公平、公正的绩效管理系统，最大限度地调动医务人员工作积极性。

可以看到，我国医院绩效管理呈现从关注经济效益转为重视社会效益、从粗糙分配转向精细化分配、从单一方法评价转向综合方法评价的发展趋势。

5.2.3　医院内部绩效管理相关理论研究

自 20 世纪 90 年代绩效管理一词开始进入我国，国内一些研究者开始对其相关理论与工具进行了深入研究，并取得了一定成果。而对于医院绩效管理的理论研究，基于不同的研究角度，有不同的侧重内容。比较有代表性的研究方向有：

1．医院绩效管理的作用

郭爱群和李志明（2004）研究了绩效管理与医院竞争力之间的关系。研究结果表明，医院内部医疗服务能力、医疗资本和医学研究水平的不断提高，是医院保持自身竞争力的关键；而医院绩效管理有助于提高医院内部优势，能够使医院发挥或保持可持续竞争优势。

陆鹏杰（2011）在其对医院成本绩效管理的研究中认为加强成本核算，做好绩效评价和成本管理，构建全方位、多层次的绩效评估制度，能有效降低成本和提高工作效率，并不断提升医疗服务水平，为患者提供优质服务。

方振邦（2016）提出医院绩效管理体系是一个庞杂的系统，但是在深化医疗改革的宏观背景下，医院唯有构建一套充分体现战略性、公平性、协同性、动态性和具有科学性的绩效考核体系，方能把目标转化为实际行动，充分发挥医院可持续的竞争优势，契合新医改的方向和医院管理的发展趋势，满足社会民生的迫切需求。

2．医院绩效管理体系建立

陈万春和曹书杰（2007）研究了公立医院绩效管理的指标体系的建立。他们认为绩效管理体系是一个循环的系统，其基本程序包括：设置绩效指标、确定工作导向、绩效目标辅导、绩效设置辅导、确认绩效约定、绩效评价、绩效结果沟通、反思绩效不足和绩效目标修正。此外，他们还认为医院绩效管理的实施能够提高医院的运行效率、员工的执业技能以及医院的医疗质量和服务质量，推动了医院的良性发展和战略目标的基本实现。

陈万春和曹书杰（2007）认为医院不同层级的员工需制订不同的绩效考核指标体系。医院领导班子采用医院战略层指标，分为医院的核心竞争力指标、医院内部管理指标、医院经济运行指标 3 个维度 15 项指标；医院临床科室综合绩效指标体系分为业绩评价（医疗工作效率、医疗工作质量、科教工作）、效益评价（经济效果、患者费用、经济效率）、投入资源（物力资源、人力资源）共 3 个维度 8 项 2 级指标 40 项 3 级指标。

卢爱玲和刘魁（2010）提出建立绩效考核指标体系、对医院分配实行院、科两级考核，可以弥补分配过程中过于强调经济指标的绩效奖金分配制度的缺陷，达到提高医院综合管理水平的目的。

吴家锋等（2012）认为在科学划分绩效指标后应确定不同的绩效系数（主要有岗位系数、效率系数、医技科室倾斜系数、绩效成绩、专项指标、成本控制指标和奖惩指标等）以激励科室提高工作效率；而在各指标权重方面，应当根据内外科工作内容的差异分别赋予不同的权重。

朱胤（2016）认为国家、行政机关、员工与公立医院之间存在的多重逻辑，相应地围绕医院应建立起多层级的绩效管理体系，主要包括三个层级：一是国家行政管理机关如卫生健康委员会对于公立医院的绩效管理，体现的是国家的行政管辖逻辑；二是公立医院管理中心对于医院院长的绩效管理，体现的是委托者与受托者之间的逻辑关系；三是公立医院内部对于员工的绩效管理，体现的是医院内部管理逻辑。文章还提出针对三个不同层级的绩效管理，应采用不同的、适宜的绩效评价方法。

3. 医院绩效管理工具

翟树悦等（2004）以科罗拉多州大学健康科学中心烧伤中心为例，指出平衡计分卡可以在医院的远景目标、财务目标、患者及内部业务之间寻找平衡，把医院的长期战略与医院的短期行为联系起来，将远景目标转化为一套系统的业绩考核指标，从而避免医疗机构只追求短期的财务回报。

徐嘉玲和姚有贵等人（2005）通过实践研究，分析了平衡计分卡（BSC）在医院绩效管理中的作用，建议使用平衡计分卡来考核评估医师的工作成果，计算绩效奖金；并在绩效考核具体实施过程中，提出了医疗贡献度、医疗效率价值、岗位风险和绩效目标指数化等方法。

毛春和吴富常等（2008）运用关键指标绩效法（KPI），把医院的战略目标分解转化为效益 KPI、质量 KPI 和技术发展 KPI，构建了一套适用于临床与医技科室的医师考核体系。

徐玉红（2014）提出医院具体科室可以参考平衡计分卡（BSC）进行绩效管理。公立医院的绩效评估需要对员工、领导、临床和医技部门、行政部门以及部门之间的相互评估、自我评估以及外部评估全面综合考虑。

王志刚和潘莉等人（2016）梳理了国内外文献，对常用的绩效考核工具进行比较，得出以下结论：绩效费率制度受到国内医疗服务定价限制，不适用于公立医院绩效考核；BSC 可作为绩效评价工具，但很难单独使用它作为绩效工资分配的基础；RBRVS 同时考虑了专业间工作量的可比性和跨专业工作量的可比性，在医务人员工作量评价上体现了较好的公平性；DRGs 主要用于普遍实行 DRGs-PPS 付费的省（自治区、市）的绩效管理。

李舒丹和陈阳等人（2017）将 DRGs 应用到北京市大部分医院的绩效管理中，认为 DRGs 较为科学且对医院绩效管理而言相对公平的工具，并且此方法具有非排他性，即可独立使用也可与其他方法结合使用；但是 DRGs 对医院信息化要求和统计人员专业性要求都很高，目前我国还未建立起公认的 DRGs 数据平台。

项燕（2018）依照"主基二元"的基本思路，构建了一套过程统一、覆盖全员、分级操作的全员绩效管理体系，并且通过绩效体系的创新实践，改进了绩效管理流程，有效解决员工和绩效管理之间的冲突，对推动医院长远发展有重要意义。

张玉君（2018）认为落后的绩效管理模式已无法适应现代化市场经济，现代医疗卫生机构应将关注点落在基于工作量核算模式的绩效考核模式上，并提出将 RBRVS 评估模型应用于现代医疗服务系统中。

刘利和武爱文等（2019）通过对北京某肿瘤医院科室的绩效管理工作进行尝试和实践，发现单一使用 RBRVS 对医疗工作质量和效率进行考核评价和控制，会忽略医务人员科研能力和教学表现对绩效考核的影响，但与 KPI 相结合能够有效弥补这一缺陷。

综上所述，我国学者围绕医院绩效管理的影响和作用、指标体系的建立和绩效管理工具，取得了一定的研究成果，已逐渐构建并完善出医院绩效管理的理论体系。

（朱　胤　陈洁明）

第 6 章

医院绩效管理的内容

6.1　医院绩效管理对象

基于国家政策和医院长远发展需求，医院应当充分考虑不同岗位在时间、体力、技术、管理、风险以及工作压力等方面的差异，以全面、客观和量化为原则，明确不同岗位员工的价值定位和科学分类，并依据岗位特征形成相对应的绩效考核维度，从而促使医院从以往的单一层次考核及分配框架逐步发展成覆盖全院各科室、覆盖全院医务及行政后勤人员多层次的、科学的分配框架。同时，医院建立绩效管理体系应当将拉开收入差距、分配体系动态化等问题纳入考虑范围内，提高绩效管理体系的公平性和合理性。

6.1.1　绩效管理对象横向分解

医院绩效管理的考核对象从横向上看（表 6-1），根据医院总体规划和各个岗位业务性质的不同，可以划分为医师、护理、医技、专职科研和行政后勤等系列。当然，这个划分的系列并非是固定，医院可以根据自身不同的管理需求，基于医护分开、医技分开以及管理和执行分开的原则进行划分，如四川华西医院便将员工划分为医师、护理人员、医技人员和行政后勤绩效四个职系，中山大学附属肿瘤医院则划分为医师、护理人员、医技人员、专职科研和行政后勤绩效五个系列。

国家人力资源和社会保障部印发的《关于开展公立医院薪酬制度改革试点工作的指导意见》也提出医院绩效奖金分配方式要充分体现医、护、技、药、管等不同岗位差异，兼顾不同学科之间的平衡。

因此，医院在进行绩效奖金分配时，不同职系应当根据工作性质和对医院整体绩效的贡献度，设定科学的绩效评价体系，并通过不同的系列绩效奖金分配系数来反映不同职系的价值。

表 6-1 医院绩效管理对象横向划分为不同系列的概述

系　列	内　容
医院管理层和核心人员	医院高层管理者作为医院决策层，承担着医院战略发展方向和医院全局掌控的责任。医院应当将政策落实、社会满意程度（例如患者满意程度、医疗服务水平和质量、费用控制）、医院运营管理、医院资产管理、员工满意程度等纳入医院领导层的考核框架中。同时，还可以将收支预算、病种难度和手术难度指标和学科建设等纳入考核内容，促使医院全面贯彻医改政策要求。 当前我国推行医院领导年薪制的绩效考核分配形式，并建立对应的考核机制，绩效考核结果与医院领导的薪酬和奖惩、医院评审评价、财政补助、医保支付等挂钩。 此外，人才是医院发展战略实现的核心推动力。为体现人才价值，医院可以将学科带头人、领军人才等单独划分出来作为核算单元，制订对应的绩效考核体系并实行年薪制。医院可将专业学科建设、科室管理、自身业务发展以及科研情况纳入医院核心人才考核体系中。
临床医师	医师作为医院最为核心和重要的职系，医院可以将不同诊疗项目的工作强度、技术难度、风险承担以及所需时间等方面进行评估和量化处理，并将评估的量化结果作为医师工作量的考核指标。同时，结合医疗质量、患者满意度、科研管理、教学管理和医德医风等建立起医师综合的考评体系。此外，医院可以积极引进DGRs 等工具应用于医师医疗质量管理和绩效管理方面，为医院医疗服务质量的评估提供科学的方法。 医师职系将按科室划分医疗小组，作为单独核算单元，具体下文阐述。
护理	护理人员作为与医院患者接触最为直接、紧密的群体，其服务质量的高低直接影响患者满意度，也是体现医院综合实力的重要指标。如上文所述，当前医院对护理人员的考核分配一般是基于护理垂直管理体系进行的，医院可以采用护理人员项目执行的数量或者每床日护理时数，结合护理人员执行项目的单价和护理人员工作质量作为护理人员工作量的考核指标。同时，将患者满意度、科研管理和教学管理等纳入考核范围内。
医技	当前，化验、检查和治疗设备对患者的疾病诊断和治疗作用日益突出，这对医技科室人员的业务和技术水平有了新的要求，完善医技系列的绩效体系，可以激发医技人员的工作积极性，进而提高医院临床检验和诊断能力。医院应当将医技科室岗位工作量（化验、检查和治疗人数等）以及工作的质量（报告与临床诊断符合率、重大差错发生率等）作为医技人员的主要绩效考评指标；此外，医技系列除岗位工作量和工作效率以外，成本控制考核是重点。
行政后勤	行政后勤科室可以采用关键指标法，根据各个科室的职责和医院管理需求确定关键考核指标，通过相关科室对其工作质量的评价，并结合科室成本建立考评体系。

6.1.2　绩效管理对象纵向分解

医院绩效管理的考核对象从纵向上分析，可以分解为科室、医疗组和员工个人这三个层次（图6-1）。

在实际操作中，对科室内每个员工工作量和工作质量的考核，通过归纳与总结，进一步得出医疗组以及科室层面考核结果；考核过程由下往上、层层递进，能够清楚看到每个科室绩效信息数据的流向和归总，使得考核结果更具备客观性和完整性。

此外，医疗组层次的综合绩效考核具体考核各个员工和主诊组的医疗、教学、科研的工作量和工作质量，个人层面的考核是其核心内容；而科室层次的侧重于科室整体管理能力和业绩表现，比如说各个医疗组的协同工作能力、科室学科建设等（图 6-2）。

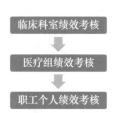

图 6-1　医院绩效管理的考核对象纵向分解层次

1. 科室层面

因为各个科室工作的技术含量、风险程度、工作负荷、管理责任、经济贡献以及战略价值等存在差异，医院在进行绩效奖金的分配时根据科室在医院中的相对价值和地位，会确定不同的分配系数。科室系数评价是一项技术性强、涉及面广的系统工作，医院在确定科室综合系数时应当遵循以下原则以提高系数的客观性、科学性和可靠性。

（1）现实性原则：即在确定科室分配系数时应符合科室现有的实际情况，科室未来的地位及贡献度发生变化时可以通过科室分配系数的调整来反映。

（2）参与性原则：科室系数评价涉及医院内部所有科室，让员工参与到科室系数评价工作中，一方面有利于增强科室系数评价的合理性和可靠性；二来，因允许员工参与，最终评价系数能具备较高公信力，员工对其依从度会更高。

（3）标准化原则：科室系数评价工作的标准、程序和评价技术方法应当形成标准化的流程和规章制度，提高评价工作的科学性和效率，以及评价结果的可比性。

（4）公开原则：参与科室系数评价工作的员工必须保持其独立性，评价结束后结果应当向全体员工公开，以公开透明求得医院员工对系数评价结果的认可。

2. 医疗组层面

主诊医师负责制（Attending in Charge）是指在科主任领导下，由主诊医师、主管医师和经治医师等人员组成的医疗小组负责患者的接诊、住院、诊疗操作以及出

表 6-2　医院绩效管理考核表示例

科室	医疗组类别	医疗组长	医师	医疗工作量（权重 X₁）						...	医疗质量（权重 X₂）			...	科教管理（权重 X₃）			...	医德医风（权重 X₄）	...	科室管理（权重 X₅）	...	得分合计
				考核项目 1			考核项目 2				考核项目 1				考核项目 1				考核项目 1		考核项目 1		
				完成指标	分值	得分	完成指标	分值	得分		完成指标	分值	得分		完成指标	分值	得分		得分		得分		
科室 1	医疗组 1	A	A																		/		
			B																		/		
			C																				
			小计																		/		
	医疗组 2	D	D																				
			E																		/		
			小计																				
科室 1 合计																							
科室 2	医疗组 3	F	F																		/		
			G																		/		
			小计																		/		
	医疗组 4	H	H																				
			I																				
			J																				
			K																				
			小计																				
科室 2 合计																							
...																							
全院合计																							

院随访等一系列工作，从而为患者提供全程优质诊疗服务的临床医疗管理模式。

　　主诊医师负责制和医疗组模式强调医院绩效考核与主诊医师和主诊组的业绩挂钩，打破了传统医疗管理模式下平均分配的局面，拉开不同贡献医疗组之间的收入差距以及引进竞争机制，从而激发医院员工工作的积极性。同时，在医疗组模式下，由科室主任管理科室、医疗组长负责医疗组，从医疗质量控制上来说，管理单元的细分使得医疗组长对组内的工作质量控制更为直接和全面，对于组内团队的培养和指导更为有效，受益的是病患和年轻医师；但医疗组长不负责行政管理，故科主任对科室行政事务仍有完全的管辖权，体现了科室主任与医疗组长的各司其职、分工协作。

　　为与主诊医师负责制相匹配，医院一般会配套建立全院的护理垂直管理体系，为主诊医师负责制提供支撑。在旧的科室绩效奖金分配模式中，医院护理人员的绩效与医师的绩效绑定在一起，经核算科室收支或结余而得，科室内按一定规则统一分配；在这种分配制度下，科室绩效多半以医师的工作量及工作质量为主要考核指标，不能单独反映出护理人员的贡献，护理人员的工作强度、技术水平、风险程度等无法得到相应的体现，弱化了护理队伍的存在价值，不利于护理队伍的稳定和培养，也不利于护理人员的职业发展。在一些慢性病类的科室，往往还存在医师工作量不大，但护理人员的工作繁重艰苦的情形，在这类科室将护理人员绩效与医师进行绑定，就会造成护理人员的奖金与实际工作负荷不配比，容易导致护理员工的流失。

　　在主诊医师负责制和医疗组模式下，首先将医护队伍分开为两个独立的系列进行管理及绩效考核，各自设置不同的考核指标与考核标准。护理单元作为单独的核算单元，有独立的奖金池和分配体系，护理人员绩效与自身的岗位级别、工作量、护理质量、风险承担和劳动强度挂钩，能客观反映护理队伍对医疗工作的贡献与价值，充分调动了护理人员的主观能动性，能够在科室内部根据各医疗组的忙闲程度自主调配护理人手，从而保障主诊医师负责制及医疗组工作的顺利展开。

　　需要提示的是，医院在实施医疗组模式时，要避免主诊医师权限过大而架空了科室主任的管理权限。要特别警惕主诊医师组只看重小团体利益忽视科室整体利益，特别警惕主诊医师组之间为争抢"效益"高患者、推诿疑难患者的内耗行为等。对于涉及学科规划与发展的大事，必须明确只能服从科室统一领导；对于年轻医师的培训及在医疗组之间的轮转，也必须服从科室的统一管理。

3. 员工个人层面

不同科室在工作强度、技术难度、风险承担以及效益贡献等方面存在差异，医院一般会在科室分配系数上对重点、关键和一线岗位倾斜。同样的，即便处于相同科室、相同系列，员工个人在教育背景、工作经验、专业经历、综合能力等方面也会存在差异，对医院的贡献度存在不同。故而，医院应当分系列将员工再细分为若干岗位级别，并为每个级别确定相应绩效系数，拉开不同岗位级别的收入差距以体现绩效管理的合理性，进而提高薪酬的内部公平感。

以医师和护理系列为例（表 6-3）。

表 6-3   医师和护理系列级别

医师系列		护理系列	
职　称	层　级	职　称	层　级
主任医师	医师 1 级	正高	护理 1 级
	医师 2 级		护理 2 级
	医师 3 级	副高	护理 3 级
	医师 4 级		护理 4 级
副主任医师	医师 5 级	中级	护理 5 级
	医师 6 级		护理 6 级
	医师 7 级		护理 7 级
	医师 8 级		护理 8 级
主治医师	医师 9 级		护理 9 级
	医师 10 级	初级	护理 10 级
医师	医师 11 级		护理 11 级
	医师 12 级		护理 12 级

（资料来源：依公开资料整理）

正如上文所述，首先医院将院内所有员工横向分解成为医师、护理、医技等不同系列，且不同的系列都有相对应的系列系数；其次在同一个系列内，医院按照个人特征、能力、经验上的差异制订了不同级别，且不同级别都有相对应的岗位级别系数；最后，每一个员工都处于不同的科室，每个科室对于医院的经济贡献以及战略价值存在差异，医院按照差异制订了对应的科室绩效奖金分配系数。

因此，当医院绩效管理对象具体落实到员工个人时，医院应当将员工所处系列、岗位级别以及科室三个因素综合考虑得出各个岗位的加权绩效系数，才能更客观地反映医院绩效的真实来源和个人对医院的真实贡献，得出准确、合理的员工绩效奖金分配系数。以表 6-4～表 6-7 为例，神经外科医师 1 级的岗位综合系数为 $X_1 \times Y_1 \times Z_1$，体检中心护士四级的岗位综合系数则为 $X_2 \times Y_{10} \times Z_3$。

表 6-4　不同系列的系数

系列名称	医师系列	护理系列	医技系列	行政后勤系列	专职研究系列
系列系数	X_1	X_2	X_3	X_4	X_5

表 6-5　不同岗位的系数（1）

岗位名称	医师 1 级	医师 2 级	医师 3 级	医师 4 级
岗位系数	Y_1	Y_2	Y_3	Y_4

表 6-6　不同岗位的系数（2）

岗位名称	科护长	区护长	护士 1 级	护士 2 级	护士 3 级	护士 4 级	护理员	助理护士
岗位系数	Y_5	Y_6	Y_7	Y_8	Y_9	Y_{10}	Y_{11}	Y_{12}

表 6-7　不同科室的系数

科室系数	适用科室
Z_1	神经外科、胸科、妇科、乳腺科、重症医学科、肝胆科、麻醉科等
Z_2	内科、放疗科、中医科、病理科、综合科等
Z_3	核医学科、临床试验研究中心、体检中心、CT\MR 室等

6.2　绩效考核维度

为落实国家医疗卫生体制改革政策，医院首先结合国家的政策指引方向制订本院的五年到十年战略规划，再将战略目标自上而下层层分解到各个部门，各部门可再细化形成员工的绩效目标。从这个角度看，可以说是国家对医院的外部绩效考核引导着甚至倒逼着医院内部绩效改革。

国办发〔2019〕4 号《国务院办公厅关于加强三级公立医院绩效考核工作的意见》中明确了医院外部绩效考核的四个维度，包括医疗质量、运营效率、持续发展和满意度评价。基于此，医院应当与国家的绩效考核相呼应，调整医院内部绩效考核和薪酬分配方案，总体的基调就是在强化公益性前提下，兼顾科室效率、岗位价值、医疗风险、病种难度系数等维度，并对医院战略事项给予倾斜，体现医院内部绩效管理效率、效果、效益的平衡。

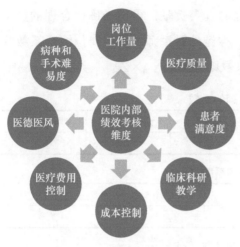

图 6-2 医院内部绩效考核维度

图 6-2 是上海申康医院发展中心对绩效考核维度的划分，围绕"岗位工作量、医疗质量、患者满意度、临床科研教学、成本控制、医药费用控制、医德医风、病种和手术难易度"八要素，构建医院内部绩效考核和分配的考核内容和维度。

下面我们来具体看看岗位工作量、医疗质量、成本控制以及病种和手术难易度等指标。

6.2.1 岗位工作量

岗位工作量是医院绩效考核最基本的一个维度，该维度的考核体现了效率优先、同时兼顾公平原则；当前，岗位工作量的考核一般采用的是点数法和模块法两种方法。

点数法是以工作量点数作为医院绩效奖金分配的主要依据。点数法基于诊疗项目操作难度、风险等测算每个项目的点数，并结合医院当期分配水平以及员工工作量计算员工的工作绩效。点数法摒弃以往以收入或者收支结余法为依据的计薪方法，遵循了按岗、按工作量、按工作业绩和按服务质量计薪的原则，能够更为准确地衡量医务人员工作的付出和工作价值。该方法是一种相对更为科学、合理且有数据支持的绩效评价体系，有利于激励医务人员工作积极性并规范其医疗行为，有利于提高医院管理内涵质量，有利于落实国家医改政策。以护理项目为例，如表 6-8 所示。

表 6-8 护理项目分值测算

item_name	点数	item_name	点数
特级护理	0.4	冰袋降温	0.5
Ⅰ级护理	5.1	冷热湿敷	0.5
Ⅱ级护理	3.3	引流管更换	0.6
Ⅲ级护理	3.3	灌肠	3
气管切开护理	4.5	灌肠（一般灌肠）	3
吸痰护理	0.8	灌肠（保留灌肠）	3

续表

item_name	点数	item_name	点数
动静脉置管护理	1.2	灌肠（三通氧气灌肠）	3
口腔护理	1.4	导尿（含导尿包）	2
会阴冲洗	1.2	留置导尿	0.9
肌肉注射	1	电脑血糖监测	0.5
皮下注射	0.7	日常生活能力评定	0.8
皮内注射（含1ml、5ml注射器）	1.3	超声雾化吸入	0.7
静脉注射（含50ml注射器）	1.8	氧气雾化吸入	0.7
静脉采血	1.8	膀胱冲洗	1.1
动脉采血	1.9	三级护理	1.9
静脉输液（连续输液第二组起每组加收）	0.5	会阴抹洗	1.2
住院静脉输液	1.9	引流管引流	0.9
住院静脉输血	2	住院静脉注射	1.8
门诊静脉输液	1.9	住院静脉采血	1.8
门诊静脉输液（留置静脉针）	1.9	会阴抹洗	1.2
小儿头皮静脉输液	1.9	引流管引流	0.9
小儿头皮静脉输液（连续输液第二组起每组加收）	0.5	导尿	2
静脉穿刺置管术	4	肌肉注射（住院）	1
中心静脉测压	0.8	压疮护理	0.7
鼻饲管置管	2	持续尿量监测	0.1
注食、注药、十二指肠灌注	4	静脉留置针护理	1
胃肠减压	0.9	静脉注射（无材料）	1.8
冰袋降温	0.5	皮内注射（PPD）	1.3
冷热湿敷	0.5	皮内注射（PPD）	1.3
引流管更换	0.6	静脉采血	1.8
灌肠	3	急诊电脑血糖监测	0.5
灌肠（一般灌肠）	3	门诊静脉输液	1.9
灌肠（保留灌肠）	3		

模块法是指医院将绩效考核体系划分为月度考核、季度考核和年度考核。月度考核以工作量为基础，结合关键绩效指标综合计算绩效考核结果，注重工作的效率和效益；季度则以质量安全、患者满意度、成本控制等体现工作效率和质量的考核

维度为主；而年度考核则综合考虑月度、季度考核有偏差的关键指标以及科研教学情况，例如药占比、次均费用、教学计划达标率等。

6.2.2　医疗质量

医疗质量与安全是医院的"生命线"，也是医院内部绩效的核心考核内容。医疗质量考核包括质量管理、医疗规范、医疗核心制度、医疗安全管理和医疗文书管理等方面。

比如医院可以通过抗菌药物使用率、合理用药和临床用血管理制度是否得到落实等，考核医疗服务行为是否规范；通过临床查房制度、疑难、危重病历讨论制度、会诊制度、首诊负责制度等落实情况，考核医务人员核心制度的执行力；通过对门诊病历和处方、住院病历的检查，考核各级各类人员的质量风险意识；通过代表性的单病种质量控制指标，考核科室和员工重点病种、关键技术的医疗质量和医疗安全情况。

近年来，不少医院开始引进 DRGs 应用于医疗质量控制，建立起以 DRGs 为依托的医疗质量管理体系，通过"三个路径"管理、围手术期等重点医疗环节的管理以及医疗质量分析评价，实现对医疗行为的事前、事中、事后医疗行为的引导、控制、评价。一般来说，可以采用 DRGs 中 CMI 值、DRG 组数、DRG 总权重、低风险死亡率、中低风险死亡率等指标对科室、员工个人的医疗服务质量和安全进行评价；还可以运用 CMI 值调整次均费用来考察医务人员对医药费用的控制表 6-9。同时，DRGs 的引入使得医院与医院之间、科室与科室之间、主诊组与主诊组之间甚至于医师与医师之间都有了横向可比性，且信息数据的细化和直观为绩效奖金分配提供了可靠的依据（表 6-9）。

表 6-9　DRGs 应用于医疗质量评价示例

主诊	医疗服务能力		医疗安全	医疗服务效率	
医师	DRG 组数	CMI 值	低风险死亡率（%）	费用消耗系数	时间消耗系数
A	69	1.50	1.00	0.7	0.90
B	57	0.97	0	0.54	0.69
C	53	1.34	1.00	0.6	0.73

6.2.3　成本控制

成本控制一贯是医院内部绩效考核的重要内容。在医院具备较强市场化特点的年代，企业化的管理就已经让医院对于成本控制对医院经营效益的重要性有了明确的认知；在取消药品及耗材加成之后，医院的收入来源减少，通过控制成本从而增加医院业务结余的重要性就更加凸显出来。而通过有效的成本管控，降低医疗服务各环节不必要的消耗，从而减轻老百姓的就医负担，更是国家和人民对于公立医院的期盼。

医院将成本控制纳入绩效考核指标，引导科室控制可控成本、合理降低业务成本，有利于优化资源配置、提升运营效率，最终向精益管理迈进。为了提高科室和员工个人参与医院、科室成本控制的积极性，以节约运营成本，医院可以以科室为计算单位，将医院节约或超支的部分反馈给科室，以绩效奖励或扣除的形式由全科室成员共同分担。

以中山大学附属肿瘤医院为例，将科室成本管控设定为经营绩效，按照当期工作量成本比（科室可控成本与 RBRVS 点数 / 工作量 / 收入）较基期工作量成本比下降幅度计算节约系数，依经营绩效单价计算科室经营绩效回馈给科室员工。

6.2.4　病种和手术难易度

在 DRGs 付费条件下，收治病种的广度和难度影响着医保支付，以往医务人员个人收入与药品、耗材、检查收入的挂钩关系被切断，医院开始引入病种绩效专项考核机制，在完善基本绩效考核体系的基础上，加大对重点病种、大型手术以及病种难度等维度的绩效考核力度，引导医师积极诊治疑难危重疾病以提高重点病种诊治能力，积极开展三四级手术以提升大型手术质量内涵，以及提高高难度病种收治比例，鼓励探索疑难病种专科化。

针对病种难度，医院可以通过 DRGs 入组实际情况，分析相关的病种结构组成和病种覆盖广度；通过高难度病种病例数量，考核科室、员工对疑难病症、急重病的诊治能力；此外，医院要评价科室病种难度，分析优势病种，并以重大手术、危急重病为重点，积极增选病种。

针对手术难易度，医院可以通过 RBRVS 和 DRGs 两个工具更为客观地衡量医师手术操作上的复杂程度和风险，且按照手术的难度和风险对手术级别进行细化，鼓励科室、员工从注重手术数量到优化手术结构，再到提升手术质量的方向发展。

（朱　胤　陈洁明）

第 7 章

绩效管理工具

绩效工具的科学选择和合理搭配是绩效管理的关键，本文重点介绍使用较为普遍、实用性较强的目标管理理论（MBO）、平衡记分卡法（BSC）、关键业绩指标法（KPI）、以资源为基础的相对价值比率（RBRVS）和疾病诊断相关分组（DRGs）以及目标和关键成果法（OKR）等。

从政策背景、文献研究热度和实践应用看，以 RBRVS 和 DRGs 为代表，基于工作量的绩效管理工具逐渐受到医院管理者的关注，RBRVS 与 KPI 结合、DRGs 与 KPI 结合、RBRVS 与 DRGs 结合的综合绩效管理工具成为目前公立医院绩效改革的主要方向。

7.1 目标管理理论

7.1.1 目标管理理论的概述

1954 年奥地利管理学家、"现代管理学之父"彼得·德鲁克（Peter F. Drucker）在其著作《管理的实践》中提出了一个具有划时代意义的概念——"目标管理"（Management By Objectives，简称 MBO），他认为并不是有了工作才有目标，而是有了目标才能确定每个人的工作，若是一个领域没有目标，那这个领域的工作必然会被忽视。因此，管理者在确定组织的目的和任务后，必须对其进行有效分解，转化为具体的、更细致的和可操作的目标。

Peter F. Drucker 还提出了"目标管理和自我控制"的主张，认为目标管理与自我控制是唯一可以实现"经理人应以其客观职责为基础"的管理原则。这一主张支持管理者将注意力从流程、管理体系等微观问题转移到组织的目标上，其更注重目标导向与目标管理的内部控制——员工的自我控制、自我管理。

7.1.2　目标管理理论的基本流程

目标管理的主要分为四个基本程序——目标设置、目标实现管理、目标评价和结果反馈，具体如下：

第一阶段为目标设置。这是目标管理最重要的阶段，高层管理首先必须根据组织的使命和长远战略、客观环境带来的机会和挑战，先预定一个暂时的、可变的以及具有可完成性的目标预案，预案必须由上下级共同协商制订并达成一致；其次，预定目标之后，高层管理需要调整现有组织结构以适应新的目标分解要求，明确目标责任者和协调关系；再次，管理者要帮助下级发展一致性和支持性分目标，所确立的分目标要具体量化以便于考核，要和其他的分目标协调一致以支持本单位和组织目标的实现；最后，上级和下级应就实现各项目标所需的条件以及实现目标后的奖惩事宜达成一致协议。

第二阶段为实现目标过程的管理。目标管理重视结果，强调自我控制，但是由于形成了目标体系，一个节点的失误，就会牵动全局，因此在目标实施过程中监控、绩效信息收集等管理措施必不可少，一方面保证了既定目标按预设步骤进行，另一方面及时发现目标实现过程中的问题，及时采取适当行动解决问题。

第三阶段为目标评价。它是指测定与评价所取得的成果，并进行相应的奖惩。管理者将被考核人所完成的工作与既定目标相比较，通过比较，让管理者合理判断出未能达到预设目标的原因以及超出预设目标后的决策。

第四阶段为结果反馈。就是管理者与被考核人共同回顾、检查整个目标实施过程，对既定目标的完成情况和进度进行探讨，并总结分析目标达成度和目标可行性，从而为更新调整目标以及为达到新目标而可能采取的行为做好准备。

目标管理法在实施过程中要遵循以下原则，一是方向统一原则，由组织目标分解成部门目标、个人具体目标过程中，必须确保各目标的一致性；二是进度统一原则，各分目标紧密相关，一个分目标的落后、偏离导致总目标的失败，因此分目标执行的步调、速度、方向必须协同一致，一步步实现组织使命和目标。

此外，目标管理法强调员工参与管理，目标管理不等同于计划管理，如若由上级直接制订、分解目标，执行员工全过程无协商、无反馈、无参与，目标很可能难以得到认同，执行力度自然会削弱。因此，目标管理法要求上下级应就制订工作的目标协商一致，共同朝着既定目标前进，形成员工和责任部门、部门和组织共赢的局面。

当前，医院内部绩效管理可以以目标管理方法为依据，制订合适的绩效管理体系。根据医院预设的整体发展目标，将总目标分解为具体的子目标分派至各个科室部门，部门又细分至个人，使组织里的每个人都有清晰明确的工作职责；同时采用绩效考核、奖惩等方式对个体和组织的目标完成情况进行评价，以此来督促目标完成进度及完成效果。

7.1.3　目标管理理论的局限性

虽然目标管理法对于管理学界具有划时代的意义，在实际操作中，目标管理也存在许多明显的缺点，主要表现在：

1. 目标管理基于 Y 理论，将人性假设为喜爱工作、发自内心地愿意承担责任。但现实情况中，组织中总有某些成员是具有投机心理的，同时组织对于员工行为不可能进行全面监督。因此，目标管理所要求的承诺、自我控制不一定在所有组织、所有员工都适用。

2. 目标及其权重难以确定。随着经济快速发展，组织内外环境日益复杂，面对的不确定性不断增加，这使得组织许多目标难以定量化、具体化，或者将目标层层细分的成本过高难以施行。此外，目标之间的优先排序往往难以确定，在资源配置上就很难兼顾，容易出现顾此失彼的问题。

3. 目标管理的协调成本比较高。目标管理法要求上下级之间充分沟通，达成共识，这个过程需要消耗较多时间和精力。此外，目标管理每个部门、员工都聚焦于自身目标的完成，很可能忽略相互协作和组织目标的实现，滋长本位主义和急功近利倾向。

7.2　关键绩效指标

7.2.1　关键绩效指标的概述

意大利经济学家帕累托提出经典的"二八原理"，这个原理适用于部门管理及员工行为管理上，可解读为部门或岗位创造价值的 80% 的是由 20% 的重要事情决定的。因此，抓住 20% 的关键行为，提炼出关键因子并对之进行分析和衡量，也就能抓住绩效评价的重心，该衡量绩效的方法称为"关键绩效指标"（Key Performance Indicator，简称 KPI）。

关键结果领域（Key Result Areas，简称 KRA），也称关键绩效领域、关键绩效区，是指为了实现组织整体目标而不可或缺的、必须取得满意结果的领域，它是组织关键成功要素的聚集地，对组织使命、愿景与战略目标的实现起着至关重要的影响。

为了寻找合适的 KPI，组织要先基于对战略方向的理解明确自身的 KRA，然后通过对 KRA 内容的细化、分析，定义每个 KRA 的关键成功因素，并设置相应的关键绩效指标进行衡量。

7.2.2　关键绩效指标体系的构建

关键绩效指标法（KPI）将目标管理和定量评估相融合，对组织战略目标进行全面分解，提炼和总结关键因素或指标，并且以此为基础转化为各个部门和岗位的基本绩效标准，形成可量化的业绩指标体系，更好地反映团队绩效和个人贡献，激励团队和个人为推动整体战略目标的落实而努力，让组织获得持续性竞争优势。

实施关键绩效指标法一般遵循五个步骤和一个原则。其中，五个步骤为组织目标的明确、关键工作内容的制订、考核指标的建立、考核标准的确定、关键绩效指标的审核。

首先，根据国家医改目标和医院战略目标，利用头脑风暴法和鱼骨分析法找出医院保持竞争优势并实现战略目标的关键业务领域，然后再用头脑风暴法找出这些关键业务领域的关键业绩指标（KPI），即医院层级的 KPI。

其次，医院各科室根据医院层级的 KPI，分解出科室级别的 KPI，并对科室职责内容分析绩效驱动因素，确定实现目标的工作流程，分解出科室级别的 KPI，将医院层级在部门分解的 KPI 与根据部门职责、业务流程分解的 KPI 进行汇总，形成科室的 KPI 集合，对 KPI 集合进行筛选，最终确定科室级别的 KPI。

再次，将科室 KPI 分解为更细的 KPI 及各岗位的业绩衡量指标，这些业绩衡量指标就是员工考核的要素和依据。至此，经过自上而下的层层分解，医院逐步建立起整个具有可操作性的 KPI 绩效考核体系，且医院战略目标分解成了个人绩效目标，使得员工个人在实现个人绩效目标的同时，也在实现医院总体的战略目标。

另外，确立指标体系后，还需要设定评价标准。标准指的是在各个指标上分别应该达到什么样的水平，解决"被评价者怎样做，做多少"的问题。

最后，必须对关键绩效指标进行审核。审核主要是为了确保这些关键绩效指标能够全面、客观地反映被评价对象的绩效，以及是否易于操作。比如让多个评价者对同一个绩效指标进行评价，结果是否能取得一致，或关注这些关键绩效指标是否具备可操作性等。

医院关键绩效指标一般以 SMART 原则为指导（表 7-1），包括 Specific（具体的）、Measurable（可衡量的）、Attainable（可实现的）、Relevant（有关联性的）和 Time-bound（时效性），缺少任何一个因素都不能确定为关键绩效指标，这一原则为医院能够建立切实可行的 KPI 体系提供了保障。

表 7-1　SMART 原则

SMART 原则	含　义
Specific，明确的、具体的	绩效指标要切中特定的工作目标，不是笼统的，应该适度细化，并随情景变化而变化。
Measurable，可衡量的	绩效指标是数量化或者行为化的，验证这些绩效指标的数据或者信息是可以获得的。
Attainable，可实现的	绩效指标在付出努力的情况下可以实现，避免设立过高或过低的目标，从而使得该考核指标的设立失去意义。
Relevant，有关联性的	绩效指标与岗位职责、部门任务和组织战略目标相关联。
Time-bound，有时限的	绩效指标中要使用一定的时间单位，即要设定完成绩效指标的特定期限。

7.2.3　关键绩效指标的局限性

关键绩效指标（KPI）被称为第二代目标管理，它是用来衡量某岗位工作绩效表现的具体量化指标，是对目标完成效果最直接的衡量依据。KPI 强调目标明确、重点突出、以少带多，能明确引导管理者将精力集中在对绩效产生最大驱动力的行为上，及时了解企业营运过程中产生的问题并予以研判。此外，个人关键绩效指标是通过对组织关键绩效指标的层层分解而获得的，有利于组织绩效与个人绩效的协调一致。但是关键绩效指标法仍然存在局限性：

第一，关键绩效指标法在遵循 SMART 原则的基础上进行 KPI 指标设计应用，如果对 SMART 原则的理解存在偏差，则可能会陷入误区，比如对 Specific 原则理解发生偏差可能导致指标过分细化、对 Measurable 原则理解发生偏差可能导致某些重要指标反而无法入选的 KPI 的问题，以及对 Attainable 原则理解发生偏差带来的指标评价标准被拉低的问题。

第二，组织根据战略需求确定关键结果领域，在实践中关键结果领域并没有数量的限制，不同的设计者可能提出不同的关键成功领域，进而形成不同的关键绩效指标；同时，关键结果领域相对独立，领域之间的横向协同和合作容易被忽略。以上两者会导致关键绩效指标间缺乏明确的逻辑关系，容易造成不同部门和不同员工在完成各自绩效指标的过程中，争夺或重复使用有限资源，增加组织资源内耗。

第三，KPI 可能会使考核者过分依赖考核指标，而没有考虑人为因素和弹性因素，考核过程容易机械化。

7.3   平衡计分卡

7.3.1   平衡计分卡的概述

20 世纪 90 年代初，哈佛商学院的罗伯特·卡普兰（Robert Kaplan）和美国复兴全球战略集团创始人戴维·诺顿（David Norton）认为传统的单一财务指标绩效评价系统存在缺陷，故而在对当时绩效考核的研究基础上，首次提出了平衡计分卡（Balanced Score Card，BSC）这一概念，并于 1992 年公开发表了《平衡计分卡：驱动绩效的指标评价体系》，具体介绍了参与平衡计分卡项目的企业如何实施具体流程和取得的成果；随后，罗伯特·卡普兰和戴维·诺顿发表了《在实践中运用平衡计分卡》，文章指出企业应围绕关键成功因素选择绩效指标，而关键成功因素应基于企业战略目标选择和制订，因此平衡计分卡不仅仅是绩效考核的工具，还能成为组织进行战略管理的工具；1996 年罗伯特·卡普兰和戴维·诺顿推出了《平衡计分卡：一种革命性的评估和管理工具》一书，书中阐述了客户、财务、内部运营、学习与成长四个维度间的逻辑关系，进一步完善了平衡计分卡理论；2001 年罗伯特·卡普兰和戴维·诺顿再次推出《策略核心组织：以平衡计分卡有效执行企业策略》，创造性地把平衡计分卡应用到了政府组织和非营利组织当中。

罗伯特·卡普兰和戴维·诺顿所创立的平衡计分卡体系打破了传统的以财务度量为主的绩效评价模式，在财务指标的基础上增加了市场、产品、客户、员工价值实现等驱动因素，并结合组织战略目标，将目标逐层分解转化为可操作的衡量指标和目标值，从而对绩效全方位、多维度、深层次进行综合考察，引导组织实现其战略目标。

具体来说，平衡计分卡将组织业绩评价划分为客户、财务、内部运营、学习与成长四个维度，建立起以组织战略为导向的绩效管理系统。四个维度具体情况如下。

（1）财务层面：财务绩效是组织最终目标，该层面主要阐明组织的经营行为所产生的可衡量性经济结果，即战略的实施和执行是否对改善组织盈利做出贡献，衡量指标一般包括营业收入、资本报酬率、现金流量和经济增加值等。

（2）客户层面：客户层面是组织实现最终目标的外部手段，该层面的重点是组织期望获得的客户和细分市场、部门如何满足内部和外部客户的需求，衡量指标通常包括客户满意度、客户保持率、客户获得率、客户盈利率以及在目标市场中所占的份额。

（3）内部业务流程层面：内部运营层面是组织实现最终目标的内部手段，该层面的重点是寻找和确认对组织来说至为关键的核心流程，这些流程能够为单位确立核心竞争力，吸引并留住目标市场客户，以及满足股东的财务回报期望，衡量指标一般有生产负荷率、存货周转率、产品合格率等。

（4）学习与成长层面：学习与成长是其他三个维度的基础，为其他维度提供了发展源源不绝的动力，只有组织成员具备核心知识和创新精神，才能优化内部流程、提高经营效率，才能开发新产品、满足客户需求，才能保证组织长期的发展；衡量指标有员工满意度、员工素质等。

区别于其他绩效管理工具，平衡计分卡的核心思想在于平衡二字，它强调保持财务、客户、内部业务流程、学习与成长四个维度之间的协调与统一，追求财务与非财务衡量方法之间的平衡、长期目标与短期目标之间的平衡、组织外界与内部之间的平衡，运营结果和工作过程之间的平衡等多个方面。

此外，平衡计分卡各个维度之间相互保障、相互促进，平衡计分卡的学习与成长层面作为基础层面和组织发展内驱力的构建层面，学习取得进步以适应经济、社会变革和发展，能有效推动内部运营的改善，内部运营效率的提高能更好地提高满足顾客，提升顾客价值，最终使得组织实现收入的增长，而良性的平衡计分卡又可

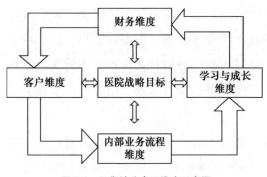

图 7-1　平衡计分卡四维度示意图

以为员工的成长提供资金，以此形成完整的逻辑闭环（图 7-1）。

7.3.2　平衡计分卡的基本流程

目标管理和关键绩效指标是平衡计分卡实施的两大基石。基于这两种理论，平衡计分卡可分为建立愿景、达成共识、量化指标、组织沟通、绩效目标、绩效考核、绩效反馈七个操作部分，简单来说可以归结为以下四个具体步骤。

第一，建立医院的共同愿景和战略目标，依据医院组织结构将战略目标转化为下属各科室和岗位在财务、客户、内部业务流程和学习与成长四个维度的一系列具体目标。具体而言，医院财务维度目标是实现医院经济效益和社会效益的平衡以及各项医疗资源的高效运转及利用，为战略目标的实现提供财务保障，在客户维度是要让患者满意，在内部业务流程维度是要提高医疗服务效率、医疗服务质量和内部运营效率，在学习与成长维度是要实现薪酬激励和注重人才培养等。

第二，依据各责任科室分别在财务、客户、内部业务流程、学习与成长四个维度设计的可具体操作的目标，设置对应的绩效评价指标（表 7-2），这些指标不仅与医院战略目标高度相关，同时兼顾和平衡了医院长期和短期目标、内部与外部利益。

基于此，在财务维度，医院设置医疗收入增长率、成本费用率和资产周转率指标，主要反映医院业务收入情况、成本控制情况和资产使用效率情况；在客户维度，设置患者信任度指标和缺陷管理指标（患者投诉率和医疗纠纷率），同时通过对人均门诊费用、人均住院费用的监测，严格管控患者医疗费用；在内部业务流程维度，设置服务效率和服务质量两类指标，服务效率指标包括床位使用率、患者平均住院天数、临床科室对医技后勤服务满意度等，服务质量指标包括甲级病历率、患者治愈率、诊断符合率和质控病种并发症发生率等；在学习与成长维度，设置学科发展方面的高水平临床或基础研究论文论著指标、申报科研基金指标，以及员工成长方面的学历职称结构、继续教育时间等。

表 7-2 医院常用平衡计分卡指标

核算维度	一级指标	二级指标	关注焦点
财务层面	业务收入结构 成本费用控制 盈余发展能力	药品收入占医疗收入比重、医疗成本费用率、百元固定资产医疗收入、医疗收入增长率、收支结余增长率等	收入增长 成本控制 实现医院经济效益和社会效益的平衡
客户层面	患者信任度 缺陷管理指标 市场份额率	患者满意度、门诊（住院）患者完成率、患者投诉率、医疗赔偿率、门诊（住院）患者次均医疗费用、门诊（住院）诊次增长率等	客户保持 提高客户满意度
内部业务流程层面	医疗服务效率 医疗服务质量	床位使用率、患者平均住院天数、患者治愈率、诊断符合率、质控病种并发症发生率等	提高医疗服务效率 医疗服务质量和内部运营效率
学习与成长层面	学科发展 人员架构 员工发展	论文发表、学历职称结构、员工培训时间、百人均年申报科研项目数等	科研能力 员工发展

第三，由医院主管科室和责任科室共同商定各项指标的权重、指标目标值和具体评分规则。权重可以依据经验或管理要求直接定义，也可以使用层次分析法或德尔菲法等确定；目标值和评分规则可以根据医改政策方向，参考医院内部近几年的指标值以及医院外部的即医疗行业的标杆值、平均值来确定。

第四，医院还需要定期考核各责任科室在财务、客户、内部业务流程、学习与成长四个方面的目标执行情况，及时反馈，适时调整战略、目标偏差值等，确保医院总体战略得以顺利与正确地执行。

7.3.3 平衡计分卡的局限性

目前平衡计分卡已较为广泛地运用于公立医院绩效管理实践中，它最显著的优点就是将医院战略发展目标融入绩效评价系统中，使个体行为能够与组织的战略目标紧密结合，且平衡计分卡涵盖内容较全面，克服了单一依靠财务指标评价的局限性，实现了财务与非财务、长期目标与短期目标之间的平衡，能够确保达成医院整体绩效目标，满足医院战略发展需求。但是，平衡计分卡在我国的实施存在一定的困难和局限性：

首先，平衡计分卡理论上合适的指标数目是 20～25 个（其中财务维度 5 个，客户维度 5 个，内部流程维度 8～10 个，学习与成长维度 5 个），指标数量过多导致指标间的因果关系难以明晰，而仅选择部分指标考核又容易出现覆盖面过窄的问题。

其次，制订各指标所占权重和评分标准比较困难，权重分配或者目标值、评分规则均带有主观色彩，医院内部容易产生意见分歧。

最后，平衡计分卡工作量极大，它要求组织基于对总体战略的深刻理解，为财务、客户、内部流程、学习与成长四个维度分别制订详细而明确的目标和指标，然后找出恰当的指标再分解到部门、个人，这需要消耗大量精力和时间。

平衡计分卡理论上适用于各类医院、科室和医务人员个人的绩效评价，但是实际上很少有医院单独使用平衡计分卡的指标直接测算绩效工资，一般多与其他绩效评价工具和方法组合使用。

7.4　目标和关键成果法

7.4.1　目标和关键成果法的概述

目标和关键成果法（Objective and Key Result，简称 OKR）是指组织针对结果对目标进行跟踪，并确定目标完成的进展状况的一种工具，它是一整套关于框架、哲学及方法彼此结合的产物。

20 世纪 80 年代中期，安迪·格鲁夫（Andy Grove）为了解决目标聚焦与执行效率问题，基于目标管理理论首度提出了 OKR 这一管理工具，并率先在 IBM 内成功实践；20 世纪 90 年代末，KPCB 合伙人约翰·杜尔 John Doerr 将 OKR 引入 Google 以支持创意开发及业务发展等各个层面，John Doerr 也被称为 Google 的 OKR 之父；随后，OKR 逐渐推广至 Oracle（甲骨文）、LinkedIn、Facebook 和 Twitter 等新兴科技公司，OKR 日趋受到关注。当前，OKR 在我国也被越来越多的互联网、知识密集型企业以及高校所关注，如百度、华为和字节跳动。

OKR 包括目标（Objective）与关键结果（Key results）两大部分。

（1）目标（Objective）：解决的是"我们要做什么"问题，是驱动组织成员朝着组织期望的战略方向前进的简洁定性描述。

OKR 突破传统的由上往下分解目标的做法，在确定相关目标时，通过实现全方位的沟通，让员工主动、积极参与到目标制订环节中，以使得员工充分发挥其自主性、积极性和能动性，增强员工的自我认同感，同时推动自我目标和组织战略目标紧密相连。

OKR 在目标制订过程中，强调制订的目标应当追求挑战性，以此激发员工工作情绪和动机，带来更好的工作结果；一旦目标制订得过于简单和容易达成，员工努力的动机和程度可能会大幅下降。

（2）关键结果（Key results）：解决的是"如何判断是否实现目标"问题，是对既定目标的实际完成情况进行定量性的评估和衡量。

在设计 KR 过程中，有以下几个关键点：第一，KR 是基于结果，而非行动清单或者任务清单；第二，KR 必须是具体且定量的，即 KR 必须以各方理解一致为基础，通过客观数据去衡量是否完成目标；第三，KR 是对组织业务而言最关键的价值驱动因素的突出体现，应当选择能促进组织目标取得实际进展的 KR，而非简单罗列；第四，负责具体实现 KR 的员工应当参与 KR 的制订过程，而非由上级强制分配，让员工参与制订 KR 提升其内在驱动力，从"要我做"转化为"我要做"。

OKR 具有公开、透明的特点，一般情况下 OKR 默认全员目标公开，包括上层组织的目标，这可以使组织内的成员明确各自工作的结果对组织战略目标实现所能够起到的贡献，而且在目标开放的情况下，组织内协作与沟通的机会也会得到增加。

值得注意的是，OKR 不是一个绩效考核工具，而是一个管理工具——OKR 将目标管理和绩效评价管理进行分离，即 OKR 与员工的薪酬、晋升并不直接关联，不用作员工奖励和惩罚，仅用作评价目标完成情况。具体而言，传统的绩效方法先设定目标以及目标指标，根据考核结果与目标指标的差异作为分配依据，如此一来为了提高目标完成率，员工可能制订较为保守的 KPI，进而无法推动个人和组织的发展；OKR 打破了传统绩效考核方法，绩效评价与 OKR 目标无关，只与最终产出成果相关，以表 7-3 为例，在绩效考评中 OKR 均以最终产出结果 50 为评价依据，但 OKR 下员工更具有内驱动力设定具有挑战性的目标，考虑如何把"蛋糕"做大，一定程度上激发个人和组织的发展潜力。

表 7-3　OKR 绩效考核和传统绩效考核工具考核的区别

	目标值	完成进度	产出结果
OKR 考核的员工	100	50%	50
传统绩效考核工具的员工	50	100%	50

7.4.2　目标和关键成果法的基本流程

实现一个完整的 OKR 可以分为以下三个基本流程，且通常来讲它以年度为一个完整周期，以季度为回顾单位，以月或周为执行单位。

第一，分层设定目标（O）。依据医院的使命和愿景，从医院战略开始，制订医院、科室和个人目标，目标分解至季度目标。目标制订过程中，首先，要给目标设置优先级，以确保所选择的目标是聚焦于真正重要的领域；其次，强调员工的参与程度，以确保科室和个人的目标与医院的目标是保持一致的；最后，上下级最终达成共识的目标需具有创新性和挑战性，譬如说 Google 以 1 分作为评价满分，员工最佳分数区间应介于在 0.6～0.7，如果分数为 1 分则说明原先制订的目标是偏低的，如果分数小于 0.4 则说明原先制订的目标过高。

第二，明确每个目标的关键成果（KR）。在设定好目标之后，需要考虑如何通过完成恰当的关键成果去实现所设定目标。一般情况下，每个目标要有年度 KR 和季度 KR，其中年度 KR 是指导性的，可以依据实际情况经批准进行调整，以确保 KR 始终服务于 O，有效避免因外部环境变化而导致的目标背离，季度 KR 则是根据适应外部环境调整的季度目标明确的，一经确定不再进行调整。另外，理论上在设定"O"和"KR"时，最多制订 5 个"O"，并且每个"O"下最多制订 4 个"KR"。在明确关键结果后，还要考虑完成这些关键结果的方法与路径。

第三，执行与回顾。在 OKR 制订完成后，需要围绕具体目标和关键成果来分解任务，每一个关键结果会派生出一系列的任务，不同任务分配给各个员工并确定执行方案，逐步推进。另外，需要对目标进行定期回顾，就个人层面而言，员工在每个季度结束时需对自己该季度的 OKR 进行评分，评分一般在 0.6～0.7，若分值过高或过低则表明目标定位存在问题；就团队或科室层面而言，需要重点关注自身的执行能力、资源条件以及当期进行的工作是否对目标产生预期效力这三方面。结合回顾结果，上下级进行双向、充分的沟通和反馈，并根据完成情况确定后续目标和行动的方向，继续制订下一个季度的 OKR，推进下一轮的 OKR 循环（图 7-2）。

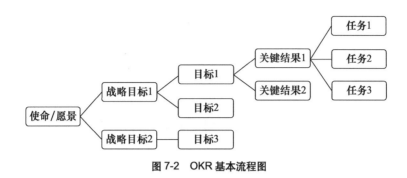

图 7-2　OKR 基本流程图

7.4.3　OKR 与 KPI、BSC 的差异

OKR 与 KPI 和 BSC 存在许多不同之处，包括理论基础、框架构建、目标制订方式、目标公开方式、目标与薪酬的联系以及导向性，具体如表 7-4 所示。

表 7-4　OKR 与 KPI、BSC 的差异比较

项　目	OKR	KPI	BSC
理论基础	以 Y 理论为基础，认为人们能够承担责任，并具有创造才能和主动精神	以科学管理和人性 X 理论为基础	以科学管理和人性的 X 理论为基础
实质性	追踪目标完成情况，实现自我管理的管理方法（"我要做"）	将战略目标按层层分解，并细化至个人指标的绩效考核工具（"要我做"）	从财务、客户、内部流程、学习成长四个方面具对组织进行全面评估的价值体系战略管理工具
框架构建	分为目标管理和评价管理两大系统	目标制订、绩效执行、绩效评价和绩效沟通循环	目标制订、绩效执行、绩效评价和绩效沟通循环
目标制订方式	个人制订目标，上下级动态修正，更趋于自下而上	自上而下分解目标	自上而下分解目标（BSC 四个维度的指标是由 KPI 组成）
目标公开形式	目标公开、透明、全员可见	目标相关信息自上而下单向流动，下级无法全面了解自身工作对达成战略目标的贡献程度	目标相关信息自上而下单向流动，下级无法全面了解自身工作对达成战略目标的贡献程度
目标与薪酬的联系	目标与薪酬不挂钩	目标与薪酬挂钩	目标与薪酬挂钩（但 BSC 很少分解到个人）
导向性	以产出结果为导向，侧重于所做的事情带来的成果贡献	以控制为导向，侧重于监测员工的工作结果	以价值平衡为导向，侧重于各项评价指标之间的因果联系和逻辑关系

（资料来源：依公开资料整理）

7.4.4 目标和关键成果法的优势和局限

OKR 作为目标管理工具，其优点主要体现在以下几个方面：首先，OKR 以自我控制的管理代替压制性的管理，能充分调动员工个人的主动性和创造性，从而推动组织价值创造和激发组织创新潜力；其次，OKR 是一种动态化绩效管理机制，能够及时应对外部环境的变化，提高组织管理的柔性；最后，OKR 能够建立高效的沟通交流渠道，如 OKR 目标的制订、公开方式为组织内部上下级之间、不同部门提供了更多沟通协作的机会。但同样的，OKR 有其自身应用的局限性和要求：

当前，在我国实施 OKR 的组织中，大多数直接以 OKR 取代关键绩效指标，将 OKR 分数与绩效奖金分配进行挂钩，这已然违背 OKR "设定富有挑战性的目标"的设计初衷，实质上换汤不换药，还是传统绩效管理的思想。

美国马里兰大学管理学教授爱德温·洛克认为目标由上级制订还是由下级制订，对于非知识型劳动的绩效没有明显差异，但对于知识型工作而言，自下而上制订的目标会促进绩效的提高。基于此，OKR 可能更适合知识工作型或高科技型组织。

另外，OKR 的成功实践需要组织成员具有较高的职业素养和职业技能，需要熟悉自己的工作内容、流程，清楚了解自身工作领域和职业道路的发展趋势。

7.5 以资源为基础的相对价值比率

7.5.1 RBRVS 的概述

以资源为基础的相对价值比率（Resource-Based Relative Value Scale，简称 RBRVS）是由哈佛大学威廉·萧庆伦（William C. Hsiao）及其团队经过 10 年研究提出的一种医师酬金支付体系。RBRVS 体系于 1992 年开始在美国得到应用，由于实行成果十分突出，随即被德国、加拿大、日本等国家广泛采用，如今这种评估体系已被引入我国并进行本土化研究。20 世纪 70 年代末，美国联邦医疗保险和医疗救助服务中心（Centers for Medicare and Medicaid Ssevices，CMS）对美国老年医疗保健计划（Medicare）采用以 CPR（Customary，Prevailing，Reasonable）为原则的费用支付体系，即按惯例、现行、合理的标准进行支付。那么，CPR 费用支付体系的具体内涵又是什么呢？匡莉和李瑛男（2000）在研究中对此进行了具体的阐述：

以 CPR 为原则的费用支付体系系由 C（Customary）个体价、P（Prevailing）团体价以及 R（Reasonable）支付价这三种费用价格组成。其中，个体价是指某医师在某一时间段对某项医疗服务实际要价的中位数，同一个医师对同一项医疗服务的实际要价会因不同的病情状况而有所不同，不同的医师对同一项医疗服务的实际要价也有可能不同并将导致个人价存在差异；团体价是指该地区所有医师对某项医疗服务实际要价的某一百分位数（百分位数通常取 90%、83% 或 75%）所对应的价位；支付价则是医师实际要价、医师个体价和团体价三者中的最低者，也是经过第三方批准而实际支付给医师的费用。个体价格每年根据上一年度医师的实际要价进行更新；团体价每年根据该地区上一年度所有医师的实际要价进行更新，或者采用由卫生财务管理局（Health Financial Administration，HCFA）每年根据医师服务费用增长率、医师服务成本增长率、物价消费指数以及收入增长率等因素所确定的医疗保健经济指数（Medicare Economic Index，MEI）来对团体价进行更新。团体价是 Medicare 控制医疗费用的重要途径之一，可以通过降低团体价的百分位数、降低MEI 值或者强制执行上一年的团体价标准来降低团体价进而降低医疗费用。

从匡莉和李瑛男的阐释中可见，在 CPR 费用支付体系中，医师可以根据自身的经验、医术享有自主定价权，但是 CPR 所依据的定价标准极其复杂、烦琐且难以控制。采用 CPR 支付体系可能会导致以下问题：一是 CPR 价格更新具有一定滞后性，一些项目随着医疗技术的进步其实际价值已经下降，但是收费和支付标准并未随之改变，造成服务价格扭曲，一方面刺激了医务人员向患者提供过度的诊疗服务，严重浪费医疗资源，另一方面导致了医师费用上涨迅速，在 1975—1987 年，美国老年健康医疗保险支付的医师服务费用以每年高达 15% 的增速增长，几乎是同期美国国民生产总值增长率（7.9%）的两倍，以 Medicare 为代表的社会医疗保险支付体系面临严峻挑战；二是 CPR 体系下，某些手术和检查项目收费较其他专业高，造成了不同专业之间医师的薪酬差别，影响了医学生在选择专业和就业的方向，致使某一些领域医学人才和服务的失衡。于是，为了遏制医疗服务费用的迅速上涨、提高医院医疗资源的使用效率，美国卫生政策执行者开始探究一种新的合理分配医疗资源、有效控制医疗费用的医师费用支付方法。

1985 年美国国会通过相关法案，决定改革当时备受争议的医师费支付方式，并委托哈佛大学公共卫生学院萧庆伦教授的团队承担此项改革工作。在国会支持下，萧庆伦教授的团队于 1985—1992 年携手临床、统计等多个领域的专家开展了"以资源投入为基础的相对价值"研究。RBRVS 研究工作于 1989 年完成，同年 12 月国会通过布什总统签署的 OBRA89，决定于 1992 年开始将 RBRVS 正式运用于 Medicare。此后，经过不断地更新和修订，RBRVS 运行情况趋于稳定，并成为美国当前的主流支付方式；同时 RBRVS 的内涵也得到了丰富和发展，比如在 RBRVS 考核维度中增加了按质量付费维度。

我国应用的 RBRVS 绩效奖金分配模式分为工作量绩效模式、医师绩效费率模式和本土化创新模式，各种模式在我国均有相应实践（表 7-5）。其中，医师费率模式以现行医疗项目价格为基础，将医疗项目分为多个类别，并对每个类别设定提成比率，难逃"收入提成"体系的桎梏；而本土化模式尚处于试点阶段，因此在本文中主要阐述的是 RBRVS 工作量绩效模式。

表 7-5　RBRVS 各模式的实践应用

模　式	例　子
工作量绩效模式	中山大学附属肿瘤医院、温州医科大学附属一院、河南省人民医院
医师绩效费率模式	山东千佛山医院、南京医科大学附属二院
本土化创新模式	南京鼓楼仙林医院、南通大学附属医院

资料来源：颜维华，谭华伟，张培林，等. 我国公立医院内部绩效管理的 RBRVS 实践 [J]. 卫生经济研究，2018，No.380（12）：49-53.

7.5.2　RBRVS 的基本流程

RBRVS 的基本思路是以医师为患者提供医疗服务过程中所消耗资源的成本为基础，计算每一项医疗服务行为的相对价值，并结合服务量和服务费用总预算，计算出每一项服务的所要支付给医师的酬金。通过对每个诊疗项目进行成本分析、分值量化，RBRVS 客观体现了每一项医疗服务项目医师耗费的时间、所需的教育背景、技术能力、承受的风险及工作压力等。

首先，RBRVS 要为服务项目确定各自的相对价值单位（Relative Value Unit，RVU），RVU 涉及 3 个主要资源投入要素。

（1）医师工作总量（Physician Work，PW）。主要反映医师为完成一项医疗服务时所付出的工作时间和劳动强度，劳动强度包括体力劳动、脑力劳动、技术能力、临床判断以及由于工作风险带来的工作压力等。在服务全过程中，由于事中工作强度和事前后工作强度有明显差别，医师工作总量一般对事中工作量和事前后工作量分别测定，计算公式为 TW＝IATA＋IBTB。

（2）执业成本（Practice Expense，PE）。主要反映医师在完成医疗服务过程中所使用的人力，所支付的设备费用、耗材费用、经常性费用和支持人员的薪水以及分期偿还医师所受专业培训的机会成本（Amortization for Special Training，AST）；其中，AST 是指医师由于接受培训而放弃工作挣钱的机会，不同专业所属的专业知识范围、培训时间不同，所产生的机会成本也有所不同。当前，PE 测量方法主要是根据现有研究资料为基础，以普通外科为标准，测算出每一专科的相对业务成本指数（Relative Specialty Practice costs，RPC）。

（3）职业责任保险（Professional Liability Insurance，PLI）。主要反映与医疗服务相关的相对风险和专业责任，是不同专业医疗事故责任保险费的均值。

医师工作总量点数（PW）、执业成本点数（PRC）和职业责任保险点数（PLI），这 3 个维度共同确定了医师医疗服务中的工作量相对价值单位系数。另外，不同地方的执业成本、患者数量以及医疗事故保险费赔付比例有所差异，这些差异也应当被考虑在内并确定地区相匹配的调整因子 GAF（Geographic Adjustment Factor）。根据已有研究表明医师工作总量的地区调整因子（GAFw）可以通过人口普查数据获得专业人员收入的地区差别系数，执业成本的地区调整因子（GAFp）主要考虑不同地区经济发展水平、物价水平及雇员工资的地区差异等，职业责任保险的地区调整因子（GAFi）则要反映医疗事故责任保险费的地区差别系数。数学计量模型如下：

$$RBRVS＝（TW×GAFw）+（PE×GAFp）+（PLI×GAFi）$$

我国引入 RBRVS 这一体系用于绩效评价，每一诊疗项目点数一般是直接参考美国 RBRVS 相对值标准，但是可能出现一些收费项目无法与美国诊疗项目 CPT 匹配的情况，因此我们不能原封不动地照搬，需要根据医院具体实际情况和战略管理目标，经过充分的讨论和论证，进行相应的调整和设计。在此过程中，应遵循的基本原则如下：①亲自操作原则必须为医师亲自操作的诊疗项目。②贡献原则按照医师在诊疗项目中的投入和产出进行计算考核，遵循"谁执行、谁收入"原则，若两个以上单位共同执行的收入，依各单位执行项目收费标准予以拆分。③技术风险原则是技术含量高、风险性高、责任大的诊疗项目点数分配比例较高，反之则较低。④执行时间长的诊疗项目点值相对较高，反之则较低。⑤实践高于判读原则要求以判读、指导、辅助为主的诊疗项目，其分配比例较低，反之则较高。⑥资源耗费原则是指技术含量、风险要求基本相同的两项诊疗项目，使用便宜设备、耗费人力少的分配比例较高。

其次，由于 RVU 是一个相对数，在具体测算每一个诊疗项目要支付给医师的费用时，需要知道每一单位项目相对价值的价格，这个"单价"一般被称为货币转换因子（Conversion Factor，CF，又称费率常数）。如此一来，将每一诊疗项目的相对价值 RVU 与 CF 相乘，即可推算出每一个诊疗项目所要支付的酬金费用。CF 的计算需要收集医院上一年度和近期连续 12 个月以上的数据，包括既往薪酬、可控成本、业务收入和项目数量等，结合绩效薪酬预算控制，利用归因分析、数据拟合技术、线性规划等数学统计工具进行测算，依赖于医院较强的信息化和数据处理能力。

再次，RBRVS 不同于全成本核算模式，主要将可控成本而非全部成本与绩效挂钩，这样一来，一方面科室不用承担其无法控制的成本因素，另一方面科室可以对可控成本进行控制以节约更多成本。RBRVS 可控成本与绩效挂钩的方式有可控成本总量直接参与分配、可控成本以管理绩效形式参与分配（管理绩效＝实际可控成本－目标可控成本）以及以考核指标得分参与分配三种方式。

最后，以 RBRVS 模式计算的绩效奖金公式简述如下：

绩效奖金＝诊疗项目 RBRVS 点数 × 项目数量 × 点值。

7.5.3　RBRVS 的局限性

RBRVS 项目点值综合了医师劳动强度、风险和技术含量等因素，改变了长期以来公立医院绩效奖金分配与科室创收挂钩的逐利倾向，转而体现医疗服务项目中医务人员的劳动价值；此外，RBRVS 体系易于本土化，新开展或者需调整的项目点值可通过专家咨询等方法确定，项目体系的更新维护比较容易。但是，RBRVS 体系也存在一定的局限性，具体分析如下：

第一，RBRVS 单纯考量不同诊疗项目的相对价值，并未将医师个人能力、医疗服务质量、疾病复杂程度、个体诊治过程中存在的不同风险等要素有效纳入体系当中，忽略了不同医师的能力差异及同一医师完成不同项目时的质量差异，未考虑相同医疗服务项目下不同患者的疾病严重程度和复杂程度等，这可能给医院带来医疗质量方面的风险。

第二，一些医院在确定医疗服务项目的 RBRVS 点数时，直接按照医疗项目价格进行换算，RBRVS 点数与项目价格正相关。但是，目前医疗服务项目价格尚不能真实反映医务人员劳务价值的现状，这样简单地按收费价格转化为项目点数的方式实际违背了 RBRVS 的设计初衷，绩效奖金分配依然与收入挂钩。

第三，RBRVS 的绩效奖金分配方案中，一些新技术由于当前应用较少，其项目计点比例较高，这可能会诱导医师的医疗行为从过去的"大处方、多检查"型过度诊疗向追求"技术高新尖"诊疗转变。

第四，RBRVS 不体现管理绩效，为了强化激励，实施 RBRVS 奖金计算模式的医院往往将能归属到个人操作的项目直接计算至个人，这使得科室奖金的可统筹分配空间缩减，科室从事管理及辅助工作的医务人员的绩效奖金分配会受到影响，不利于科室整体管理及发展。

7.5.4　RBRVS 的实践应用

早在 1992 年，中国台湾的长庚医院便已经引入 RBRVS 用于医务内部绩效管理，而华西医院、中山大学附属肿瘤医院、山东千佛山医院可能是大陆将 RBRVS 应用到医院内部绩效管理的先行者，并基于各自特点形成了一些独特的管理思路与办法，如将 RBRVS 和体现患者疾病复杂严重程度的 DRGs 有机结合等。

（1）中山大学附属肿瘤医院

中山大学附属肿瘤医院将绩效评价对象分为医师、护理人员、医技人员、行政后勤人员和专职研究人员 5 个系列，而各个系列又分别从工作绩效、管理绩效、科研绩效和教学绩效四个维度进行考评。

就点数体系设置方面，中山大学肿瘤医院分别将临床和医技分为一类、二类科室。一类科室工作量点数包括重点执行诊疗项目和非重点执行诊疗项目点数两类，二类科室仅为重点执行诊疗项目点数，重点执行诊疗项目点数直接选用 2012 版《Medicare RBRVS》对应的医疗服务项目点数，非重点执行诊疗项目点数建立同出院人次相关的一元线性方程计算以给予定额的 RBRVS 点数。

就点单价确定方面，中山大学附属肿瘤医院认为同一操作项目在不同科室有不一样的风险评价、技术评价和学科发展意义，因此点单价在不同职系、不同科室不同，进而相同项目在不同职系、不同科室的点值不同。

就成本管控路径方面，中山大学附属肿瘤医院将科室所节约的成本金额转换为经营绩效，以经营绩效得分形式参与科室绩效奖金分配，计算公式为：

科室经营绩效＝总绩效奖金标准×20%×（N-1）工作量成本比 /N

工作量成本比 × 医疗质量交叉检查科室总得分率

其中：工作量成本比＝科室可控成本 / 科室 RBRVS 总点数或工作量或收入。

最后，以临床科室医师为例，医师医疗绩效奖金计算公式为：

医师医疗绩效＝每 RBRVS 点值 ×［∑（核心项目 RBRVS× 项目次数）＋常数＋出院人次 × 出院系数］× 医疗质量检查得分率

（2）华西医院

华西医院将绩效评价对象分为四大职系，分别为医师医疗绩效、护理人员绩效、医技人员绩效以及行政后勤绩效。与其他采用 RBRVS 进行绩效管理的医院不一样，华西医院引入 RBRVS 用来评价外科医师，对于内科医师则引入了 DRGs 绩效评价工具，同时华西医院还采用了关键绩效指标法，从而形成一套融合多种绩效考评方法、全面的绩效管理工具。

7.6　疾病诊断相关分组

7.6.1　DRGs 的概述

疾病诊断相关分组（Diagnosis Related Groups，简称 DRGs）是按照国际疾病分类（ICD）的诊断码和操作码，基于住院患者个人特征，如患者年龄、性别、临床主次要诊断、病种、住院时间、患病严重程度、护理依赖程度及并发症等因素，将临床特征相似、住院时间和消耗资源相同的患者分入大约 600 个诊断相关组，然后以组为单位打包确定价格、收费和医保支付标准，通过制订统一的疾病诊断分组和分组定额支付标准，实现医疗资源利用标准化。

DRGs 按照病组付费标准向医院支付费用，合理结余部分归医院，超出部分由医院自行承担。这种付费制度迫使医院主动缩短住院天数、规避诱导性医疗费用支出以降低成本和提高医疗服务质量。

DGRs 最早应用来自美国,耶鲁大学卫生研究中心通过对来自康涅狄克州、宾夕法尼亚州及新泽西州的 169 家医院 70 万份病历进行分析研究,通过主次要诊断项目、主要手术和患者年龄等要素,把疾病分成 492 个诊断组,提出了一种新的住院患者病例组合模型。此后,在经过多次修正改进后,2000 年美国卫生系统正式采用 DGRs,解决医院费用支付的相关问题。

我国从 20 世纪 90 年代开始研究适合中国国情的病例组合方案,1991 年北京医院管理研究所引进美国 DRGs 最新版本 AP-DRGsVM,基于北京当地 10 家综合三甲医院从 1991 年 5 月至 1992 年 4 月的 10 万份病历,对 DRGs 的应用进行了可行性分析;2008 年,研究者开发出 BJ-DRGs 分组系统(V1.0 版本),正式应用于北京医院医疗服务绩效的评价;2015 年,国家卫健委正式指定北京市公共卫生信息中心作为国家 DRGs 质控中心,开展全国 DRGs 研究与推广工作;2019 年,医疗保障局(简称:医保局)正式发布由国家层次统一设计、制订的 DRG 技术规范与分组方案(CHS-DRG),主要统一制定了用于医保支付 26 个诊断大类主要疾病分类,376 个核心 DRG。DRGs 形成之初是应用在医疗保险支付中,随着它的进一步发展成熟,逐渐在医院内部质量控制、成本管理、绩效奖金分配等方面得到应用。

当前,我国公立医院主要采用的绩效工资计算模式主要是收支结余法和基于 RBRVS 的绩效奖金分配,但是这些模式均存在不足,不能完全满足医改要求,尤其是实行了 DRGs 收付费的地区,因 DRGs 结算与传统按项目付费的结算方式不同,给传统的与收费项目密切关联的医院绩效奖金核算带来了冲击和挑战。

7.6.2 DRGs 在医院绩效管理中的应用

纵观各国,DRGs 一般应用于两大领域:医疗费用管理和医疗绩效管理。紧扣本文主题。此处着重介绍 DRGs 在医疗绩效管理中的应用。

DRGs 在绩效管理的应用中,主要包括 DRGs 组数、DRGs 总权重、病例组合指数值、时间效率指数、费用效率指数、低风险组死亡率这 6 个核心评价指标。根据各个核心指标的定义,将上述 6 个指标分别归入以下三个评价维度,即医疗服务产出、医疗服务效率以及医疗服务质量。

1．DRGs 在医院绩效管理指标中三个维度

第一是医疗服务产出，包括主要疾病分类（Major Diagnosis Category，MDC）、DRG 组数、总权重、相对权重和病例组合指数（CMI）：

DRG 组数可以用于评价同类型不同医院的诊疗能力，不适用评价医院内部单一科室。但是可以用来评价同一医院内多个同类科室的诊疗能力。

CMI 值一般被当作系数，用于调整同一家医院内不同科室出院人次的权重。CMI 值本质上是病种收费水平的体现，只与收治的病例类型有关，它能有效反映科室所收治的病种和病例疾病危重程度、抢救诊疗难度的不同，还能有效反映科室收治能力和技术水平的高低。CMI 值是一个相对数，能够进行横向比较，保障医院内部绩效评价的公正性，同时能够引导科室积极调整病种结构，提高科室重病治疗技术水平。

除 CMI 值以外，医院还可以直接使用权重作为科室绩效工资的计算依据，具体计算方式为：

科室绩效工资＝每出院人次绩效单价 × 该科室出院病例 DRGs 组权重

其中，出院病例总权重不等于出院患者数，它是通过 DRG 风险调整后的服务产出量，更能反映出真实的医疗服务量。

第二是医疗服务效率，利用费用消耗指数、时间消耗指数来衡量。当费用消耗指数、时间消耗指数大于 1，表示医疗费用较高或住院时间较长；在此情形下，医院应当缩短患者平均住院日，减少过度医疗，降低医疗成本。

第三是医疗服务质量，利用低风险组和中低风险组的死亡率来衡量。用中低风险组死亡率来衡量的原理是：病例并不危重，一旦发生死亡，意味着死亡原因很可能不在疾病的本身而在临床或管理过程；因此，对一般病的死亡率医院要引起重视，进行病例讨论，提高医疗诊断水平。值得注意的是，低风险组死亡率是一个结果质量指标，用于月评价时波动较大（表 7-6）。

表 7-6　DRGs 综合评价常用指标

维　度	指　标	指标含义	说　明
医疗服务产出	DRGs 组数	指治疗病例所覆盖疾病类型范围，表示医院治疗疾病的范围	一类疾病一个 DRG 组，DRG 组数越多，表示医院的医疗服务宽度越宽，诊疗范围越广

续表

维　度	指　标	指标含义	说　明
医疗服务产出	DRGs 相对权重（RW）	反映各 DRGs 组疾病的严重程度和医疗资源消耗状况	1. 计算公式：某 DRG 的权重＝该 DRG 组内病例的例均费用／本地区全体病例的例均费用（表 7-7） 2. 权重越大表示该病组难度越大
	DRGs 总权重	反映医院住院医疗服务总量	1. 计算公式：总权重＝∑（某 DRG 权重 × 该医院（科室）该 DRG 病例数） 2. 总权重越大，医院（科室）医疗服务产出越大
医疗服务产出	病例组合指数（Case-mixIndex，简称 CMI）	反映收治病例的平均技术难度	1. 计算公式：CMI＝该医院（科室）所有的出院患者 DRGs 总权重／该医院（科室）全体病例数（表 7-8） 2. CMI＞1，说明手术及诊疗难度相对高。CMI 值越大，科室病种构成越复杂，收治病例平均技术难度越高
医疗服务效率	费用效率指数	反映治疗同类疾病所花费用相对水平	1. 计算公式：∑（各 DRG 组费用比 ×DRG 各组病例数）／全体病例数 2. 费用消耗指数小于 1，表示医疗费用较低
	时间效率指数	反映治疗同类疾病所花时间相对水平	1. 计算公式：∑（各 DRG 组平均住院日比 × 各 DRG 各组病例数）／全体病例数 2. 时间消耗指数小于 1，表示住院时间较短
医疗服务质量	低风险组死亡率	反映低风险病例发生死亡的概率	

资料来源：依公开资料整理。

表 7-7　DRGs 相对权重计算示例

DRGs 组	例均费用	病例数	总费用
G1	X_1	Y_1	$X_1 \times Y_1$
G2	X_2	Y_2	$X_2 \times Y_2$
G3	X_3	Y_3	$X_3 \times Y_3$
G4	X_4	Y_4	$X_4 \times Y_4$
G5	X_5	Y_5	$X_5 \times Y_5$
合计	—	$\sum Y_i$	$\sum (X_i \times Y_i)$

则：G1 的权重＝$X_1 / (\sum (X_i \times Y_i) / \sum Y_i)$

表 7-8　CMI 计算示例

DRGs 组	病例数	DRGs 权重	病例数 ×DRGs 权重
G1	X_1	Y_1	$X_1 \times Y_1$
G2	X_2	Y_2	$X_2 \times Y_2$
G3	X_3	Y_3	$X_3 \times Y_3$
G4	X_4	Y_4	$X_4 \times Y_4$
G5	X_5	Y_5	$X_5 \times Y_5$
合计	$\sum X_i$	$\sum Y_i$	$\sum (X_i \times Y_i)$
则：该医院（科室）CMI$=\sum (X_i \times Y_i) / \sum X_i$			

2．DRGs 在医院绩效管理中的应用

DRGs 应用于医院内部绩效管理主要有两种方式：一种是将 DRGs 指标构建一个独立的综合评分体系，并以综合评分来考察科室绩效，或在绩效工资预算总额既定的前提下，以科室综合得分和全院总得分的比值为依据，计算某科室绩效。第二种是仍以工作量或收支结余为基础的绩效奖金分配模式为主体，再结合 DRGs 综合指标来进行绩效奖金分配及管理。

7.6.3　DRGs 的优势与局限

1．DRGs 的优势

首先，DRGs 能够将疾病的严重程度和复杂性、医疗服务质量、患者治疗结果等要素纳入绩效管理体系当中，不仅考虑了医师的工作数量与质量，更能科学衡量服务对象的疾病严重程度和医疗服务质量，较好体现了医师的技术能力和风险水平，无疑提高了医疗工作内部绩效评价的公平性。

其次，DRGs 是医院公益性评价的有效手段。随着医改和分级诊疗工作的推进，医院回归公益性，重视社会效益已经成为必然要求，DGRs 将费用消耗指数等指标与医师绩效挂钩，一旦费用过高则会影响医师绩效评价，能够有效控制患者费用的不合理增长，实现外部公平性。

最后，DRGs 绩效方法具有良好的融合性。DRGs 不仅能单独作为住院医疗服务能力、效率的评价指标体系使用，也能与收支结余法、RBRVS 等绩效考评工具结合

使用，甚至可以作为核心指标和医院其他关键指标一起构建为 KPI 指标体系应用于医院的绩效考核和评价，具有非常友好的融合性。

2．DRGs 的局限

第一，编码和信息技术的现状与要求有差距。DRGs 技术对相关的诊疗编码具有较高的要求，强调诊疗编码技术的系统化以及标准化，同时还需要对其医疗信息系统的相关内容进行不断的完善，因此医院仍需要围绕 DRGs 技术的应用进行信息化建设升级。

第二，数据准确性的现状与要求有差距。DRGs 数据完全依赖病案首页，主要诊断名称、手术操作、合并症与伴随症等资料的错填、漏填直接影响着 DRGs 数据的准确性，但是此类问题专业性强，也非分组漏洞，且在各个专科领域广泛存在，对 DRGs 绩效分析结果的可靠性也会产生不利影响。

第三，DRGs 主要面向住院服务的绩效评价，门诊、护理和医技科室不适用，也无法对科室未入组情况进行绩效评价；同时，对于住院天数长或预测治疗费用高于 DRGs 支付标准的一些特殊情况患者，可能会导致医师不愿接收重症患者。

7.6.4　DRGs 的实践应用

北京市是我国第一个完成 DRGs 本土化开发并进行应用的地区，DRGs 在北京市医院绩效管理中的应用已经比较成熟。

北京大学第三医院（北医三院）于 2009 年将 DRGs 权重工作量与病例组合指数（CMI）纳入绩效考核体系，用以计算科室疑难系数。具体来说，依据临床科室当月所有出院患者相关数据，测算出科室权重工作量和 CMI 值，再将各科室 CMI 值增减变化率进行同期纵向对比，用该比值乘以科室住院工作量奖金总额得出科室实际住院工作量奖励金额；由于制定 CMI 值的主要依据是患者的住院费用，对于儿科、血液内科等本身收费较低的科室，则不考虑 CMI 值，仅考虑工作量和工作质量，避免与收入挂钩。此外，在北医三院整体绩效考评体系中，CMI 值所占权重为 10%，加权工作量所占权重为 5%～8%，平均住院日所占权重为 8%。

北京安贞医院于 2013 年全面实施主诊医师负责制，将 CMI、时间消耗指数、费用消耗指数、DRGs 组数纳入绩效考核指标体系。

北京妇产医院依据DRGs初步建立了主诊医师绩效评价体系，并将病例总权重、时间消耗指数、费用消耗指数、耗材消耗指数、7日内重返指数等纳入绩效考核指标体系。

这些医院选取的具体指标虽然略有不同，但均涵盖了DGRs中工作量、服务效率、服务质量三个维度。

（陈洁明　朱　胤　张　英）

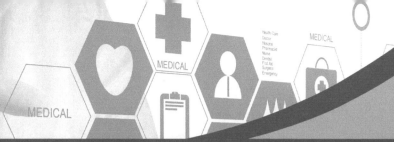

第8章 医院绩效管理和医院发展战略

8.1 医院发展战略

8.1.1 医院发展战略研究历程

发展战略的相关理论最先是被应用于企业管理领域，其后经过迅速发展，逐渐被应用于政府、学校、医院等公共部门及非营利性机构的管理实践中。20世纪初，随着经济、科技的快速发展以及患者需求的多样化，一些发达国家的医院迫于医疗行业竞争加剧这一现实情况，开始对医院发展战略进行相关研究，并逐步用于医院管理实践中以获取竞争优势来适应市场的变化。20世纪70年代，雷蒙德·迈尔斯（Raymond Miles）和查尔斯·斯诺（Charles Snow）将医院发展战略划分为守成型、开拓型、分析型和反应型四种类型，具体分析如表8-1所示。随后，国外一些学者和医院管理者更为具体地提出了技术优势战略、完美质量战略、多样化服务战略以及应用现代科技战略等多种医院发展战略。

表8-1 医院发展战略类型

战略类型	特　点
守成型	对外：医院只提供少数几种服务，服务类型变动不大 对内：风险承受能力较低，权力集中控制，重点关注医院内部管理
开拓型	对外：医院提供多种服务，且服务产品和类型更新快、变动大 对内：风险承受能力高，经营管理较为分散，一般采用多部门建制
分析型	守成型和开拓型的结合体 对外：提供稳定的服务类型和方式的同时，积极寻找新的项目和发展点 对内：一般等待其他医疗机构的服务和产品得到市场验证后才应用，风险承受能力适中
反应型	管理策略不恒定，难以与其他类型进行比较，适用于变化较少的外部环境

资料来源：陈春涛. 北京大学深圳医院战略管理研究［D］华中科技大学同济医学院 华中科技大学，2002.

2001年，鲁比诺 Rubino, L 和魏东海基于美国医院外部政策环境发生变化的实际情况，即美国医院从医院和患者的两方关系变为医院、患者、政府和保险公司的三方关系，医疗费用支出由医院制约变为由付款方制约，提出了选择和确定医院发展战略已成为医院运营管理的核心任务这一观点，并将美国医院的发展战略从外向型和内向型划分为五种类型，包括产品供应战略、运作管理战略、组织结构应变战略、竞争力应变战略和市场供需战略，其中前三种即产品供应战略、运作管理战略和组织结构应变战略属于内向型战略，后两种即竞争力应变战略、市场供需战略属于外向型战略。

在我国实行计划经济阶段，医疗卫生事业仅作为社会主义福利事业，公立医院运转费用由国家负担，公立医院统一由国家进行管理，医院行政职能比较突出，在此背景下，医院并没有形成真正意义上的发展战略管理规划。

从 20 世纪 80 年代初开始，为适应我国经济社会发展需要，战略管理思想逐渐被引入中国，战略管理理论的出现对我国医院发展的意义十分重大。20 世纪 80 年代末，我国医院开始面临以下问题：首先，由于经济的快速发展，人民群众的医疗服务需求大幅上升，患者也由过去单一的疾病治疗需求向治疗、预防、保健等多样需求发展；其次，医疗体制改革的实施和世贸组织服务贸易总协定规定的签订逐步开放了医疗市场，除公立医院以外的私立医院和中外合作医疗机构开始进入医疗市场，医疗行业竞争程度日益加剧；再次，国家医疗卫生体制改革的逐步推进以及医疗保险制度的建立，使得医院所处的外部环境日益复杂。

面对变化如此之大之快的内外部环境，我国的医院管理者不得不开始思考医院的发展战略，找准位置、明确方向，以实现医院持续健康发展的最终目标。基于此，医院必须从自身所拥有的技术、内外部资源以及所服务的人群入手进行分析，一方面要关注内部环境，客观地分析和评价自身的优势与劣势以确定医院能够做什么，另一方面要关注医院外部环境，明确自身面临的机会和威胁以决定医院选择做什么，对各种要素和医院未来前进方向进行科学的分析、预判和决策，制订适宜自身发展的战略，提高医院核心竞争力。在理论和现实的探索中，一些医院管理者和学者们提出了部分战略管理方法，并结合具体医院现实状况进行了深刻实践。

在与国家政策指引方向、医疗机构服务宗旨和使命相符的基础上，公立医院结合自身的目标定位和资源能力，开始制订相匹配的发展战略。公立医院发展战略的制定具有公益性、整体性和动态性特征：一是公益性，2009 年《中共中央国务院关于深化医药卫生体制改革的意见》要求医疗卫生机构从"趋利性"回归"公益性"，因此医院所制订的发展战略，以及根据发展战略所开展的各项活动都要体现医院的公益性。二是整体性，医院发展战略管理是立足于医院全局，统筹安排医院各个阶段的历史任务，对医院未来发展的方向进行整体性谋划。三是动态性，面对医院不同时期的管理侧重点以及内外部环境的动态变化，医院发展战略需要主动适应内外部环境变化，及时进行动态调整纠偏，形成并保持医院的竞争优势，为医院赢得当下和未来的竞争优势奠定坚实的基础。四是长期稳定性，医院发展战略的制订是为了获取医院发展的长期效益，谋求的是医院的长远发展，因此医院制订发展战略时，要对医院发展现状、未来目标进行全面、综合和科学的分析规划，战略必须具有一定的前瞻性和领先性，能让医院未来较长时期内遵循着战略目标前行而不丧失竞争优势。

8.1.2　新医改对医院发展战略的影响

2009 年 3 月 17 日公布的《中共中央、国务院关于深化医药卫生体制改革的意见》中明确提出：新医改的近期目标是减轻居民就医费用负担，切实缓解"看病贵，看病难"的问题；新医改的长远目标则是建立健全全面覆盖城乡居民的基本医疗卫生保障制度，为人民群众提供优质、方便、价廉的医疗卫生服务。其中，公立医院改革是医疗改革事业成功的核心和关键，也是新医改中最艰巨、最复杂任务。公立医院改革的本质是为了通过改革，改变公立医院的趋利行为，促使医院承担社会责任，坚持"以患者为中心，以质量为核心"原则开展医疗服务活动，真正回归公益性和社会性。

目前，我国新医改的内容繁杂、改革的跨度较大，例如分级诊疗制度改革、医院补偿机制改革、医保付费制度、岗位绩效工资制度、推进多元体制办医格局和法人治理体制等。这些内容对医院的内部运营、内部管理、监管机制以及医院未来发展方向等都提出了许多新的要求。具体来说：

1. 医疗卫生体制改革加快了医院补偿渠道的改革，促使医院回归公益性本质。2009 年《关于深化医药卫生体制改革的意见》提出取消药品加成政策，同时通过适当调整医疗服务价格、增加政府投入、改革支付方式等渠道完善公立医院补偿机制。国务院办公厅于 2012 年 6 月出台了《关于县级公立医院综合改革的意见》，该意见提出在全国范围内的 311 个县级公立医院开展以取消"以药补医"为切入点的一系列综合改革。国务院办公厅于 2013 年 7 月又印发了《深化医药卫生体制改革 2013 年主要工作安排》，要求以取消以药补医机制为关键环节，以补偿机制改革和建立现代医院管理制度为抓手，进一步深化城市公立医院改革。国务院于 2015 年发布了《关于城市公立医院综合改革试点的指导意见》，要求试点城市所有公立医院推进医药分开，积极探索多种有效方式改革以药补医机制，取消药品加成（除中药饮片外）。

在推行医药分开和药品零差率销售政策后，公立医院收入从政府补助、诊疗服务收费和药品加成收入三个渠道转变为政府财政补助和诊疗服务收费两个渠道，医院减少的收入，由医疗服务价格的适当调整、政府补助的增加以及医院运行成本的降低来多方共同承担。其中最重要的是，医院通过提升能够体现医务人员劳动价值的医疗服务价格，例如手术、诊疗、护理等服务项目的价格，同时降低医用耗材、大型医用设备检查检验等价格，实现"腾笼换鸟"，优化医院收入结构；再加上医保支付方式优化和财政补贴提高等措施，使得人民群众医疗总体负担不增加。

医院补偿渠道的改变，促使医院管理者积极转变管理理念，求助于精细化发展战略，降低医院运营成本，在回归公益性与保障医院合理经济效益之间取得平衡。此外，医院内部绩效评价与分配机制也应当顺势而变，切断科室收入指标与医务人员奖金之间的挂钩，切断医务人员奖金与处方、检查、耗材等收入之间的挂钩。

2. 医疗卫生体制促进医保付费方式改革，推行以按病种付费为主，按项目、按床日付费等多种支付方式共存的多元复合式医保支付方式，逐步推动医疗支付体系从"后付制"向"预付制"发展。在过去，我国医保支付使用的是非常典型的"后付制"支付形式——按项目付费制度，在该制度下医疗机构收入直接与医院开展的项目数量挂钩，为保持医院医疗收入的持续增长，医院一般采取持续扩大服务规模这一相对粗放的经营模式。而对于临床科室和医师个人，医院为扩大服务规模，一般采取以收支结余或以开展项目提成为基础的薪酬绩效管理体系。

医保付费方式的改变，要求医院管理与时俱进、紧扣国家政策，尽快转变经营理念，推动临床路径管理的开展，规范医务人员诊疗行为，提高诊疗效率，加强成本控制，控制医疗费用的不合理增长，从"粗放式扩张增收模式"向管控成本、提高效率的"精细化内涵质量效益模式"转变，摆脱"增收不增效"的窘境，在新一轮的竞争中获得核心优势地位。

相应地，为了将国家医疗卫生体制改革理念传递至医务人员，激发医务人员参与管理的内在动力，医院开始探索从追求收入、粗放的收支结余或项目点数提成的绩效激励模式中解脱出来，建立以工作量、技术难度、病组价值为核心内容的绩效评价体系，建立与多元医保付费模式相匹配的绩效管理模式，积极推动薪酬分配从"多劳多得"向"优绩优酬"的内涵质量效益型的绩效激励模式转型。

3. 医药卫生体制改革进一步推进分级诊疗制度的落实。分级诊疗制度是指对患者疾病的轻重缓急以及治疗的难易程度进行分级，不同级别的医院承担不同复杂程度的治疗疾病。该制度的内涵可以用 16 个字来概括：基层首诊、双向转诊、急慢分治、上下联动。具体而言，基层首诊是指基于群众自愿原则，通过政策引导，鼓励常见病、多发病患者首先到基层医疗卫生机构就诊；双向转诊则是指完善双向转诊程序，健全建立转诊指导目录，重点畅通慢性期、恢复期患者向下转诊渠道，逐步实现不同级别和类别医疗机构之间的有序转诊；急慢分治是指明确和落实不同级别和类别的医疗机构的急慢病诊疗服务功能；上下联动是在不同级别的医疗机构之间建立分工协作机制，促进优质医疗资源下沉，推动医疗资源合理纵向流动。

　　过去，我国优质医疗资源大多数集中在大型医院，造成大医院人满为患、基层医院门可罗雀的情形，在这一背景之下，中共中央、国务院于 2009 年 3 月公布了《关于深化医药卫生体制改革的意见》，指出建立分级诊疗制度是缓解"看病难，看病贵"问题的重要举措；此后，国务院办公厅于 2015 年 9 月发布了《关于推进分级诊疗制度建设的指导意见》(国办发〔2015〕70 号)，该意见提出为引导优质医疗资源下沉、形成科学合理就医秩序以及逐步建立符合国情的分级诊疗制度，围绕总体要求、以强基层为重点完善分级诊疗服务体系、建立健全分级诊疗保障机制以及组织实施四方面提出了意见；国务院办公厅于 2017 年发布了《关于推进医疗联合体建设和发展的指导意见》(国办发〔2017〕32 号)，意见中提出建设和发展医联体，有利于调整优化医疗资源结构布局，提升医疗服务体系整体效能，更好实施分级诊疗和满足群众健康需求；此外，习近平总书记于 2017 年全国卫生与健康大会上也明确提出，分级诊疗制度是五项基本医疗卫生制度之首，是"十三五"深化医药卫生体制改革的重中之重，要大力推进。

　　尽管分级诊疗制度的落实可以促使患者合理分流就医，解决人民群众看病贵、看病难问题。但是，对于大型医院来说，就面临着以下问题。

　　第一，医院门诊业务量和业务收入减少。按照分级诊疗制度，一些多发病、慢性病和常见病的患者将被引流至基层医疗机构，一些大型三级医院则主要提供急危重症和疑难复杂疾病的诊疗服务，如此一来三级医院的门诊业务量必将受到不利影响。而对于一些以往依赖常见病、多发病诊疗的三级医院，门诊业务量的降低，也必将影响到医院业务收入，成为分级诊疗过程中的实际受损者。

　　第二，分级诊疗制度有可能导致医院人员流动大，进一步提高医院管理难度。如上文所述，随着分级诊疗制度的落实，基层医疗机构截留大量病源，三级医院业务收入将呈现下降的趋势，再加上医师多点执业政策的落实，进一步加剧了三级医院医务人员的流动性和人员的管理难度，这在一定程度上对医院未来的发展战略固化会造成一定影响。

因此，基于分级诊疗的政策引导，医院应当重新对自身进行功能定位，各级医疗机构分工协作，合理利用资源，形成"小病在基层、大病到医院、康复回基层"的就医格局。具体而言，三级医院主要提供急危重症和疑难复杂疾病的诊疗服务，二级医院主要接收三级医院转诊的急性病恢复期患者、术后恢复期患者及危重症稳定期患者，而基层医疗卫生机构则为诊断明确、病情稳定的慢性病患者、康复期患者、老年病患者等提供治疗、康复、护理服务。

同时，各级各类医院应找准定位，充分关注医院重点学科和特色专科的打造和培养；不断加大对科研、教学的投入，推动医院医疗技术水平的提高和学科建设的发展，加强医院解决疑难杂症、攻坚科研难题的能力。此外，医院还应持续发展医学人才队伍建设，积极倡导医务人员收治复杂、疑难和危重症患者，以期在临床实践中锻炼出一批骨干人员；将科教管理、人才培养、学科建设等因素纳入医院绩效考核，为医院打造一支稳定的人才队伍。

4. 医药卫生体制改革加快了多元办医格局的形成，医疗机构之间的竞争加剧。2010 年，发展和改革委员会、卫生部、财政部、商务部、人力资源社会保障部联合发布了《关于进一步鼓励和引导社会资本举办医疗机构的意见》（国办发〔2010〕58号），该意见提出要放宽社会资本举办医疗机构的准入范围，鼓励和引导社会资本举办医疗机构和参与公立医院改制重组；此外，该文件还提出要扩大医疗机构对外开放，允许具备条件的境外资本在我国举办医疗机构。2013 年，《国务院关于促进健康服务业发展的若干意见》（国发〔2013〕40 号）进一步提出加快发展健康服务业的主要任务之一就是大力发展医疗服务，加快形成多元办医格局和落实对非公立医疗机构和公立医疗机构在市场准入、社会保险定点、重点专科建设、职称评定、学术地位、医院评审、技术准入等方面同等对待的政策。

原来公立医院独大的格局被打破。相对于公立医院重业务轻管理的传统，一些非公立医疗机构依托大型集团，具有较为先进的管理理念，经营方式更为灵活、运行效率更为高效。这就对公立医院提出了严峻的考验，原本基于医疗设施、医疗技术和基础建设条件的传统竞争格局逐渐向基于医院医疗科技、医学人才差距、医疗服务质量、运营管理体制效率以及公关形象等多维竞争格局转变。

此外，国务院于 2016 年 12 月印发的《"十三五"卫生与健康规划》（国发

〔2016〕77 号）中提出要严格控制公立医院规模过度增长，加快公立医院规划的布局调整。在此背景下，医院就必须改变运营机制，在发展方式上由规模扩张型转向质量效益型、由向外扩大建设转向加大内部分配力度，实现医院效率提高和质量提升。

8.1.3　医院发展战略管理的意义

医院发展战略会随着社会经济的发展、医学科学的进步、政府医疗体制改革的深化以及人民群众医疗观念和需求的更新而变化。当前，我国医疗市场逐步开放，医疗机构间竞争日趋激烈，医院必须制订适宜自身发展的战略，通过战略管理革新医院体制、合理配置医院资源、改善医院运营和绩效管理、提升医院社会效益和经济效益以及营造具有自身特色的医院文化，进而增强医院核心竞争力。可以说，制订与医院相匹配的发展战略并且确保其得到有效实施是在竞争中求得发展的关键。具体而言，与医院相匹配的发展战略具有以下意义。

1．有利于医院更好地面对竞争

如上文所述，国家医药卫生体制的改革放宽了社会资本进入医疗行业的限制且存在一定的政策倾斜，更多的医疗机构来争食医疗市场这一个"蛋糕"。医院制订和实施发展战略的过程，能让医院全面审视外部竞争环境，包括行业政策、主要竞争对手等，以及分析医院内部资源和能力状况，选择适合自身的功能定位和业务方向，抓住发展重心，培养和提升符合业务方向的竞争优势。此外，医院还应当根据内外部环境变化适时调整战略，提高风险控制能力和市场应变能力，以实现可持续健康发展。

2．有利于医院更合理地进行资源配置，实现均衡发展

任何一家医院的资源都是有限的，有限的资源应当投入到哪些项目？这是医院管理者经常面临的难题。发展战略制订和明晰的过程无疑使得医院管理者清楚了解当前及未来某一阶段的工作重点和资源需求，并据此匹配资源，减少资源投入的随意性，实现资源价值最大化。

3．可以为管理者提供行动指南

医院发展战略指明了医院的发展蓝图、目标和实施路径，是医院管理者的行动指

南。同时，战略分析工具如战略地图等在医院日常经营管理和决策中也能发挥辅助分析作用，减少决策的盲目性，降低决策失误的概率，推动医院战略管理向科学化迈进。尤其，医院的规模越大，越需要发展战略规划。

4．能够增强医院的向心力

医院在制订发展战略时，一般涉及医院总体战略、业务战略和职能战略，这使得医院高层管理者、医疗科室和职能部门、医疗组乃至员工个人都能够了解医院的战略规划，了解医院的共同目标是什么、自己该做什么，能调整个人的努力方向使之与医院发展方向保持一致。在这样一个了解与调整的过程中，员工是可以实现与医院共赢的，这无疑极大地增强了凝聚力和向心力。

尽管发展战略对于医院而言极其重要，但不可否认，我国医院在战略管理方面仍然存在不足。原因在于我国的医疗机构传统上仍以公立医院为主，医疗人才和资源均集中于公立医疗机构，私立医疗机构竞争实力并不突出，公立医院维持正常运营即可，几乎不需要考虑发展问题。如今，随着医疗市场的竞争加剧，医院面临的环境复杂多变，加强对医院发展战略研究以及基于战略高度来对医院进行日常经营管理，已经迫在眉睫，医院必须在政策要求下，根据自身资源和能力，结合行业内的定位及发展目标，来选择适当的发展战略。

8.1.4　华西医院的三十年战略发展之路

华西医院起源于美国、加拿大、英国等国基督教会于 1892 年在成都创建的仁济、存仁医院。从 20 世纪 90 年代初起，华西医院把握住发展机遇，准确剖析华西医院的问题根源和优势，正确地制定了医院在不同阶段的发展战略目标，并实施了多轮大刀阔斧的改革，使得华西医院从小到大、从弱到强，一步步走出低洼然后登上制高点。

桂克全在《解密华西》一书中介绍，华西医院发展历程大致可以分为三个阶段：1993—1999 年，华西医院在这一阶段着重点在于打破旧体制困局，改变行政化管理观念，盘活医院资源，扩大医院规模，为医院后续奠定基础；2000—2007 年，华西医院在该阶段的工作重点在于差异化学科建设，并以学科建设带动其他领域发展；2008 年以后，华西医院将工作重心转移至区域战略，构建共生共赢的医疗生态圈，促进分级诊疗的落实。

1993 年华西医院面临内外交困的局面：一是国内尚未有成熟的医院管理理论可供借鉴；二是华西医院内部存在的种种掣肘，比如说医院内部因循守旧的思想问题、资金紧张问题、职员盆地视野问题以及落后的学科建设问题等；三是医改政策的频繁调整。

针对这一阶段的问题，华西医院管理者提出要思想先行，解决过去旧体制下存在的问题，构建一套新的现代医院管理体系。基于这一战略定位，华西医院在 1993—1999 年实施了五项主要支持战略：①构建服务型管理氛围，与传统管理分道扬镳，推动医院从行政化管理转向服务型管理；②改革后勤系统保障节流，解决浪费和舞弊问题；③引入成本核算，通过基于科室结余的绩效分配改革撬动医院开源；④创新招纳贤才模式，提振科研，改变华西医院"三无"处境（无国家重点学科、无国家重点实验室、无两院院士）；⑤扩张医院规模，敲定医院扩建整体规划。

下面将重点介绍华西医院开源节流这一支持战略。

华西医院部署开源节流，借此盘活医院资源、积攒资金，再借经济基础的改善助力医院医疗、科研和教学的发展。华西医院首先将改革的重点落在"节流"，而"节流"的重点就是后勤。当时华西医院后勤部门由于组织结构缺乏科学性、业务管理缺乏监督管理，浪费和舞弊现象层出不穷——华西医院管理层通过亲自督阵、亲自走进一线、实行"阳光化"监督策略以及推出一系列医院后勤管理规范，封堵后勤漏洞，减少了浪费和舞弊现象，降低医院运行成本。其中，"设备物资战略采购"便是后勤系统改革工作的重要措施和工作成果，为华西医院节约了大量设备采购经费并提高医院资产使用效率。

"节流"之后便是"开源"。华西医院为了增加医院收入，鼓励临床科室增加服务量和降低服务成本，率先引入科室成本核算，推出以科室收支结余为基础的绩效酬金分配方案，打破了当时平均主义的分配制度，职员工作积极性得到激发，促使医院经济效益猛增。

"节流"和"开源"的双管齐下，迅速改善了华西医院的经济状况，为其日后的快速发展奠定了关键的经济基础。

2000 年，华西医院在经历一轮改革后已然走出了经济困境，但是另一座大山依然横亘在医院前进的道路上——华西医院学科建设仍处低洼。学科建设是医院核心竞争力的集中体现，是衡量一所医院水平高低的关键标志，过去由于医院局限于医疗服务和教学，相对轻视科研发展，导致医院学科建设基础薄弱、发展落伍，并成为医院可持续发展的软肋。同时，面对社会公众对医疗卫生服务需求的剧烈变化，医院面临着机遇和挑战。基于此，华西医院管理层提出了医院未来几年的战略定位——"以学科建设为轴，全盘激活医、教、研和后勤"，实现医疗规模扩张。基于这一战略定位，华西医院在2000—2007年主要围绕以下几个发展战略重点：①筑巢引凤，打造华西人才正三角；②差异化建设学科，促进科研发展；③打破传统运营，组建运营管理部；④对后勤系统进行新一轮改革。

学科的建设、科研的发展离不开人才，但是华西医院当时的人才结构呈现菱形——上层缺少资深的医疗和科研专家，底层缺少住院医师，仅有中间的博士群体比较充裕。如何将菱形的人才结构向正三角形转变，华西医院管理层提出要实行"内培外引"的策略。在这一阶段，华西医院通过彻底更新住院医师规范化培训模式，既解决了底层住院医师严重匮乏的问题，又保障医院医疗质量；此外，华西医院借以情感、事业平台等引入一批优秀的学科带头人。自此，华西医院失衡的人才结构逐渐转向合理的正三角形，也为医院学科建设和科研管理提供坚实的人才基础（表8-2）。

医院的生存和发展有赖于医疗技术的不断创新和医疗水平的不断提高，而医疗技术的创新和医疗水平的提高又有赖于学科建设。因此，在华西医院发展到一定的规模时，便开始实施推进学科建设。华西医院在发展学科建设方面遵循以下方略：坚持因地制宜，打造学科建设差异化；坚持从行政化管理思想转向服务型管理思想，医院管理层侧重为各个科室提供公共服务，协同科室创新，并增强职员改革认同感；坚持"三个原则"，即基础研究、应用基础研究与临床结合，临床与医药企业社会团体结合，华西医院与区域内中小医院结合；此外，再辅以信息化建设、创新管理、人才队伍建设、运营模式创新等，支撑华西医院的学科建设攀登高峰。截至2018年，华西医院国家重点学科数量已达到7个，国家重点（培育）学科2个；截至2021年1月，四川大学临床医学院ESI全球排名第316位、国内排名第10位；在2019年度中国医院排行榜综合排名方面，华西医院更是连续11年排名第二，其中科研连续11年得分满分排名首位。

表8-2　传统培养模式和华西式住院医师规范化培训的区别

传统培养模式	华西培养模式
为单位或者科室培养	为社会培养，自留和向社会输出各占一半
专科内部培养为主	多学科培养
在训住院医师纳入编制	在训住院医师不纳入编制
观察时间短	观察时间长
直接成为专科医师	先成为住院医师，再转为专科医师

资料来源：桂克全. 解密华西［M］. 北京：光明日报出版社，2014. 101.

医院规模的扩张也为医院管理带来一个新的管理问题，随着医院规模的扩张，管理的层级随之增多，医院各个部门缺乏横向协同的纽带，部门之间的协同越来越困难，严重阻碍医院的整体化管理。针对此问题，华西医院借鉴台湾长庚医院的做法，组建"运营管理部"。运营管理部的组建，一是能够推动临床各部门之间以及临床部门与职能部门之间的横向沟通，及时发现医院、科室日常运营中的问题并组织各部门协同改进，持续优化医院流程；二是能够打破以往信息自上而下的流向，形成了自下而上的信息流，及时向医院管理层反馈各个科室部门工作的落实情况。

2009 年，国务院出台新医改方案，改革的重点是纠正医疗过度市场化趋势，缓解"看病难，看病贵"问题。对此，华西医院一方面进行扩张，提高医疗服务的供给，另一方面推进区域协同医疗，以华西医院的优势资源辐射至四川乃至西部地区。实际上，从 2000 年起，华西医院开始与基层的中小医疗机构构建"医院发展协作网"，并着手筹建"华西远程医学网络"开展远程会诊。2009 年，华西医院与基层医疗机构松散型的"协作"关系进一步向"协同"关系发展——借助信息化建设，华西医院与联盟的医疗机构共同建设信息平台，实现患者数据共享，搭建了畅通的双向转诊机制，真正促进了分级诊疗的落实，避免了优质医疗资源浪费，进而构建了以华西医院为中心的共赢医疗生态圈。

经过十几年的长足发展，原有的分配制度已经无法推动华西医院这个"巨无霸"继续前进；此外，组织构架变革、学科建设的发展等方面都倒逼着医院开启新一轮的绩效分配改革。此次分配制度改革，华西医院先对内部人力资源进行了分类、分层、分级，按照 80% 时间从事某项工作的原则将全体职员划分为医师、护理、医技、科研、管理和支援保障六大职系，接着对每个职系进一步划分为基本层、中间层、骨干层和核心层，基于以上分层再细分出更细的岗位级别，根据不同职系和相同职系内的不同层级的工作存在差异设置不同分配方案；华西医院通过设置工作负荷等级系数、单列夜班费等策略对护理单元的绩效奖金分配进行改革，引入 RBRVS 对外科医师的绩效奖金分配进行改革，并强调医疗质量、业务量和绩效成本管控的重要性。通过此次分配杠杆的再调整，华西医院不仅消除了原来科室之间收入不公平的弊端，还促进了科室服务质量、业务量的提升以及成本管控的主动性，在"多劳多得"基础上实现"高薪促高效"。

从华西医院近 20 年的发展历程可以看到，医院的发展有其科学、客观的规律，医院发展战略的部署必须循序渐进，不可急功近利、急躁冒进，在不同的阶段医院所面临的问题不同，医院的战略重点也会不同，比如，华西医院在 20 世纪 90 年代初期，其工作重心就是积蓄力量，从医院规模、人才培养和医疗能力为后面的学科建设打好基础，而非一上来就急于推行学科建设。

因此，要构建合理的医院发展战略，医院必须把医院内部的资源能力、发展现状和长期发展目标，医院的外部环境和医疗体制改革情况等方面充分结合考虑，寻求当前发展机会，回避可能的风险，然后才制订出切实可行的发展战略并应用于医院实践当中。

8.2   医院发展战略与内部绩效管理

在上文中，我们主要探讨了医院发展战略的研究历程、医疗卫生体制改革对于医院发展战略的影响以及医院发展战略的意义等内容，重点分析了医改政策对医院发展战略的影响。绩效管理作为实现医院发展战略的重要抓手之一，重点和方向也应随之而变。

（1）强调公立医院的公益性。

（2）提升精细化管理水平。

（3）回归自身功能定位。例如，大型公立医院功能定位为提供急危重症和疑难复杂疾病诊疗服务，就应增加相应指标在绩效体系中的比重，鼓励科室和医师提高医疗水平和科研能力。

（4）体现医务人员劳务价值，充分调动广大医护人员的积极性。

目前，我国许多医院已建立起绩效管理体系，但是往往与医院发展战略目标未能有机结合，导致绩效管理体系未能充分发挥其激励作用，而战略管理又未能发挥其指挥棒作用。如何正确认识医院发展战略与医院内部绩效管理的关系呢？

8.2.1   医院发展战略是医院绩效管理的重要依据

医院发展战略的制订，就是通过对医院外部环境与内部资源和能力条件的分析，明确医院在未来一定时期发展的方向、目标。战略目标一经制定，就会成为医院未来某段时期内医疗和管理活动的起点，自然也是医院绩效管理的重要依据。

具体而言，医院构建绩效管理体系的流程是计划、辅导、考核和反馈，制订绩效计划是第一步，而制订绩效计划的核心问题就是确立绩效目标，包括医院层级的绩效目标、科室／医疗组／护理组等的绩效目标以及员工个人的绩效目标，形成绩效目标体系；绩效目标体系是医院绩效管理体系的核心内容，是医院绩效管理落实过程中的指挥棒，它让科室和员工明白自己的努力方向，更加有效率地工作，绩效目标就来源于战略目标的分解。

虽然医院离开发展战略也能够构建绩效管理体系，但脱离战略统领的绩效管理无法促成医院发展战略目标的达成。比如，当医院的绩效管理目标未明确凸显公益性这一战略目标，科室和员工可能会延续旧有的认知，认为医院收入越高员工薪酬水平越高，从而延续原有行为模式以创收为主要目标，造成与医院回归公益性的目标背道而驰。

由此可见，不依据医院发展战略建立起来的绩效管理体系，无法符合医院的长期利益，无法起到正向的激励作用。

8.2.2　医院绩效管理是实现医院发展战略的重要途径

美国《财富周刊》曾刊登过一篇文章，文章中认为 70% 的失败企业，其失败原因不是战略制订错误，而在于糟糕的战略执行，72% 的 CEO 认为执行战略比制订一个好的战略更难；而在战略执行过程中最大的障碍之一就是企业战略与员工工作行为之间存在的"沟通鸿沟"，即企业管理者难以将企业战略传递给其他管理人员和员工。

为了最大限度消除"沟通鸿沟"，使得战略得以成功执行，需要借助一定的手段和工具，绩效管理就是其中之一。绩效管理体系可以帮助企业对其发展战略进行层层分解，最终确定企业层级的战略目标以及各个部门、团队和员工个人的目标，从而使各部门、团队和员工都具体理解自己对企业战略所承担的责任，并促成其按预定的目标进行工作，再通过部门、团体和员工的绩效来提高企业整体绩效，最终实现战略目标。

新医改下，医院绩效管理支持医院发展战略实现将主要表现在以下几个方面。

首先，从回归公立医院公益性方面看，建立公益性导向的医院绩效管理制度，要消除经济利益导向，强化公益性指标在绩效考评中的权重。包括医疗服务质量与安全、均次费用和患者满意度等方面，将这些对医院公益性有所影响的因素纳入绩效管理指标体系中，才能激励医院科室和员工落实公益性相关工作的积极性。

其次，随着分级诊疗制度的落实，三级公立医院工作重心转变为解决疑难杂症、攻坚科研难题。新的绩效评价中应减少科室和员工个人因经济指标而产生的压力，弱化科室和员工的逐利性，将工作重心聚焦于医疗服务能力的提升和医疗服务质量的提升。比如，将 CMI（病例组合指数）、低风险组死亡率等指标纳入医疗绩效考核指标体系中，促使医务人员承担起急危重症和疑难杂症的诊疗。

最后，医院绩效管理可以充分挖掘人力资源的潜力，促进医院经济效益总量的增长。华西二院张进曾提出："绩效管理和薪酬分配的目的绝不仅仅是对医院已有的'蛋糕'进行切分，或是为这种分'蛋糕'的方法提供依据，而是通过分'蛋糕'的方法和依据使医院将来的蛋糕做得更大。"也就是说，医院绩效管理的最终目的并不是为了"分蛋糕"，而是通过绩效激励，充分调动员工积极性，牵引医院、科室以及员工个人拓宽价值创造领域。

8.2.3　医院战略绩效管理

医院战略绩效管理，是指将医院的发展战略转化为战略地图并分解转化为医院、科室、医疗组、护理组或其他经营单元以及员工个人的绩效指标，再通过流程和制度对绩效实践过程进行监督、控制、评估。医院战略绩效管理将战略的制订和实施有效融入绩效管理体系中，能有效防止医院的绩效管理与发展战略脱节。下面是应用平衡计分卡工具描绘的医院战略地图（图 8-1）。

医院战略绩效管理中最核心的理念是基于全价值链，价值链条包含价值创造、价值评价、价值分配三部分（图 8-2）。其中，价值创造是源头，它为价值评价（即绩效管理）提供分配前提，而价值评价为价值分配（即薪酬激励）提供分配依据，进而价值分配产生激励作用又成为价值创造的动能，如此闭环运作，推动着医院最终实现战略目标。

与企业战略绩效管理体系一致，医院战略绩效管理也主要包括五个方面的内容。

一是建立医院绩效管理目标体系。主要包括医院的使命和愿景、医院的发展战略和目标、医院战略绩效指标的设计与分解等内容。实际上，医院的使命和愿景、医院的战略目标都只是一个宽泛的、抽象的概念，成功实施战略还需要将战略目标进行层层分解——首先是制定医院战略蓝图，它反映了医院的功能定位以及医院在

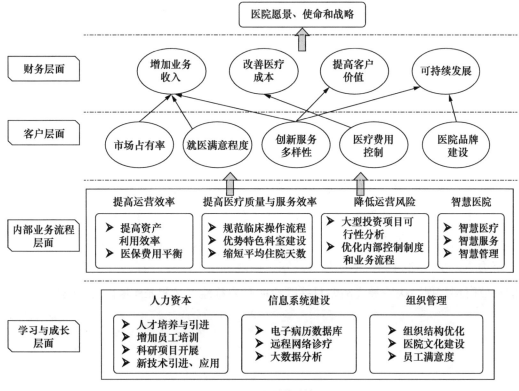

图 8-1　××医院战略地图

财务、患者、内部运营以及学习与成长等方面提出的目标；其次，各个科室根据战略地图所确定的医院层级目标，并结合本科室业务特点、资源和能力，在和相关科室沟通后制订本科室的目标；最后，每个员工根据自身岗位职责和科室目标，在与科室负责人双向沟通后，建立个人的目标。由此，医院总体战略经过层层分解，得到较为充分的传递且成为个人具体的目标责任。

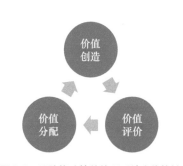

图 8-2　医院战略绩效管理系统全价值链

二是建立医院绩效管理运营机制，落实责任机制。绩效管理运营机制，遵循着 PDCA 原则，主要包括绩效计划、绩效辅导、绩效考核以及绩效反馈等环节，同时医院还将依据上一个循环周期进行定期评估，以此进一步改进绩效管理 PDCA 这一循环；此外，医院将根据绩效考核结果与薪酬激励进行衔接，确保发挥绩效管理的激励作用。

三是要保持组织协同。协同包括纵向协同与横向协同两个方面。纵向协同是指医院目标、科室目标和员工个人的岗位目标要保持纵向一致，强调上下级之间的沟通与协同，关注的是医院组织架构梳理；横向协同是指跨科室、部门的目标通过业务流程的横向分解，强调平行科室和岗位的沟通和协同，关注的是医院业务流程优化。

四是根据业绩目标，建立医院任职资格标准与能力素质模型，为医院培训需求来源提供依据，为员工职业发展拓宽通道，并提高医院和员工个人的战略执行力。

五是医院在实现战略绩效管理时，要做好绩效辅导和绩效沟通的相关工作，积极建立绩效考核反馈和申诉制度，打通医院绩效管理工作的全流程。

总之，战略绩效管理体系将医院绩效管理从以往拘泥于具体业务的绩效考评中解脱出来，破除了当前医院绩效管理只注重绩效考核、不注重绩效反馈与改进的问题；同时战略绩效管理体系将过去一些难以有效落实的功能定位有机转化为医院内部努力实现的战略目标，形成外部政策、医院战略、绩效管理、员工薪酬激励之间的有效衔接，保障医院最终战略目标既能回归公益性，又能兼顾医院可持续发展。

（陈洁明　朱　胤　张　英）

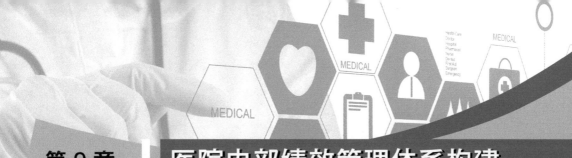

第 9 章　医院内部绩效管理体系构建

绩效管理体系构建是一个系统工程，以战略目标的分解为主体框架，以绩效指标为填充其中，绩效计划的制订、绩效方案的辅导实施、绩效评价、绩效反馈和结果应用这一 PDCA 循环则成为这个系统工程的内驱动力。

9.1　构建原则

构建医院内部绩效管理体系，需遵循以下几个原则。

1. 公开参与原则

在绩效管理体系构建过程中，医院要坚持公开原则。公开原则是构建和优化医院绩效管理体系过程中保证考核民主的重要手段，并且体现在医院绩效管理全过程。

在医院绩效改革前期，医院应当鼓励各种形式的沟通，全面征集各个科室、员工的意见，让相关人员全方位参与绩效管理体系构建过程，以保证医院绩效管理框架中的目标、程序和内容能够清晰地被职工认知和认同，进而化解绩效管理改革中的阻力和阵痛。员工的参与程度越高，绩效管理方案落实的障碍就越少。

在医院绩效管理的实施过程中，考核结果及其应用的公开，能让医院员工看到考核结果中自己及他人的排位，有助于员工认清自身优势及不足，知道努力方向，更能发挥绩效管理"鼓励先进，鞭策后进"的作用。

此外，及时公开考核过程和考核结果能够最大限度地缓解由于主观因素造成考核结果公布所带来的冲击，要允许员工在一定时间段内对考核结果提出异议，能进一步凸显绩效管理的公平、公正。

2. 客观与公平原则

在绩效管理体系构建过程中，医院要秉持客观与公平原则。

客观原则要求医院绩效管理体系要以客观事实为依据，坚持实事求是的态度。

绩效管理体系目标应当根据医院科室和职工的能力和资源以及当前的实际情况确立，绩效管理评价的指标应当尽量采集客观数据，绩效管理体系的实施应当通过合理的方式与科学的流程，尽可能减少主观因素对医院绩效管理结果的影响。

公平原则是医院实施绩效管理的前提，是影响着职工行为和态度的重要因素。公平原则强调每一位职工在绩效管理体系中的地位是平等的，都能享受公平公正的待遇，超越于绩效管理制度之外的情况应当坚决制止，以免员工对绩效管理产生怀疑和诟病，伤害其积极性和主动性，产生消极的后果。

3．差异化原则

在绩效管理体系构建过程中，还要注意差异性原则。医院的岗位构成复杂，不同岗位之间的岗位工作内容、岗位所需技术水平和岗位所需承担的风险责任差异极大，因此并不能采用统一的标准和方法去考核所有的员工，而必须根据各类岗位的特点，选择不同的绩效考核标准，在薪金核发、职位提升、职称晋升等方面制订差异化的绩效管理方案，避免平均主义或好人主义，只有这样才能公平地评价不同岗位、不同职工的工作效果，才能准确地体现不同工作人员的劳动价值，使医院实施薪酬激励能更有针对性，以充分发挥绩效管理的导引性和激励性。

4．循序渐进原则

绩效管理体系的构建要坚持循序渐进原则。任何事情的发展都有一个过程，医院在构建绩效管理体系时也同样如此。实际上，绩效管理其实就是一段不断改进和完善的精细化管理过程，新的绩效管理方案在开始阶段往往会遭到职工的抵触和反感，只有结合职工意见和现实情况，逐步对绩效管理体系进行完善和细化，才能保证绩效管理工作顺利开展并发挥应有作用。因此，在设计和构建医院绩效管理体系时，可以采用试点的方法，选取部分科室先进行试点，在此基础上逐步在全医院全面铺开。这样既可以考虑到职工的意见反馈和现实情况，逐步引导职工对方案的理解和认可，还可以在医院绩效管理实践过程中结合医院发展战略的变化进行不断地完善和调整。

5．及时反馈原则

在绩效管理体系构建过程中，医院要坚持及时反馈原则。绩效考核只是绩效管理体系中的工具、手段，不是绩效管理的最终目的，将绩效管理等同于绩效考评会把医院管理机制僵化，成功的绩效管理体系能够运用绩效考核结果来引导员工的行为和目标导向。因此，医院应当对绩效考核结果进行分析，并将分析结果与薪酬、奖金以及晋升进行有效衔接，对绩效考核的结果做出反馈。

9.2　医院绩效管理体系的组织和制度保障

9.2.1　组织保障

制订医院绩效战略和战略目标、分解医院绩效目标、实施绩效考核、反馈和应用绩效结果等关键的绩效管理阶段中，都需要一个强有力的绩效管理组织机构来推动、实施和监控，医院管理者的重视和支持、科室部门的有效管理和落实以及员工的积极参与等，构成了医院绩效管理得以有效实施的重要组织保障。因此，为了加强对医院绩效管理的组织保障，医院应当结合自身现实情况，建立科学、合理和有效的绩效管理组织以推动医院绩效管理工作的开展。医院绩效管理组织一般包含医院领导、相关职能部门、临床科室主任代表及员工代表等。

首先，在医院层面建立绩效管理委员会，主要负责医院绩效体系的顶层设计，其职责一般包括制订医院战略蓝图和目标、对医院战略目标进行分解以及制订绩效管理相关的方案、政策和规定等。

其次，在科室层面建立绩效工作执行和控制组织，在这一层面中医院业务科室负责人和职能部门是核心——医院职能科室部门可以组成绩效考评小组，设计绩效管理具体工作方案，组织医院各科室绩效管理的实施和日常管理，以及为各个业务科室提供有关绩效管理的咨询，对医院所有实行绩效管理的科室进行统筹管理；科室负责人作为所属科室不同层级员工的最直接领导者，其对科室能力、资源和人员情况了解程度较高，让其参与科室所属员工绩效设计、考核、沟通以及反馈，能够最大限度地减少因职能科室不熟悉业务而造成的考核偏差；基于此，医院应当为相关科室负责人或管理者进行绩效管理有关工具、方法和流程的培训，提高管理者的绩效管理水平和科室的绩效考核效率。

最后，绩效管理体系中被考核的主体是员工，员工对绩效管理参与度和认可度的高低，对医院绩效管理能否成功实施起着至关重要的作用，没有员工参与的医院绩效管理注定是竹篮打水一场空，更不要说实现科学有效的绩效管理。因此，医院绩效管理相关组织应当对医院职工进行积极的宣传教育，促使全体职工加强对医院绩效管理的了解，鼓励其以主人翁的身份参与到医院绩效管理具体实施中，并将职工的薪资奖励和未来职业发展等激励措施与医院的目标结合在一起，提高各级医院管理者和职工对医院绩效管理的重视。

9.2.2 制度保障

除了组织的保障，医院绩效管理的顺利推进也需要制度法规强有力的支撑。俗话说，"无规矩，不成方圆"。医院建立健全的相关制度，使得医院绩效管理工作有章可循。将绩效管理工作制度化、标准化和规范化，一来可以将绩效管理工作程序固化，有利于员工迅速掌握自身的工作流程和原则；二来绩效管理制度化有利于促进医院绩效工作过程更加透明、绩效决策更加科学合理，避免个人偏见、一言堂等现象，体现医院绩效管理的公平、公正。

反之，如果没有制度的约束，医院绩效管理工作无章可循，很可能无法得到切实有效的执行，失去应有的功能和效用，最终变成形式主义的典型。

9.3 构建绩效管理 PDCA 循环

PDCA 循环法则是当前管理学中质量管理的基本方法，也是在管理中有效进行任何工作的工作程序，对绩效管理尤其适用。绩效管理 PDCA 循环通过绩效方案的计划、绩效计划的辅导和实施、绩效考核以及绩效结果的反馈四个阶段，同时将绩效考核结果与员工激励进行挂钩，将绩效结果进行有效应用，然后在绩效管理执行过程中根据组织内外部现实状况不断修正目标和绩效计划，再次实施、考核、反馈和应用，进而形成一个动态变化、不断循环的管理环（图 9-1）。

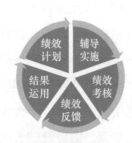

图 9-1 绩效管理 PDCA 循环

9.3.1　绩效计划

制订绩效计划是绩效管理 PDCA 循环的开端。在绩效管理 PDCA 循环开始前，医院要根据自身发展的阶段性要求，确定医院的发展战略目标，将医院的发展战略目标分解成若干个具体的绩效目标，然后结合不同科室部门、岗位的职责，确定科室部门、员工个人相应的绩效考核指标体系、指标权重和指标分值，最终形成医院完整的绩效指标体系（图 9-2），并和各个科室和员工进行确认。

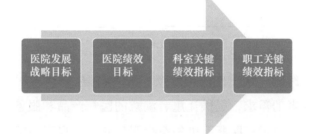

图 9-2　医院绩效管理指标层次分解图

可以看到，构建完整的、科学的绩效指标体系是医院绩效管理计划阶段的核心工作，也是医院绩效管理全过程的基础工作。因此，医院要对绩效指标体系的设计给予足够的重视，指标体系要充分体现医院的战略发展要求和核心价值观，必须兼顾经济效益与社会效益两个方面，并且保证员工个人的努力方向和医院发展目标协调一致；同时，医院还要对医院人员构成复杂、考核维度繁多和行为指标难以量化等问题进行充分考虑。

医院绩效计划方案的设计与制订过程主要遵循以下几个基本步骤：一是医院战略目标的分解；二是医院关键成功要素的转化；三是科室和个人的绩效指标体系的形成；四是绩效评价指标权重的确定；五是确定绩效评价指标标准的取值。

1. 医院战略目标的分解

当前，医院在进行战略目标分解步骤时，一般是基于目标管理法和平衡计分卡的原理，围绕医院战略和核心价值观，将医院发展战略目标按照客户、财务、内部运营与创新和学习四个维度分解为医院层级的关键成功要素（CSF）。按照平衡计分卡模式设计的绩效管理体系，改变了以往以财务指标为主，过分注重结果而忽略过程，追求短期绩效而忽略长期绩效的状况，它将客户、财务、内部运营与创新和学习等方面纳入绩效体系内统筹考虑，有利于医院能长期、稳定和全面发展（图9-3）。

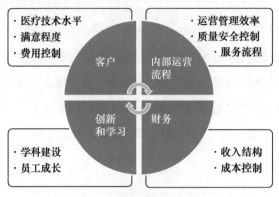

图9-3　医院战略目标分解模型

首先，患者是医院一切工作的出发点和最终归宿。医院想要获得长远的发展，就必须更加关注患者的需求，提供让患者满意的医疗产品和服务，因此，医院可以将医疗技术水平、患者对医院所提供的医疗服务的满意程度和医疗费用控制水平作为医院客户层面的关键成功要素。其次，内部运营流程能够帮医院确认关键的、有价值的内部流程。医院可以把运营管理效率、质量安全控制、服务流程管理等作为医院内部运营流程维度的关键成功要素。再次，创新和学习维度是客户维度和内部流程维度的驱动因素和提升基础。医院可以把医院学科建设、员工成长、医疗新技术开展等作为医院创新和学习维度的关键成功要素。最后，财务表现是体现医院能否持续发展的关键指标，它反映了医院运行的综合经济结果。医院可以使用收入结构、成本控制、资产使用效率和财政补偿情况作为医院财务层面的关键成功要素。

2．医院关键成功要素的转化

关键成功要素（CSF）是一个定性的概念，它需要进一步分解、转化为可量化、可取得、可供执行以及可评价的绩效指标。一个关键成功要素可能被若干个绩效指标来描述，此时医院应当借助关键指标法的帮助，抓取其中最重要、最关键的指标，以保证每一个关键绩效指标都是对应的关键成功要素的最佳反映，进而建立起医院层级的绩效指标体系。

另外，根据高敏（2019）研究提出医院绩效管理考核指标体系是反映质量、效率、效益、投入、支出等管理特征的统一体，为了能够进行全面科学评价，考核指标筛选必须遵循一定原则。因此，医院绩效考核指标除了要遵循基本的 SMART 原则，即 Specific（明确具体的）、Measurable（可量化的）、Attainable（可实现的）、Relevant（相关的）以及 Time bound（有时限性的）五个指标，医院在选取绩效指标时还要关注以下三个原则：一是综合性，评价指标应当能对评价对象的特征进行全面反映；二是敏感性，绩效评价指标应当能够在一定范围内拉开评价差距；三是易获取、操作性强，该指标数据应当能够被容易、准确获取。

下面本文分别就客户、财务、内部运营与创新和学习四个维度，举例说明关键成功要素分解、转化后的关键绩效指标（表 9-1～表 9-4）。

表 9-1　医院客户层面的关键成功要素与关键绩效指标示例

战略发展目标	关键成功要素	关键绩效指标
客户	医疗技术水平	出入院诊断符合率
		入院三日好转率
		医疗事故差错率
	患者满意程度	患者投诉率
		医疗、护理质量
	患者控费	每门急诊人次平均收费水平 每床日平均收费水平
		平均门诊费用变动幅度 平均住院费用变动幅度

表 9-2　医院内部运营层面的关键成功要素与关键绩效指标示例

战略发展目标	关键成功要素	关键绩效指标
内部运营	医院运营工作效率	病床周转次数
		临床路径覆盖率
		实行按病种付费的病种数
	质量安全控制	甲级病历率
		基础护理合格率
		出入院诊断符合率 临床主要诊断、病理诊断符合率
		住院患者治愈好转率
		医疗差错发生率
		CMI 值
	服务流程管理	患者就诊等待时间
		应急、应诊能力

表 9-3   医院创新和学习层面的关键成功要素与关键绩效指标示例

战略发展目标	关键成功要素	关键绩效指标
创新和学习	学术能力	科研经费投入占比
		人均课题、论文发表数量
		人均获奖科研成果数
	员工成长	"三基"考核合格率
		培训（进修）比例
		员工流失率
	医疗新技术应用	新技术开展数量
		新技术收入产出率

表 9-4   医院财务层面的关键成功要素与关键绩效指标示例

战略发展目标	关键成功要素	关键绩效指标
财务	医疗收入	医疗收入增长率
		净资产增长率
		医疗服务收入（不含药品、耗材、检查、化验收入）占医疗收入比例
		药品（检查收入）占收入比例
	成本控制	人员经费占医疗费用比例
		管理费用占医疗费用比例
		百元医疗收入消耗的医疗费用
	资产使用效率	每床位占用固定资产
		每百元固定资产收益率

3. 科室和个人的绩效指标体系的形成

在完成医院关键成功要素的转化并形成医院层级的绩效评价指标库后，医院各个科室部门基于目标管理法和平衡计分卡的原理，结合自身的职责定位和所认领的院级绩效指标，在与相关临床、辅助和职能后勤科室进行充分沟通以及广泛征求意见基础上，开始建立科室层级的绩效指标体系；同时，各个科室应当制订指标体系落实计划，并将具体目标落实到岗位、落实到个人，进而构建员工个人的绩效指标体系。

（1）科室绩效指标体系的形成

在医院层级指标体系形成后，医院管理者应当和各个科室负责人进行充分沟通，并结合各个科室的职责定位，初步筛选科室关键指标，经相关科室评价验证、专家论证和绩效指标体系运行调整之后，最终确定科室的绩效考核指标体系。当然，不同科室的绩效指标选择存在差异的，各个科室应当各自实际状况构建不同的绩效考核指标体系，不能一概而论。

本书将在第 10 章当中详细阐述科室绩效指标体系的构建。

（2）员工个人绩效指标体系的形成

科室绩效指标体系形成后，科室管理者将围绕本科室的业务重点、目标以及员工个人岗位职责，将科室目标层层分解到具体的责任人。个人绩效指标体系是对医院、科室指标体系进一步细化和拓展。

但是，值得关注的问题是个人指标的制订并不等同于科室目标的直接分解或者是科室目标的简单复制。这是因为一些科室指标具有整体性如医疗收入增长率等，是要依靠团队共同努力完成的，那么在将这些具有整体性的科室指标转化成个人绩效指标时，可以转化成与之有直接或间接驱动关系的个人绩效指标。

此外，员工个人绩效指标体系除了承接科室绩效指标以外，还需要额外考虑员工个人在思想素质、职业道德、遵纪守法和出勤等维度的考核。其中，思想素质是指员工要有正确的政治信念，以及具备较强的工作责任心和团队协作精神；遵纪守法是指医院员工要遵守国家法律法规，遵守劳动纪律以及医疗操作规程，服从医院和科室管理；出勤是指医院员工要严格遵守排班、考勤和请假制度，不得迟到、早退或中途离岗；职业道德是指医院员工恪尽职守，不以医谋私，并将与患者疾病诊治相关的内容详细告知。

4. 绩效评价指标权重的确定

医院在确定了具体的绩效考核指标后，必须要明确所选择的各个指标在绩效考核体系中所占的权重。权重系数是分项评分加总成综合评分的重要参数，并且起到目标导向作用。

医院可以根据自身发展的不同时期、医院工作的不同侧重点，加大需要关注的哪一方面的指标权重，使其成为科室、员工绩效重点考核方面，进而引导员工向医院所期盼的方向发展。可以说，绩效评级指标的权重系数具有战略导向作用。例如，当前医疗卫生体制改革要求医院回归公益性本质，尽快解决"看病难、看病贵"问题；因此，医院在绩效评价目标的权重上应当侧重医院患者满意程度和内部运营流程。权重系数引导一线医务人员的工作，提高医务人员提供的医疗服务质量水平。

对于各自绩效目标而言，不同科室、不同岗位的四个维度拥有不同的重要性。比如说，临床科室和行政后勤科室各个考核维度所占的权重当然存在差异，临床科室主要提供医疗服务，其与医疗质量相关、与患者相关的指标权重当然较大；而行政后勤科室主要面向院内提供管理服务，其与管理相关的指标权重也相对较大。

　　各项绩效指标权重的设定可以采用主观经验法、等级排序法、权值因子法以及德尔菲专家咨询法。

　　（1）主观经验法是依靠专家的经验来设定指标权重。

　　（2）等级排序法是指罗列出某个岗位所有的绩效考核指标，然后通过两两对比将这些指标按照重要性进行排序，越排在前面的指标权重越大；这两种方法实施起来都比较简单，但是主观性太强，存在随意性与不科学性。

　　（3）权值因子法是指从既定的几个维度（战略相关性、价值性、紧急性）去评价该绩效指标的重要性，然后让专家对这几个维度分别进行评分，用加权平均值确定出指标的权重，该方法相对专业和客观。

　　（4）德尔菲专家咨询法是指让一部分专家分别对各个指标进行权重设置，然后由专人进行汇总平均，并把汇总平均后的结果再反馈给这些专家，让他们再根据第一次反馈的结果对自己设置的各指标权重分别进行调整，二次汇总平均后确定各指标的权重；德尔菲专家咨询法是医院确定各个指标权重较为常用的方法。

　　其中，权值因子法以及德尔菲专家咨询法都涉及专家评分，那么医院在选择专家时应当遵循以下标准：第一，专家要长期从事医院管理或教学工作，对医院运行和医院管理有系统性的认识，并具备相应的医院管理学理论；第二，专家是具有丰富科室管理经验的医务人员，可以从临床一线工作视角来审视医院绩效评价指标。

5．确定绩效评价指标的标准值

　　在绩效评价指标的权重确定后，需要给各个选定的指标设定可比的标准值，标准值的设定则需要全盘考虑医院发展战略、年度工作计划、财务预算、医院运营现状以及选择的内部绩效考核指标性质，医院所设定的标准值是否合理将直接影响医院绩效管理的效果。同时，绩效指标的标准应当是在正常情况下大多数人员都可以达到的水平，尽量避免标准值偏高或偏低的现象（表9-5）。

　　绩效指标可以分为定性指标和定量指标，两者在取值过程存在一定差异。定性指标诸如政治信念、工作责任心、团队协作精神等，其内涵较为宽泛，在设定标准时必须先对指标给予尽可能详尽的描述，然后加以分级和配分。

　　定量指标的目标任务比较明确、清晰，其绩效目标可以精确衡量。定量指标取值可采用加减分法和规定范围法；对于一些简单的、具有线性关系的指标，医院可以采用加减分法确定评价标注以鼓励员工在一定范围内做出更多贡献，加减分法是应用最为广泛的方法；规定范围法是经过数据分析和测算后，就不同的标准范围进行标准值估算，得出的标准值较为科学、合理。

表 9-5　医疗质量管理考评标准示例

考核内容	分值	评价标准及方法
临床路径管理： （1）每季度监控临床路径入径数、入径率、入径完成率、变异和退出率，完成临床路径季度分析。（0.5 分） （2）达到 ×× 市卫计委临床路径管理要求：实施临床路径管理病例数占全院出院病例数≥50%。（0.5 分）	1	（1）每季度上报资料，科室存纸质版，电子版发质管办邮箱。 （2）纳入路径管理的病例数占出院病例数（按上一季度统计数据计算），超过 50% 的科室得 0.5 分，低于 30% 的科室扣 0.05 分，低于 20% 的科室扣 0.1 分，低于 10% 的科室扣 0.2 分，低于 5% 的科室扣 0.3 分，未开展临床路径的科室扣 1 分（门诊科室除外）。 （3）临床路径病历符合管理要求，年终将根据医院单项绩效考核方案进行一次性奖励
执行医疗质量安全核心制度： （1）落实各项核心制度，按规范记录相关记录本。（2 分） （2）医务人员知晓核心制度。（1 分）	3	（1）检查在架病历执行情况和核心制度相关记录本。 （2）人机对话考核全部医师（包括科主任）对核心制度的知晓情况。 发现一项不合格扣 0.1 分

9.3.2　绩效辅导实施

绩效计划制订好以后，医院绩效管理进入绩效辅导实施阶段。在这一阶段中绩效实施在整个医院绩效管理中发挥着承上启下的纽带作用，绩效辅导实施工作做得好坏直接影响后续绩效评估、绩效结果反馈等工作的顺利开展以及医院绩效目标的最终实现；同时，该阶段的工作也直接反映了医院运营管理水平的高低。

1. 医院绩效辅导实施的内容

按照绩效管理流程的方向，医院绩效管理辅导实施工作主要有以下几点。

第一，在绩效管理过程中，时刻关注科室、医疗组和员工个人的目标是否与计划中明确的绩效标准保持一致。

第二，如果科室、医疗组和员工个人的目标与医院所明确的绩效标准出现偏差，医院应当查明出现偏差的原因；如果是科室、员工的目标偏离了医院的绩效标准，则应当采取相关措施考虑如何纠正；如果是医院绩效标准与实际发展不符导致偏差出现，则应当及时调整医院的绩效标准。

第三，定时考察科室、员工个人所定工作的目标进展情况。

第四，根据工作目标的进展情况，分析医院在绩效管理工作中是否存在需要改善的地方，若存在则考虑应该采取什么渠道改善。

第五，时刻关注医院员工是否存在提高知识、技能和经验的需要，若存在则及时组织相关培训，满足员工、科室和医院的发展需求。

第六，医院各层级的领导者应当考虑可以采取哪些行动来支持、激励员工的工作积极性，鼓励员工跳出绩效考评的这一框架，为医院额外创造更多的价值，把"蛋糕"做大。

2. 医院绩效辅导实施的形式（表9-6）

表9-6　医院绩效辅导实施的形式

形　式	含　义
现场观察	通过深入现场，直观地对员工的工作过程和操作程序进行观察，是获取员工工作表现第一手资料的最佳方法。比如，科主任可以在集体查房时直接了解到某医生在工作时的流程、操作是否合理规范。 但现场观察存在以下缺点：一是所需时间较长，二是观察局限在一个时间点，观察的范围有限
检查记录	通过检查科室、员工个人的工作记录，例如，门诊登记、病历、检查报告单等，可以客观、公正地了解员工的工作质量和数量。比如，医院可以定时开展病历书写、处方点评等工作，及时发现问题，提高处方、病历合格率
部门会议	对于绩效管理实施过程中，对于员工经常性或者大范围出现的问题，医院和科室要定期或按需求及时举行部门会议及时通报，更有效率地避免同一错误重复发生
专题培训	对于绩效辅导实施过程作中出现的政策新要求、技术更新等实际变化，或者各种辅导实施形式中发现的具有共性的问题和偏差难以纠正时，医院可针对问题进行专题培训，以帮助员工适应新的环境变化，提高自身的技能
个别指导	基于考虑员工个人心理因素情形下，对一些个别的、非原则性的错误，医院可以考虑以个别指导代替共性问题公开指导

资料来源：依公开资料整理。

无论是哪一种形式的辅导，绩效考核人员都应当做好辅导记录，包括各种检查记录、阶段总结等，以便为今后的绩效考评、绩效改进提供对比和评价依据。

此外，医院还需要及时掌握各个科室绩效管理运行动态，以及科室、员工个人相关指标的进度情况，及时为进度落后的科室提供支持，从而促进医院各个科室的长远发展。

9.3.3　绩效考核

绩效考核是指对医院各级管理者和科室员工在一定期间内岗位职责的履行情况、业务目标完成进度以及工作态度、能力等内容进行全面、客观、公正地评价和反馈，考核结果作为医院薪酬制度的重要依据，并且通过绩效考核结果的差别明确医院不同科室、员工个人的执行能力，作为医院改善内外部运营管理的依据。

1．医院绩效考核的内容

医院按照相关政策对医院的要求，对科室和员工在工作效率、工作质量、管理水平、科研教学、医德医风等方面进行绩效考核。具体而言，对员工工作效率、工作质量、科研教学等的考评体现的是临床医务人员专业技术水平和后勤管理人员管理职能保障水平的实现程度和质量；对患者满意程度、院内医务人员对后勤管理科室满意程度等的考评体现的是各个科室服务综合职能的实现程度和效果；对各个科室费用控制情况、制度建设和执行情况等的考评体现的是科室精细化管理综合职能的实现程度和效果。

2．医院绩效考核的周期

医院绩效评价周期的确定并没有唯一的标准，各个医院要根据医院运营管理需求、绩效考核目的、绩效指标特征以及岗位特征等方面来综合确定。不同的考核周期对于医院绩效考评工作有着不同的作用——医院根据实际状况采取适当的考核周期可以起到及时激励、及时纠正偏差的作用；若医院没有考虑自身实际状况，生搬硬套其他医院的考核周期模板，则会出现医院考核周期不匹配，使得绩效管理无法发挥其及时激励、及时纠偏的功能。

一般来说，医院绩效管理考核周期可分为月度绩效考核、季度绩效考核以及年度绩效考核等。医院可以利用绩效管理这一有利抓手有效推动医院日常管理工作的开展和战略目标的实现。但是绩效管理考核工作的开展需要医院各科室部门投入更多的时间和激励，过于频繁且过于宽泛的绩效考评工作反而加重各科室部门的工作量，耗费大量人力物力，进而起到负向作用。

为了在两者取得一个适当的平衡点，医院在确定绩效考核周期时，要综合考虑岗位的性质、绩效指标的性质以及绩效指标标准的性质这三者因素，也就是说医院可以针对绩效评价指标的不同特征，不同类别的科室、不同的职能序列、不同的考核维度，采取不一样的考核周期，灵活地搭配运用。举例来说，对于工作量、医疗质量、临床路径、病历质量、医疗差错、医疗纠纷、患者和员工满意度等服务类型指标可以采取周期较为短的月（季度）作为考核周期，以短期内充分调动员工积极性，起到及时激励及时纠偏的功能；那么对于科研、新业务开展、新技术应用等这些结果产出相对漫长，忌讳急功近利的事项，其考核频率主要以年度（半年）的绩效评价周期为主。

3. 医院绩效考核的方法

医院在绩效管理评价时一般采用目标参照法、扣分法、区间法、加分法和比较法这几种通用的评分方法（表 9-7）。

表 9-7   医院绩效考核方法

方法类型	具体含义	计算方法
目标参照法	以每个科室实际完成的工作结果，将其与指标目标值进行比较，并将比较系数乘以 100 转化为指标得分；该方法可以超过满分	❖ 趋高指标（正向指标） 指标得分＝实际值 / 目标值 ×100 ❖ 趋低指标（反向指标） 指标得分＝（2－实际值 / 目标值）×100
扣分法	以每个科室实际完成的工作结果，将其与目标值进行比较，并根据设置的评分标准对指标进行扣分；该方法不会超过满分	❖ 趋高指标（正向指标） 指标值≤目标值：指标得分＝满分－（目标值－实际值）/ 扣分量 × 扣分分值 指标值＞目标值：指标得分＝0 ❖ 趋低指标（负向指标） 指标值≥目标值：指标得分＝满分－（实标值－目标值）/ 扣分量 × 扣分分值 指标值＜目标值：指标得分＝0
加分法	以每个科室实际完成的工作结果，将其与目标值进行比较，并根据设置的评分标准对指标进行加分	❖ 趋高指标（正向指标） 指标值≥目标值：指标得分＝满分＋（实标值－目标值）/ 加分量 × 加分分值 指标值＜目标值：指标得分＝满分－（实标值－目标值）/ 加分量 × 加分分值 ❖ 趋低指标（负向指标） 指标值≤目标值：指标得分＝满分＋（目标值－实际值）/ 加分量 × 加分分值； 指标值＞目标值：指标得分＝满分－（目标值－实际值）/ 加分量 × 加分分值
区间法	根据目标值的区间范围，设置几个连续区间并赋予对应的得分标准。当指标值落在不同的区间时，按照所在区间的评分标准进行指标分数评定	
比较法	根据每个科室完成的工作情况，以完成状况最好的部门为基准，对指标进行评分；该方法不会超过满分	❖ 趋高指标（正向指标） 指标值最高科室（完成最好的科室）的指标得分＝满分 其他科室的指标得分＝满分 × 指标值 / 同类科室最高值 ❖ 趋低指标（负向指标） 指标值最低科室（完成最好的科室）的指标得分＝满分 其他科室的指标得分＝满分 × 同类科室最低值 / 科室指标值

4．医院绩效考评的常见误差

即使医院绩效评价的方案制定的再严谨，评价执行者在评价过程中多多少少还是会受到一些主客观因素的影响，造成绩效考评结果产生误差，从而影响绩效管理实施的效果。这些考评的误差主要有以下几类。

（1）晕轮效应：晕轮效应是一种"以点概面""以偏概全"的心理弊病。在绩效考核中，晕轮效应意味着一个考核者对被考核者某一绩效要素评价较差，就会导致考核者对该被考核者其他绩效要素的评价也较差；反之也如此。

（2）考核者个人偏见：它是指考核者在进行绩效评价时，对于自己持有偏见的被考核者会给予较低的评价；反之，对于和自己关系较好的被考核者则给予较高的评价。

针对晕轮效应和个人偏见所造成的误差，为保证绩效评价结果公平公正，医院可以通过以下渠道缓解：第一，医院可通过对考核者进行选择和培训以避免绩效评价结果过高或过低；第二，医院公开绩效评价过程和评价标准可有利于避免此类误差。

（3）近期行为误差：它是指考核者只凭绩效评价期间的最后阶段的行为表现对被考核者进行评价，即员工在绩效评价近期的表现对其在整个绩效评价期间的表现起到直接的、决定性的影响，这是从纵向来考虑的。针对此类误差，医院一要尽量缩短评价周期，二要参考、利用绩效辅导实施过程中的客观绩效记录，以此来避免近期行为误差。

（4）对照效应：它是指考核者在评价某一绩效异常者时，该绩效异常者相邻的前后被评价者容易受到比照影响，从而导致绩效评价结果产生误差，这是从横向来考虑的。比如某位被考核者绩效异常好，那么在对比之下后一位被考核者的绩效可能就会被低估。针对此类误差，医院在对员工进行绩效评价时注意，评价对照的是医院绩效标准而非其他个体。

由于绩效评价结果涉及员工的切身利益，医院绩效评价的执行者要尽量将以上这些误差减少到最低限度，这样才能切实发挥医院绩效管理的积极作用。

9.3.4　绩效反馈

绩效反馈是指把绩效考核结果及时向被考核者进行公布，让医院各个科室和员工及时了解科室和个人的工作质量，进而明确自身的优点和不足，同时科室和员工也能够就自身在完成绩效目标过程中遇到的困难、问题以及所需要的支持，与医院管理层进行沟通，为医院下一阶段的 PDCA 绩效管理循环中及时整改，从而实现医院螺旋式发展。绩效反馈包含以下四个层次。

第一层次，明确医院在本轮绩效管理过程中其战略发展目标落实的情况，了解宏观的、涉及全局的医院绩效目标、指标和标准值以及医院组织结构等方面是否存在不匹配或者落后的问题，进而考虑医院是否需要对上述问题做出相应调整措施，是否应当安排针对性的专题培训。

第二层次，对员工个人在本轮评价周期的业绩绩效表现进行反馈。首先，可促使员工了解自己在本绩效周期内目标实现情况，并与上级领导者对评估结果的看法达成一致；其次，界定科室和员工与其绩效目标之间的差距，双方共同分析该差距产生的原因以及确定改进措施。

第三层次，管理者和员工通过沟通协商共同制订下一绩效管理周期的工作任务与目标，管理者参与制订下一绩效管理周期的计划工作，并且向员工传达医院的战略期望，可以减少目标的偏差。

第四层次，员工要向上级领导反馈绩效管理中遇到的问题和所需的支持，明确匹配的资源配置，为医院下一次 PDCA 循环做好准备。

医院进行绩效管理的最终目的是不断提升医院和员工个人的能力和绩效水平，实现医院螺旋式上升发展。通过绩效反馈这一环节，使得医院科室和员工也参与到绩效管理中，进一步提高院内员工对绩效管理制度的满意度。

而对于员工个人的绩效反馈的主要形式是面谈，面谈的内容包括将绩效评价量化结果和等级告知给员工，并且共同分析当期绩效高低的原因以及员工未来个人绩效计划改进的方向；同时，医院绩效考核者还应当听取员工的绩效自评、对医院的工作建议以及是否就绩效评价结果达成一致意见；若绩效评价者和被评价员工就评价结果不能达成一致意见，员工个人可向科室负责人或者绩效评价委员会等相关机构进行申诉。

此外，在当前绩效管理周期结束循环时，医院管理者应当及时对院内员工进行关于绩效管理满意程度的调查。医院通过对绩效管理满意程度的反馈调查，才能及时发现绩效管理体系中存在的不足，并及时对实施流程加以调整。

9.3.5　医院内部绩效管理结果应用

一些医院按照标准的流程制订绩效计划，科学、严谨地分解目标和执行绩效计划，在绩效计划执行过程中也积极地进行监督、辅导和沟通，及时修正发现的问题，并在绩效考核时坚持客观公正原则，然而绩效管理的实施却没有达到预期，仍然无法提高员工的积极性以及改善医院效益。深究其原因，是医院在绩效管理中将考评结果束之高阁，忽视了对绩效考核结果的应用。

绩效考核结果的应用是医院绩效管理体系中"画龙点睛"的一个步骤，可以说绩效管理能不能切实落地，关键的一点就在于绩效考核结果的应用情况。绩效考核结果本身就和员工具有密切联系，其应用直接关系到员工的切身利益——如果员工能够获得较好的绩效考核结果，往往意味着可以获得更多的薪酬激励以及更宽阔的职业道路，相反较差的绩效考核结果往往意味着薪酬的减少，甚至会受到不同程度的惩罚。如此机制之下，若医院忽视了绩效考核结果的应用，绩效管理难以形成闭环管理，绩效考核也将失去其核心的激励功能。因此，绩效考核结果必须得到现实的反应，医院应当结合绩效反馈，加强医院绩效结果应用。

根据李国红（2003）研究表明，69.8% 的医务人员认为经济收入在医生激励方式中占首要位置，培训和提高技能的机会（32.1%）和晋升机会（30.8%）分别占第二位、第三位。而医院绩效管理结果一般应用在以下几个方面的工作。

1. 计划改善

绩效管理系统包括绩效考核计划、绩效辅导与实施、绩效考核以及绩效反馈四个阶段，也就是所谓的 PDCA 绩效管理循环。但是，PDCA 循环管理模式并非运行一次就结束，而是无限循环、不断修正、不断提高的管理模式，实现医院绩效螺旋上升。而每当进入下一轮绩效循环时，医院要对绩效考评结果进行全面分析，发现当期未解决的问题，进而通过修正新的绩效计划将问题带入下一个绩效循环中解决。

造成员工工作绩效表现与医院标准产生差异的原因，可能有两方面：一是绩效目标和标准不匹配，二是员工个人能力问题。而对这两方面问题的改善，医院必须在下一绩效循环中的绩效计划中得到体现。就前者而言，若医院在绩效评价后，应当根据员工整体绩效实现的程度和环境的变化，对绩效目标、绩效指标和绩效指标分值、权重进行适当调整，绩效结果优秀的员工其绩效标准应当提高，反之则按实际情况进行调低；就后者而言，医院可以就发现的员工个人绩效障碍与问题采取针对性的措施，比如专题培训、学术讲座、派出进修等。

2. 职位管理

医院的长期发展离不开人才队伍的建设，拥有一支职业素质良好、科学配置的卫生人才队伍是医院加强自身竞争力的重要因素。医院职位管理包括纵向升职（降职）和横向轮岗两方面内容，员工是否匹配当前岗位客观要求，医院一般运用人员素质测评和绩效测评两种方法进行判断和决策，其中素质测评是直接对员工的素质和能力进行考察。

而通过绩效管理活动，医院可以获取相关的绩效评价结果，依据这些绩效结果医院可以掌握员工在能力水平、岗位匹配度、工作态度和知识技能运用程度等方面的信息，并据此判断当前各个岗位上的人员是否都是最符合岗位要求的，是否存在大材小用或小材大用的现象，是否存在员工工作能力和岗位能力要求不匹配的现象。如果绩效评价结果说明一些员工无法胜任现有的工作岗位，医院和科室需及时查明原因并进行岗位置换；如果绩效评价结果发现具有发展潜力的优秀员工时，医院和科室应当及时做出晋升决策，并制订相应的职业发展计划和激励计划。

3. 利益分配

Rynesetl.（2005）研究表明，经济激励是调动员工积极性、改变工作行为以及提高绩效的最有效方式。医院应当把绩效考核结果直接与薪酬关联，作为医院员工分配收入的依据，通过经济激励来提高员工工作积极性，有效发挥量化绩效考核的作用；相反，若是医院的绩效考核结果未与员工薪酬方案挂钩，而是以行政任务的方式下达到科室及个人，科室及员工个人虽然接受了绩效考核任务，但是工作积极性、对于其所提供的医疗服务质量关注度不足，医院达不到提高效率、降低成本、提高服务质量的目标。

医院员工会对自己所获得的报酬进行纵向和横向比较。纵向比较是指员工将自己当期所获报酬与过去进行比较，横向是指员工将自己的报酬与科室内甚至不同科室、不同医院进行比较。当员工认为比较结果公平、公正和合理时，其工作积极性将会进一步被调动；反之则可能产生懈怠心理，不利于医院工作开展。因此，医院应当坚持以绩效考核结果为依据进行院内收入分配，落实绩效薪酬公平性。

此外，医院要坚持物质激励和精神激励并重的激励模式，在为医院员工提供奖金、津贴等物质激励的同时，要兼顾员工在荣誉、晋职、晋升等各种精神激励的需求，并以制度的形式明确下来。

4. 员工培训需求识别

开展长期的培训计划，创建学习型组织，是医院实施战略的必要步骤，有助于实现医院的持续性发展；然而培训并非越多越好，医院空泛的、缺乏针对性、不匹配的培训计划一方面无法切实提高员工的能力和技术水平，另一方面也造成了医院各类资源的浪费。

而绩效管理结果可以应用于医院员工培训需求的挖掘和培训项目的开发、调整，通过对医院绩效管理结果进行分析，分析信息可以为医院发现科室和员工在哪些地方需要开展培训以及需要什么样的培训提供依据。具体而言，医院可以通过绩效考评结果分析，寻找科室、员工个人的工作绩效表现，同医院所设定的绩效目标标准之间的差距，并且根据不同层次的员工所对应的不同培训需求和问题的不同类别（技能不足、知识欠缺还是服务态度不佳），制订具有针对性的培训计划，从而提高培训内容的匹配性和员工参与培训的积极性。

例如，对于能力较差、经验较少的员工个人可以提供基础的岗位技能培训，对于能力较强的员工可以采取深造提高式的培训；对于医院中高层领导干部可以提供经营模式和医院运营管理等相关课程，对于医务人员则可以提供能力素养、医患沟通和服务理念等培训。

5. 价值引导

绩效管理是一个风向标，它可以通过采用不同的绩效考核指标、指标分值和指标权重等方面引导医院各个科室部门和员工的工作侧重点和发展的方向。举例来说，医疗卫生体制改革要求医院进一步回归公益本质，要求医院提高医疗服务质量、医疗服务技术，那么，医院可以将绩效考核指标中反映患者满意程度（如患者满意率、患者投诉率等指标）、医疗服务质量（如患者治愈率、诊断符合率、甲级病历率等指标）和科研技术（如课题数量、新技术引进等指标）等相关指标纳入医院指标体系中，提高其权重和分值，并将绩效考评结果及时进行反馈，反馈结果与医院员工薪酬和职业发展密切挂钩，进而激励员工在医院所期望的领域的工作热情。

可以说，医院通过绩效考核结果的运用，引导各个科室员工工作行为趋向医院的发展目标，推动医院战略目标实现的同时也促进员工逐步实现自身的职业目标，两者相辅相成，相互促进。

9.3.6　医院绩效管理的沟通

1．医院绩效沟通的意义

绩效沟通始终贯穿于整个绩效管理过程中，绩效考核者和被考核者之间持续不断的沟通与反馈是推动医院绩效管理顺利进行的动力。缺乏有效的沟通，医院绩效管理工作推进滞塞，形成了医院员工抵触、回避的现状，导致医院目标无法到达员工层面，阻碍医院战略发展目标的实现；而适当的沟通，可以使得医院管理者和员工在工作过程中分享与绩效相关的信息，保持员工、科室和医院的目标和步调协调一致，有效减少医院绩效管理过程中所遇到的阻力，从而最大限度提高医院整体绩效。

基于医院绩效沟通在各个环节的重要性，本文将其单独出来进行阐述。

2．绩效沟通的内容

在医院绩效管理的不同阶段，绩效沟通的内容和所要把握的重点有所不一样。一般来说，绩效管理阶段沟通分为在绩效计划、绩效实施、绩效考评以及绩效反馈和应用四部分。

（1）绩效计划阶段的沟通

在医院绩效计划阶段，绩效沟通的目的和侧重点是医院管理者就能够在绩效目标、努力方向和工作流程方面与各个科室和员工达成一致。一方面，医院管理者在设计顶层制度时，对于当前员工具体的工作流程和细节可能存在理解不到位或者偏差，进而导致医院所制定的绩效目标不科学、偏离客观实际、空洞、片面等情况；因此，在医院制订绩效计划，尤其是制订绩效考核目标时，医院管理者要积极听取员工对绩效目标的需求，如实现个人、科室目标过程中可能遇到的困难和障碍，实现目标所需要的资源需求和权限需求等内容，并根据员工意见对绩效计划进行持续的合理调整；另一方面，加强绩效计划阶段的沟通能够更加准确地将医院战略意图和目标清晰地传达给科室员工，进而使得部门科室、员工在制订各自目标时形成共同的方向和目标，并了解到医院期望员工做些什么以及在什么样的情况和环境下履行哪些职责，形成医院绩效信息的上传下达双流向，提高科室和医院员工对绩效管理计划的认可度。

（2）绩效辅导实施阶段的沟通

在绩效辅导实施阶段，进行绩效沟通的目的和侧重点主要有两个：第一，对于医院管理者而言，管理者通过沟通获取员工工作情况的各种信息，掌握员工在绩效目标的实施过程中其工作进展信息以及提升的空间有多大，进而针对性地提供相应的辅导和资源，激发员工的工作潜力。医院管理者通过持续的沟通能够及时发现工作实际状况和医院绩效目标之间的偏差，及时指导员工解决困难进行协调纠正，提高医院运行体系的前瞻性。此外，医院管理者通过沟通所获得的有效绩效信息也可以帮助他们在下一阶段的绩效目标评价中所负担的责任。第二，对于医院的科室和员工而言，可以通过沟通向上级领导汇报当前工作进度，以及就工作开展中遇到的困难进行反馈，寻求解决办法和资源支持。双向的沟通给予员工参与医院管理，与医院管理者共同促进医院发展的一个机会，同时也有助于医院科室、员工能够得到及时、客观和准确的绩效反馈，从而发现自己工作中的不足，确立绩效改进点，实现自身跨越发展。

（3）绩效结果反馈和应用阶段的沟通

在绩效结果反馈和应用阶段，沟通的主要内容包括三项。

首先，要对医院科室、员工在考核周期内的工作表现进行客观、公正和全面的评价，并将绩效评价结果进行反馈和肯定。在该阶段中，医院管理者要将绩效评价的分值、扣分项的原因等方面与科室员工进行客观地解释和沟通分析；同时，科室和员工如果对绩效评价结果存有异议，也应当及时就绩效目标未达标的原因向领导进行客观陈述，医院管理者通过听取科室员工对本周期绩效考核的自评结果，根据双方对照和实际情况对考核结果进行适当的修正，双方力争对绩效考核结果形成共识，这样才能使考核结果更具说服力和得到员工广泛认同，减少或消除误解、摩擦甚至争吵。

其次，根据绩效考评结果对科室员工工作过程中出现的问题进行诊断。在该阶段中，医院绩效管理者应当就科室、员工绩效目标未达标部分与被考核者共同分析问题产生原因和解决办法，管理者就此制订针对性的训练和辅导，同时共同拟定下一阶段改进的重点和计划。

最后，积极利用绩效结果。医院管理者应当将绩效考评结果与科室、员工的绩效奖励挂钩，并积极与绩效被考核者沟通激励计划，充分体现绩效管理的价值引导作用。

3. 绩效沟通的方法

医院在绩效管理全过程中保持持续的双向沟通的方式有很多，大致可分为正式沟通和非正式沟通两大板块。

（1）正式沟通是指医院对沟通流程和内容事先进行计划和安排，主要包括以下三种方式。

● 定期书面报告：包括周报、月报、季报、年报。医院采用书面报告比较正式，可培养员工理性、系统地考虑问题，同时该方法可形成医院沟通的模板，从而节约考核者和被考核者的时间；但是，书面报告容易演变成应付式的、无实际效用的纸面摆设。

● 面谈：一对一面谈方式可以拉近医院管理者和员工之间的关系，有利于双方就绩效问题进行比较深入的探讨，进而找到解决问题的具体方法。面谈过程中，上级管理者应当以开放、坦诚的氛围进行交流，鼓励员工表达自己的看法和意愿，交流的重点也应当放在员工具体的工作任务和标准上。

● 会议沟通：包括院长办公会、科主任例会、科室例会等各级、各类会议。通过会议沟通方法，参与会议的员工可以了解其他同事的工作进展，并获取医院战略发展和价值导向等方面的信息，因此会议沟通可以满足团队交流的需要。但是，会议沟通需要较强组织能力，一旦频率过高或会议内容不合理则耗费与会员工的时间；此外，当涉及员工个人绩效方面问题时，进行会议沟通不是一个好的选择。

（2）非正式沟通是指医院对沟通流程和内容并未经事先计划的，该方法形式多样灵活，包括闲聊、走动式交谈、设立意见箱、手机 App 等。使用非正式沟通的优点是能够进行及时的沟通，当问题发生后，管理者无须做过多的准备，可以马上与被考核者进行简短的交谈，从而促使问题快速解决。

绩效沟通在某种情形下甚至可能成为绩效管理成败的决定性因素，正是由于其重要性，医院要重视考核反馈渠道畅通与否，并结合使用上文所提到的手机 App、分析简报、讲评、访谈、例会等各种方式，建立多途径绩效评价反馈联合机制；同时，医院还要实现及时、准确推送考核结果，定期或不定期进行科室绩效管理沟通互动与指导，实现绩效沟通的"动态化"。

（陈洁明　周秀红）

第 10 章

医院科室绩效管理体系构建

在本书的上篇论述中，我们可以看到国家对公立医院进行绩效考核主要是为了让公立医院坚持公益性导向，引导公立医院进一步落实功能定位，提高医疗服务质量和效率。其绩效考核结果将作为公立医院发展规划、重大项目立项、财政投入、经费核拨、绩效工资总量核定、医保政策调整的重要依据，与医院评审评价、国家医学中心和区域医疗中心建设以及各项评优评先工作紧密结合，作为选拔任用公立医院党组织书记、院长和领导班子成员的重要参考。从医院层面来说，必须按照国家对公立医院的绩效考核指标体系，进行认真的落实，直到符合指标的要求。而这些考核任务的完成，必然要落实到科室和全体员工，就是过去所说的："人人头上有指标、个人肩上有压力"。因此，对医院科室进行有效的绩效考核，是整个医院绩效管理体系中的重中之重。

医院是一个由各组织单元（在医院就是各个科室，或为了完成特定工作任务所组成的长期或临时性的工作小组、项目团队）、各类别岗位组成的综合系统。各单元、各岗位只有密切配合、有机运行，才能实现医院的战略目标。科室作为医院基本的经营单元，既是医院各项工作职责的承载者，又是各项目标任务的执行者，医院的绩效目标，最终必然通过科室的经营管理业绩体现出来。因此，做好科室与中层干部的绩效管理，既是医院运营管理的落脚点，也是医院提升核心竞争力和实现持续发展的根本和核心。

绩效管理源于 20 世纪 70 年代，至今也就五六十年的时间。结合医改进程来看，医院真正有了比较系统的绩效管理思维，能够应用专业的绩效管理工具对科室进行绩效管理也就是近 20 年的事，这就注定了我们对科室绩效管理的认识有一个逐步深化和提升的过程。

10.1　对科室绩效管理应把握的几个关键认识

本书有关绩效管理的演变、基本概念、基本原则、实施过程等已经阐述清楚，如果要对科室实施绩效管理，则不论是作为医院的领导者、职能部门的管理者、业务科室的管理者甚至是一线的医务人员，在以下的几个认识方面应该达成最起码的共识。

10.1.1   绩效管理的过程是一个不断达成共识的过程

本书引用的绩效管理概念是指组织管理过程中每一个成员为了组织共同的目标而参与组织战略目标的计划制订、辅导沟通、绩效考核评价以及绩效结果的反馈应用，从而提升绩效和实现组织战略目标的管理过程。这一概念中有一个非常重要的描述："是指组织管理过程中每一个成员为了组织共同的目标而参与组织战略目标的计划制订……"。这充分说明绩效管理是一个高度的沟通与互动过程，是绩效的管理者与被管理者通过不断的沟通互动达成共识的过程。被誉为管理大师的彼得·德鲁克（Peter Drucker）于 1954 年在其名著《管理的实践》一书中讲到："目标管理改变了经理人过去监督部属工作的传统方式，取而代之的是主管与部属协商具体的工作目标，事先设立绩效衡量标准，并且放手让部属努力去达成既定目标。此种双方协商一个彼此认可的绩效衡量标准的模式，自然会形成目标管理与自我控制。"可以看到，彼得·德鲁克同样在强调"协商"这一绩效管理当中的关键环节。过去，我们习惯于应用"下达任务指标""分解指标"等词汇，看来已经是非常的不合时宜了，希望能够通过本书的"熏陶"，我们更多地去使用"沟通目标""商讨指标"这样的词汇，充分听取中层干部和一线医务人员的想法，通过平等式的参与方式对实现目标达成共识，形成合力。

10.1.2   绩效考核要先解决考核主体的问题

在习惯性思维中，我们常常热衷于思考对某个科室、团队或者个人考核什么指标？如何进行考核？但往往忽略指标制定出来了，考核制度形成了，考核者是否职称和如何考核的问题。比如对职能科室考核一直是一大难题，医院的领导者们常常困惑对职能科室用哪些指标去考核，但很少关注谁去考核，考核的人是否具备去考核的意愿与能力，是否掌握了考核的基本工具和方法，实践证明，确定考核主体有时比制订考核指标与方法还要重要。

10.1.3　绩效管理是一个循序渐进的过程

"跳起来摘桃子"曾一度在人力资源管理者的口中流传。意思是当我们在设定绩效指标时，要考虑到被考核经过努力是可实现的。但这一似乎人人皆知的道理有时却被管理者忽略了。比如我们在设定患者满意度目标时，大多没有对目前各个科室的患者满意度的合理性进行分析，比如某医院向住院患者发放满意度问卷，其问题中有对病理科、检验科的满意度调研，而实地了解这些住院患者很少与病理科、检验科的医务人员直接接触，他们在填写问卷时完全是凭着感觉填的。如果我们没有对患者满意度的调研工作进行规范，甚至连之前的患者满意度是多少都不知道，而直接确定患者的满意度要≥90%，这种指标的设定就是不严谨的。有一家医院的食堂在做现状调查时，员工对食堂的满意度为46%，而设定指标时则要求在一年内达到≥90%，实际工作中显然是难以达到的，这时就要具体情况具体分析，对目标的可实现程度进行评估，然后再确定一个医院方和食堂管理者、员工都认可的指标。其他如我们经常考核的各种质量指标、科研教学指标以及运营管理指标等都是如此。

10.1.4　科室绩效考核指标的制订必须符合医院的发展阶段和战略导向

本书对各层级、各类别人员的绩效指标体系进行了比较全面的梳理，哪怕"照猫画虎"也基本上能梳理出本医院的绩效考核指标体系，但到底选取哪些指标，指标值如何确定恐怕是每个医院管理者面临的难题。比如 DRG 入组数就不适用于医院内部科室之间的比较，但是可以用来评价同一医院内多个同类科室的诊疗能力。再比如，同样是针对 DRGs 的考核，某医院规定如果病种平均费用超过本省平台病种的平均费用，均给予处罚，但某二甲医院的经皮冠状动脉支架置入术刚刚开展，费用超过了本省平均费用的30%，如果给予处罚，就会打击科室开展医疗新技术的积极性，用科主任的话说"医院应该给予一个成长成熟宽容期"，经过沟通，医院决定在半年内费用不超过本省平均费用的30% 为合格，这就充分考虑了医院的发展期。在国考中，三级公立医院考核了大型设备检查的阳性率、日间手术量、患者的下转人次等，二级医院就没有考核，这就是充分考虑了不同等级医院的功能定位，医院在对各科室进行考核时，也要充分考虑医院各科室的功能定位，让每个科室承担的关键指标都体现医院的战略导向。

10.1.5　绩效管理过程中沟通时机的把握

目前医院在实施对科室的绩效管理过程中，绩效沟通是比较薄弱的一个环节。即使是进行月度考核的医院，也很可能是考核出一个结果分数，进行分析通过了事，管理者很少专门安排时间与科室进行面对面反馈沟通，更没有对科室如何改善绩效、提高能力进行反馈。如果要想让科室能够确保完成年度目标，管理者必须对关键指标随时监测、重点指标短期监测、考察性指标周期性监测，发现偏差或规定时限内可能完不成某些指标时，要及时与科室进行沟通，共同寻找原因，确定对策，必要时进行调整指标甚至将任务转由他人完成也是有可能的。只有选择适宜的时机与科室进行绩效沟通，才能保证目标任务的实现进度。

10.2　医院科室绩效指标体系

医院科室绩效管理指标体系的构建首先要基于外部对医院的绩效考核，其次要基于医院内部的绩效考核，三级公立医院绩效考核指标体系由医疗质量、运营效率、持续发展、满意度评价四个方面的指标构成。国家制定一级指标 4 个、二级指标 14 个、三级指标 56 个这个首先要遵循的。到了医院内部，则有工作量（又可细分为专家门诊、普通门诊、特诊门诊等）、住院患者量、手术量、平均住院日、药占比、耗占比、收支结余率、科研立项数量、论文发表数量等指标。而对于临床科室、医技科室以及职能科室则应该结合各自的功能及职能定位确定不同的指标体系。

对于科室绩效与中层干部绩效的评价，实践证明，比较好用的绩效管理工具主要为目标管理（MBO）和关键绩效指标（KPI）的结合应用。

在科室绩效指标体系的构建过程中，其思路和方法应遵循在实施关键绩效指标法中提到的五个步骤和一个原则。其中，五个步骤为组织目标的明确、关键工作内容的制订、考核指标的建立、考核标准的确定、关键绩效指标的审核。一个原则即以 SMART 原则为指导，包括 Specific（具体的）、Measurable（可衡量的）、Attainable（可实现的）、Relevant（有关联性的）和 Time-bound（时效性）。

10.2.1 临床科室绩效指标体系

临床科室是医院的业务主导科室，其绩效指标体系应以服务患者的数量、质量、技术难度、科研教学、成本控制、患者满意度以及医德医风等为主要指标。表 10-1 是某医院临床科室的绩效考核指标。

表 10-1 医院普外科 202×年绩效指标体系

项 目	内 容	指标值
工作量指标	门诊量	≥45 000 人次
	副高以上专家天数	≥300 天
	出院患者数	≥2500 人次
	手术台次	≥1600 台次
	专家会诊次数	≥100 次
	医共体内专家工作天数	≥30 天
技术指标	CMI 值	≥1.3
	开展腔镜辅助甲状腺手术	≥50 例
	胃肠道恶性肿瘤个体化综合治疗	≥100 例
医疗质量指标	下转患者人次数（住院）	≥300 人次
	日间手术占择期手术比例	≥20%
	出院患者微创手术占比	≥60%
	出院患者四级手术比例	≥40%
	医疗质量综合考核分数	≥93
运营效率指标	综合成本率	≤60%
	高值耗材率	≤30%
	门诊次均费用增幅	≤5%
	门诊次均药品费用增幅	0
	住院次均费用增幅	≤5%
	住院次均药品费用增幅	0
	人工成本占医疗收入比例	≤18%
科研教学指标	本科生理论教学	≥120 学时
	接收硕士研究生临床实习	2 名
	省部级科研立项	2 项
	核心期刊发表学术论文	5 篇

续表

项　目	内　容	指标值
人才培养指标	出国短期考察人次	5 人次
	外出进修半年以上人次	2 人次
	获得硕士导师资格人数	2 人次
	新增省医学会专委会副主任委员以上	2 人次
满意度指标	门诊患者满意度	≥90%
	住院患者满意度	≥95%
	员工满意度	≥95%
文化建设指标	举办全科集体活动	6 次
	医德医风考核达标率	100%
员工成长指标	晋升主任医师职称人员	1 名
	晋升副主任医师职称人员	2 名
	考取主治医师职称人员	2 名
	员工收入平均增长率	15%

这一综合指标体系是医院结合实际制定的，可借鉴应用，具体到一家医院，其指标选择和权重的确定则需要充分考虑医院的战略导向和科室的发展现状。

10.2.2　医技科室绩效指标体系

医技科室绩效指标体系应以工作量、质量、科研教学、成本控制、患者满意度、临床科室满意度以及医德医风等为主要指标。表 10-2 是某医院医技科室的绩效考核指标。

表 10-2　医院超声科 202×年绩效指标体系

项　目	内　容	指标值
工作量指标	腹部彩超量	≥1 00 000 人次
	心脏彩超量	≥12 000 人次
	脑超量	≥10 000 人次
	介入超声量	≥3000 人次
	超声造影量	≥5000 人次
	床边 / 术中超声量	≥7000 人次
	专家会诊次数	≥80 次
	医共体内专家工作天数	≥30 天

续表

项　目	内　容	指标值
医疗质量指标	超声诊断与临床诊断符合率	≥99%
	医疗质量综合考核分数	≥95
运营效率指标	综合成本率	≤30%
	人工成本占核算收入比例	≤18%
科研教学指标	本科生理论教学	≥80 学时
	省部级科研立项	1 项
	核心期刊发表学术论文	2 篇
人才培养指标	出国短期考察人次	1 人次
	外出进修半年以上人次	1 人次
	获得硕士导师资格人数	1 人次
	新增省医学会专委会副主任委员以上	1 人次
满意度指标	门诊患者满意度	≥90%
	住院患者满意度	≥95%
	临床科室满意度	≥95%
	员工满意度	≥95%
文化建设指标	举办全科集体活动	5 次
	医德医风考核达标率	100%
员工成长指标	晋升主任医师职称人员	1 名
	晋升副主任医师职称人员	1 名
	考取主治医师职称人员	1 名
	员工收入平均增长率	10%

10.2.3　职能科室绩效指标体系

医院业务科室的指标相对来说容易量化,那么职能科室的工作目标同样也需要尽可能地量化,不能量化的,则需要进行清晰的任务描述。下面是某医院人力资源部 202×年的工作目标描述(工作任务描述)及量化指标。

某医院人力资源部 202×年工作任务描述

医院人力资源部承担着人力资源管理整体规划、员工招聘与配置、人才引进、绩效考核、薪酬与福利体系设计、员工关系管理等重要职责,对保障医院业务工作的正常开展起着重要作用。202×年是医院人力资源部管理工作的规范之年,工作重点是全面建立规范的人力资源管理体系,配合和支持医院各业务科室对各类人员的需求,全面推行综合目标考核,确保各业务科室本年度业务指标的完成,保障医院本年度整体目标的实现。

为切实履行人力资源部的各项职责和加强医院人力资源工作的计划性和创新性，特制订 202×年度工作计划。

一、人力资源规划

（一）全面梳理医院职能科室职责、业务科室职责，明确职能科室和业务科室的工作范围与具体职责

1．制订医院职能科室和各个业务科室的职责说明书，明确界定职责范围、工作标准和绩效考核的核心指标，增强科主任管理科室的目的性和有效性。（3月底完成）

2．组织职能科室和业务科室学习理解职责说明书。（3月上旬进行）

（二）实施定岗定编，编制全院岗位说明书

1．对全院各职能和业务科室的各个岗位工作负荷进行测算，对各个岗位应该编制的人员进行核定。（3月上旬完成）

2．在岗位分析和调研的基础上，编制全院各个岗位的岗位说明书。（3月底前完成第一稿，4月安排各个岗位人员进行核对，5月底前定稿。）

（三）做好人员招聘与选拔，确保业务科室对人员的需求

1．根据医院及各科室的现状、发展需要及科室用人申请，组织科室年初报人员需求计划，编制全院人力资源需求计划表，上报院务会讨论后确定。（2月完成）

2．根据医院人员需求，与有关医学院就业办取得联系确认招聘会相关事宜，组织现场招聘会；（3月完成）

3．参加大型的医疗人才交流会，组织现场招聘；（根据需要）

4．完善并实施《医院人才推荐奖励办法》，激发全院职工推荐外部优秀人才。（3月完成）

（四）人员调配工作

1．组织医务部、护理部及其他相关部门，根据工作需要调整岗位设置和人员配置，并负责完成相关手续。（常态工作、根据需要）

2．按照相关规定筛选简历、组织笔试、面试以及技能考试后，按照招聘岗位任职资格条件要求录用人员。（常态工作、根据需要）

二、绩效管理

1．根据各职能科室的考核标准，修订本年度《综合目标考核责任书》，报院务会讨论通过后组织各科室负责人与院长签署；（3月完成）

2．在202×年的综合目标考核中，增加人力资源考核指标、财务考核指标、科教考核指标，增加临床科室对医技科室的满意度指标，把全院医生、护士的流失率分别与医务部、护理部挂钩。考核结果分段扣分，确保得分运用的合理性。（纳入《综合目标考核责任书》中）（3月完成）

3．每半年组织各职能科室召开一次绩效管理协调会，分析绩效考核结果及实施情况，并将考核结果及修改意见及时反馈给科室（7月和次年1月完成）。

4．每季考察科主任、护士长的履职情况，作为院领导聘任中层管理干部的依据之一。（每季度末完成）

5．根据一年来绩效管理的运行情况，组织一次医院内部的绩效管理研讨会，重点是科室主任交流本科室的绩效考核与分配情况。（11月）

三、薪酬管理

1．调整设计具有竞争性和激励性的绩效工资实施方案，提高薪酬体系的合理性和员工积极性；（6月完成，7月执行。）

2．与财务部根据科室考核结果，按医院绩效工资分配方案核算科室绩效工资，并依据各科室二级分配制度，监督科室员工绩效工资的发放；（每月）

3．统计、核算、分析各人工成本项目，及时提出人工成本优化建议（每季度分析一次）。

四、培训与开发

1．针对实际，制订新员工岗前培训方案，明确培训内容、培训形式和考核办

法。（7月前）

2．每半年组织一次新员工岗前培训，培训内容包括医院文化、医院各项规章制度的解读、医疗安全及纠纷防范培训、岗前礼仪培训、职业素养培训；（7月及12月前）

3．汇总全院进修培训计划，医务部制订医师培训计划，护理部制订护士培训计划，做出全年培训预算。（11月完成）

4．组织全员和中层管理干部培训，做好老师的聘请、课程设计、培训组织管理工作。（10月前完成）

五、规范化建设

根据医院一年来人力资源管理的运行情况，制定出台《医院人力资源管理制度》《医院人力资源管理流程》和《医院人力资源管理表格》等规范性文档。

人力资源部 202×年×月×日

职能科室的各项目标确定后，也可像业务科室那样，汇总为一张清晰的年度（或月度）工作目标卡，如表 10-3 所示。

表 10-3　医院人力资源部 202×年工作目标（指标）卡

序号	主要工作目标	完成效果评价分数				
		很差	比较差	合格	良好	优秀
1	全院人工成本占医疗支出的 43%～66%	1	2	3	4	5
2	绩效工资控制在医疗总收入的 15%±0.5%	1	2	3	4	5
3	新员工招聘成本控制在 2000 元/人	1	2	3	4	5
4	全院培训费用控制在 550 万～600 万元	1	2	3	4	5
5	本科室办公费用不超过 35 000 元/年	1	2	3	4	5
6	上级卫生、人事及政府相关部门布置的各项工作完成率为 100%	1	2	3	4	5
7	医院领导对本科室管理与服务能力的评价，平均分≥90 分	1	2	3	4	5
8	临床医技科室对本科室管理与服务能力的评价，平均分≥90 分	1	2	3	4	5
9	按规定完成专业技术人员职务晋升申报、考试报名等工作，报名资料正确率为 100%、按时申报率为 100%	1	2	3	4	5
10	做好上级政策要求的职工工资调整、职务变动调资等工作，职工调资正确率为 100%	1	2	3	4	5

续表

序号	主要工作目标	完成效果评价分数				
		很差	比较差	合格	良好	优秀
11	负责每季度职工绩效工资核算工作,核算正确率为100%	1	2	3	4	5
12	全院员工出勤率≥98%	1	2	3	4	5
13	负责医院人力资源管理项目的组织落实与跟进,按阶段向院领导汇报项目进度,并负责项目实施的日常组织监督和方案解释工作	1	2	3	4	5
14	梳理全院12个职能部门的责权利,5月15日前完成方案提交	1	2	3	4	5
15	对医院现有的人力资源配置情况进行一次全面的梳理,编制全院岗位名称的命名规范,并结合医院的实际情况和未来发展需求,完成《医院定岗定编方案》,于6月30日前完成初稿,报医院审批修订	1	2	3	4	5
16	对全院现有岗位进行工作职责调研、分析,并于7月30日前完成全院368个岗位的《岗位说明书》	1	2	3	4	5
17	对全院不同用工形式的员工进行分类梳理,编制全院工作人员花名册,做到科室分类准确、岗位设置准确、人员数量准确、用工形式标注准确,并于每月5日前及时更新花名册	1	2	3	4	5
18	按国家和医院规定办理职工辞职、调出、招聘、录用、调入、退休等手续,流程规范,准确率100%。完善劳务派遣人员管理工作	1	2	3	4	5
19	在8月15日前出台《医院绩效考核管理办法》,经院领导审批后,于8月30日前公布	1	2	3	4	5
20	制订全院48个临床科室、12个医技科室、18个职能部门的《目标管理责任书》及各科室具体考核细则,并经审批修订后于9月开始组织实施	1	2	3	4	5
21	负责组织每季度的绩效考核工作,每季度最后一个月的20日汇总本季度的绩效考核结果,并于25日前完成考核结果相关报表及分析报告,上报院领导审批,于30日前完成绩效工资的核算分配,经院领导审批后把核算结果报送财务部,并把考核结果反馈各科室主任	1	2	3	4	5
22	每季度第一个月15日前组织绩效考核工作的分析报告会,根据上季度的考核情况和存在问题,以及本季度的工作重点对全院各科室部门的考核指标内容进行修订,各临床、医技、职能部门对人力资源部考核内容的认同率≥85%	1	2	3	4	5
23	结合医院成本核算和财务优化工作,对医院现行薪酬制度进行调整,10月出台《医院绩效工资实施方案》,并配合分配制度的落实,每季度在规定时间内按要求上报人力资源方面的统计数据	1	2	3	4	5
24	完善员工绩效管理体系,11月出台《医院员工业绩管理体系方案》,建立员工个人业绩档案	1	2	3	4	5

序号	主要工作目标	完成效果评价分数				
		很差	比较差	合格	良好	优秀
25	规范全院的培训体系，开发多样化的培训渠道，12月出台《医院培训方案》讨论稿，并跟进修改，明确各部门的培训分工和协作任务	1	2	3	4	5
26	至少组织完成2次中层管理干部管理知识培训和1次员工素质培训，每次培训的课程不少于6学时，培训对象的出勤率≥90%，培训成果考核合格率≥95%，员工对培训课程设置和培训师授课效果的满意度≥90%	1	2	3	4	5
27	人才招聘引进计划的完成率≥90%，其中自主招聘人员的毁约率≤15%，各用人科室部门对新员工的满意度≥95%	1	2	3	4	5
28	组织医院员工开展职业生涯规划活动，设计各级各类人员的职业发展通道，并提交《医院员工职业生涯规划方案》讨论稿	1	2	3	4	5
29	对全院人力资源管理工作进行规范化建设，对已出台的各项人力资源管理方案进行梳理，制订出台《医院人力资源管理流程汇编》《医院人力资源管理制度汇编》《医院员工手册》	1	2	3	4	5
30	本科室工作计划按要求及时上交，并且能监督落实，不出现延迟、推诿现象，对无法完成的计划能在计划期限到达前提供合理解释，减少因计划无法完成带来的损失	1	2	3	4	5
31	本科室人员出勤率≥98%，无迟到早退或旷工现象	1	2	3	4	5
32	选拔并培养5名内训师	1	2	3	4	5
33	完成全院性授课培训1次	1	2	3	4	5
34	组织科室内部学术交流不少于4次，每季度不少于1次	1	2	3	4	5
35	管理成功经验分享推广1次以上，参与全院管理经验分享次数达90%以上	1	2	3	4	5
36	本科室员工发表专业论文不少于2篇	1	2	3	4	5
	实际得分=评价合计分数÷36×20	评价合计分数				

不同的医院，都有符合本医院文化特征和管理实际的职能科室绩效指标体系，表 10-4 为某医院人力资源部的绩效指标体系。

表 10-4　202×年人力资源部目标责任指标

维　度	序列	项　目	内　容	指标值	绝对权重	考核科室
人才工作	1	人才引进	高层次人才	2名		
	2		博士	3名		
	3		高级职称	5名		
	4		硕士	10名		

续表

维　度	序列	项　目	内　容	指标值	绝对权重	考核科室
人才工作	5	人才流失	人才流失率	2 名		
	6	人员配置	配置率	≥95%		
	7	人员效率	出勤率	≥98%		
	8	人才成长	晋升高级职称人员	≥20 名		
目标管理与考核	1	目标管理	科室目标管理覆盖率	100%		
	2		员工目标管理覆盖率	100%		
	3	年度考核	年度考核覆盖率	100%		
	4	医德考评	医德考评覆盖率	100%		
	5	人才考核	人才年薪考核覆盖率	100%		
	6	考评效果	考评投诉	≤10 人		
培训管理	1	干部培训	干部培训次数	6 次		
	2		干部拓展训练	1 次		
	3		干部培训出勤率	≥95%		
	4	岗前培训	岗前培训出勤率	100%		
薪酬管理	1	工资调整	调资准确率	100%		
	2	专项待遇	专项待遇发放准确率	100%		
干部培养	1	中层干部聘任	中层干部竞聘岗位	100%		
	2	后备干部管理	推荐培养后备干部	≥10 名		
劳动关系	1	劳动纠纷	劳动纠纷发生次数	0		
形象宣传	1	省市媒体报道	省市媒体报道	≥2 次		
	2	网站公众号推文	推文数量	≥10 篇		

上述为职能科室的年度考核指标示例，年度考核指标主要是院领导所关注的影响医院发展战略的关键性指标，如果要确保年度目标的实现，职能科室的考核指标还应有月度或季度指标，以下列举的示例如表 10-5～表 10-16 所示为某医院月度绩效指标，其特点是考核指标均与全院性指标挂钩，其设定逻辑是医院职能科室的管理效果有一部分必然是通过医院的工作量等全院性业绩指标所体现出来的。如此，我们便可看出在遵循绩效考核指标体系构建的基本逻辑的前提下，完全可以设计出医院各层级人员共同认同，且能有效执行的绩效考核指标体系。

表 10-5　办公室绩效考核量化指标

指标类别	具体指标	指标值	考核办法	权重	数据来源
全院性指标	门诊量	不低于去年同期水平	低于 1% 扣 1 分	50	医院信息系统
	出院患者数				
	医疗收入				

指标类别	具体指标	指标值	考核办法	权重	数据来源
办公室管理指标	公文按规定时间转办	符合规定时间	出现一份不符合规定时间扣3分	10	根据真实情况
	草拟和形成公文按规定时间办理	符合规定时间	出现一份不符合规定时间扣3分	10	
	会议通知率	100%	出现一人次未通知到位扣2分	5	
	患者满意度调研	每月一次	未进行或未形成分析报告不得分	5	
	组织党组织活动	每月至少一次	未组成或组成不好扣5~10分	10	
	对办公室工作投诉与反映		出现一次投诉或不良反映扣3分	10	

表 10-6   人力资源部绩效考核量化指标

指标类别	具体指标	指标值	考核办法	权重	数据来源
全院性指标	门诊量	不低于去年同期水平	低于1%扣1分	50	医院信息系统
	出院患者数				
	医疗收入				
人力资源指标	人员流失率	<5%	每超1%扣1分	10	根据真实情况
	全院出勤率	≥98%	每下降1%扣1分	20	
	岗位空缺率	<3%	每超1%扣1分	10	
	人事纠纷	0	出现一例不得分	10	

表 10-7   纪检监察室绩效考核量化指标

指标类别	具体指标	指标值	考核办法	权重	数据来源
全院性指标	门诊量	不低于去年同期水平	低于1%扣1分	50	医院信息系统
	出院患者数				
	医疗收入				
纪检指标	全院招标采购参加率	100%	有一次未做到扣5分	10	根据真实情况
	项目完工或物资验收参加率	100%	有一次未做到扣5分	10	
	投诉举报查办率	100%	有一次未做到不得分	10	
	院内违规违纪查办率	100%	有一次未做到不得分	5	
	人事、考核等按规定参与率	100%	有一次未做到不得分	5	
	违反行风和医德医风事件查办率	100%	有一次未做到扣5分	10	

表 10-8　医务部绩效考核量化指标

指标类别	具体指标	指标值	考核办法	权重	数据来源
全院性指标	门诊量	不低于去年同期水平	低于 1% 扣 1 分	50	医院信息系统
	出院患者数				
	医疗收入				
医务指标	医生流失率		本人主动提出离职出现一例不得分	5	根据真实情况
	平均住院日	参照各科室指标	有一个科室超过控制指标扣 0.2 分	5	
	中药占比	≥30%	有一个科室达不到指标扣 0.2 分	10	
	药品占比控制抗菌药物使用强度	参照各科室指标	有一个科室有一项指标超过控制指标扣 0.2 分	10	
	费用控制		增长幅度符合规定要求，超过增长 1% 扣 0.2 分	10	
	医疗纠纷	0	出现两例不扣分，一例以上每出现一例扣 3 分	10	

表 10-9　护理部绩效考核量化指标

指标类别	具体指标	指标值	考核办法	权重	数据来源
全院性指标	门诊量	不低于去年同期水平	低于 1% 扣 1 分	50	医院信息系统
	出院患者数				
	医疗收入				
护理指标	护理人员出勤率	≥98%	每下降 1% 扣 1 分	15	根据真实情况
	护理投诉		每月不超过 1 例，超过 1 例不得分	10	
	护理人员流失率	<5%（折算为每月人数）	每月流失（本人意愿）1 名不扣分，出现 1 名扣 3 分	10	
	护理事故发生率	0	出现一例不得分	15	

表 10-10　科教部绩效考核量化指标

指标类别	具体指标	指标值	考核办法	权重	数据来源
全院性指标	门诊量	不低于去年同期水平	低于 1% 扣 1 分	50	医院信息系统
	出院患者数				
	医疗收入				
科教指标	按规定转科率	100%	有一人未按规定转科扣 5 分	10	根据真实情况
	邀请省级每月学术讲座	不少于 1 次	少于 1 次不得分	10	
	院内专家学术讲座	不少于 1 次	少于 1 次不得分	10	
	外出进修人员回院一个月内汇报		未按规定汇报出现一例扣 5 分	10	
	青年讲堂	不少于 1 次	少于 1 次不得分	10	
	外出参加学术会议、进修符合规定情况		出现一例违反规定情况不得分	10	

表 10-11　门诊部绩效考核量化指标

指标类别	具体指标	指标值	考核办法	权重	数据来源
全院性指标	门诊量	不低于去年同期水平	低于 1% 扣 1 分	50	医院信息系统
	出院患者数				
	医疗收入				
门诊管理指标	门诊按排班出诊率	100%	有一人次未按规定出诊扣 2 分	10	根据真实情况
	门诊按排班出诊准确率	100%	有一人次未按规定出诊扣 2 分	10	
	门诊按时出诊率	100%	有一人次未按规定时间出诊扣 1 分	10	
	门诊投诉	投诉到医务科不多于 2 次	每多一次扣 5 分	10	
	门诊患者预约≥10%	不少于 1 次	每下降 1% 扣 1 分	10	
	每诊室诊疗量≥25 人次（不含针灸、康复、理疗）		每下降 1% 扣 1 分	10	

表 10-12　医院感染管理部绩效考核量化指标

指标类别	具体指标	指标值	考核办法	权重	数据来源
全院性指标	门诊量	不低于去年同期水平	低于 1% 扣 1 分	50	医院信息系统
	出院患者数				
	医疗收入				
院感管理指标	新上岗员工院感知识、传染病知识培训率	100%	每下降 1% 扣 1 分	10	
	不良事件上报率	100%	每下降 1% 扣 1 分	10	
	医院感染事件	0	发生一例不得分	10	
防保管理指标	传染病漏报率	100%	每下降 1% 扣 1 分	5	根据真实情况
	传染病报告及时率、正确率	100%	每下降 1% 扣 1 分	5	
	慢病监测报告率	100%	每下降 1% 扣 1 分	5	
	突发公共卫生事件上报率	100%	每下降 1% 扣 1 分	5	

表 10-13　财务部绩效考核量化指标

指标类别	具体指标	指标值	考核办法	权重	数据来源
全院性指标	门诊量	不低于去年同期水平	低于 1% 扣 1 分	50	医院信息系统
	出院患者数				
	医疗收入				

续表

指标类别	具体指标	指标值	考核办法	权重	数据来源
财务管理指标	参与重大合同谈判率	100%	有一次未参与扣 5 分	15	根据真实情况
	违反财务管理制度现象	0	出现一例不得分	10	
	医院门诊、住院费用收缴准确率	100%	每下降 1% 扣 3 分	10	
	绩效工资核算准确率	100%	出现一个科室反映不准确并经确认存在问题扣 10 分	15	

表 10-14　医学装备部绩效考核量化指标

指标类别	具体指标	指标值	考核办法	权重	数据来源
全院性指标	门诊量	不低于去年同期水平	低于 1% 扣 1 分	50	医院信息系统
	出院患者数				
	医疗收入				
设备管理指标	总体设备完好率	≥95%	每超 1% 扣 1 分	10	根据真实情况
	50 万元以上大型设备应运行时间比率	≥98%	每下降 1% 扣 1 分	20	
	全院医疗耗材占业务收入比率	<15%	每超 1% 扣 1 分	10	
	采购计划完成率	100%	每下降 10% 扣 10 分	10	

表 10-15　后勤保障部绩效考核量化指标

指标类别	具体指标	指标值	考核办法	权重	数据来源
全院性指标	门诊量	不低于去年同期水平	低于 1% 扣 1 分	50	医院信息系统
	出院患者数				
	医疗收入				
后勤保障指标	常规物资供应保障率	100%	有科室反映未能保障出现一次扣 2 分	10	根据真实情况
	水电维修 20 分钟内到达现场率	100%	有科室反映未能保障出现一次扣 2 分	10	
	物资按规定招标率	100%	出现一次未按规定招标不得分	10	
	采购计划完成率	100%	每下降 10% 扣 10 分	10	
	饮食安全事件	0	不发生类似食物中毒等事件，出现一次不得分	10	

表 10-16   安全保卫部绩效考核量化指标

指标类别	具体指标	指标值	考核办法	权重	数据来源
全院性指标	门诊量	不低于去年同期水平	低于1%扣1分	50	医院信息系统
	出院患者数				
	医疗收入				
安全保卫指标	不出现员工或患者及家属物品被盗、人身伤害等	0	出现一次扣3分	15	根据真实情况
	不发生火灾事故	0	出现一次不得分	10	
	能有效制止或杜绝医闹事件	0	出现一次不得分	15	
	指挥好院内停车，引导交通，确保院内不发生交通事故和车辆伤人事件	0	出现一次不得分	10	

　　医院对科室进行绩效管理的同时，也需要同步推进对中层干部的绩效管理，中层干部是科室行政与业务工作的领导者，承担着科室的医疗、教学、科研、经营管理、人力资源管理、业务发展以及日常行政事务管理等多项职责，调动中层干部的管理积极性和不断提高中层干部的管理能力，逐步培养和造就一支懂经营善管理精业务的优秀中层干部队伍，对于促进医院可持续发展，不断提高医院的经营管理水平；促进医院的高质量发展具有十分重要的意义。一般而言，大部分医院对于中层干部均会进行月度考核和年度综合考核，月度考核与会中层干部的月绩效工资挂钩。年度考核由院长代表医院与各职能科室和业务科室主任签订目标责任书，根据目标责任书完成情况兑现年终奖励。

　　由于科室的业绩事实上也是中层干部个人业绩的体现，因此，大部分医院在考核中层干部时均会把科室的考核结果作为中层干部考核的重要内容，占70%~80%的权重，同时增加相应的政治与道德要求以及个人能力指标等，构成一个完整的中层干部考核体系。由于本书其他章节均从不同层面有所涉及，本章不再赘述。

（张　英）

第11章 医院绩效管理与医院文化

11.1 医院文化的基本内涵

11.1.1 组织文化

1992年，埃德加·沙因（Edgar H.Schein）在他的《组织文化与领导》（Organizational Culture and Leadership）一书中，将组织文化定义为：由特定群体文化在处理外部适应与内部聚合问题的过程中发明、发现或发展出来的——由于运作效果好而被认可，并传授给组织新成员以作为理解、思考和感受相关问题的正确方式。

组织文化是组织在管理实践中逐步形成的，为全体员工所认同并遵守的带有本组织特点的使命、愿景、宗旨、精神、价值观和经营理念，以及这些理念在生产经营实践、管理制度、员工行为方式与对外形象的体现的总和。简单讲是一个组织的价值观、信念、仪式、符号、处事方式等组成的特有的文化形象。任何组织从筹备建立时便开始逐步形成某种特定的组织文化。组织文化在很大程度上决定了员工的看法和对周围世界的反映。

埃德加·沙因（Edgar H.Schein）曾在探讨文化变革与定义时，经常会讨论到一个组织的DNA，它不是很明显，但我们可以通过层层追寻找到它。那么，到底什么是组织的DNA？其实是我们的信仰，我们的价值观，这个信仰和价值观能够从一开始就让组织变得成功。

尤其是在早期，创始人以及领导人就已经决定"这就是我们进行运作的原则，这就是我们的价值"。组织在招募员工时，也要求他们跟我们有同样的价值观，而且在创建组织时是以这些价值观为基础的。在组织所处的环境发生变化时，或者内在环境发生变化时，需要我们适时进行文化变革。他提出，在文化变革时要更多地了解组织的激励政策、领导关注重点，等等。

组织文化具有对组织个体的激励作用和凝聚作用，为组织发展提供强大的动力，同时组织文化具有稳定性和滞后性，组织要在激烈的竞争环境中获得生存和发展，就必须适时对组织文化进行变革。

11.1.2 医院文化

1. 医院文化的定义

医院文化是指医院在长期的医疗服务活动中创造的，经过历史沉淀形成的，并为医院员工所认同的群体意识，对医院员工具有导向、激励、约束作用，也是社会公众对医院的整体认知，是现代医院管理的重要组成部分。

医院的良好有序的发展需要医院文化作为支撑。医院文化作为医院主流意识的反映，它的内涵包括医院所具有的组织结构模式、优良传统、行为规范、管理信念、价值体系以及员工对医院的荣誉感、责任感、依赖感和热爱程度等。加强医院文化建设能够在医院形成共同理念和行为标准，规范和引导医院员工的行为，激发团队自信，促使全体员工认同医院价值观念、行为准则、发展目标并产生强烈的使命感，能有效激发医务人员对本院工作的自豪感。健康的医院文化氛围，对医务人员的激励不是一种外在的推动，而是促进员工内在积极性、创造性的发挥。

2. 医院文化的层次

医院文化是一所医院无形的精神财富，是医院精神文明建设的重要成果，同时又是一种文化氛围的体现，是医院主流思想、观念、立场、信念等非物质因素的综合表现，它体现在医院工作的各个层面。医院文化绝非一朝一夕所成，它是几代人十几年乃至数十年积累、沉淀的结果。从一定意义上讲，它是引领医院全体人员同心协力、奋发进取的力量源泉，更是医院从领导者到每位员工共同的精神支柱。优秀的医院文化、坚定的文化自信可以增强医院的凝聚力和广大干部员工的向心力，关键时刻可以迸发出无穷的勇气和力量。

（1）物质文化：也称基础文化，包括医院环境、医疗设备、院容院貌、服务设施等。物质文化是医院实力的具体体现，是医院塑造良好形象的物质保证。整洁、温馨、舒适、便利的诊疗场所，能够给肉体与精神承受巨大痛苦的患者以心灵抚慰，增进机体活力，从而早日康复。同时，能够使医院员工在繁忙的工作中感受美，得到精神上的休息，进而激发工作积极性和创造性，增强医院发展后劲，为医院发展提供良好的物质支撑。

（2）制度文化：也称保障文化，包括管理体制、政策法规、规章制度、工作守则及管理目标等。制度文化作为医院文化的主体构架，是医院价值观念、道德标准、行为准则和技术发展的具体要求，也是依法治院、规范行医的重要保证。

（3）行为文化：也称形象文化，包括全体员工的医疗水平、言行举止，穿着装束、精神风貌、风度气质等。良好的员工行为能够使患者对医护人员产生亲切感、信任感，对医院产生信赖和忠诚。

（4）精神文化：也称核心文化，是医院文化的核心和灵魂，是医院全体员工在长期实践中建立起的群体意识，是医院发展的原动力。包括医院精神、奋斗目标、价值取向、理想信念、服务理念等。精神文化一旦形成并被员工认同，就会产生规范和自律作用，凝聚士气，把员工的思想行为统一到医院发展的轨道上来。

11.2　绩效管理对医院文化的塑造

绩效管理是提升组织绩效的有力保障，医院文化是推动医院发展的不竭动力，两者相辅相成，互相影响，共同作用于医院战略目标的实现。公立医院正处在深化体制机制改革的时期，以绩效管理为抓手，推动医院文化变革，有助于实现从医院价值观向全体员工相对统一的高绩效行为的快速转变，促进战略适应性的医院文化的形成，激活组织创造力和凝聚力，保障医院的可持续发展。

11.2.1　形成绩效导向的医院文化

1. 绩效导向的文化在组织文化中的影响

绩效导向文化是指组织鼓励与奖励在绩效上取得进步的程度。由于绩效导向文化的基础是对绩效的评估，因此高绩效导向文化必然导致对绩效指标的高度关注。高绩效导向的组织尤其强调良好的绩效改善过程，而改善基准是依据绩效反馈机制进行调整的。当现实绩效低于预设目标时，会使得组织对不良的绩效反馈做出迅速回应，促使组织积极搜寻解决问题的办法，直到数据转好。

组织文化的形式是多样的，绩效导向文化作为其中的一种，它一定程度上是在组织文化层面上对企业发展有正向反馈作用的体现。对于绩效导向文化对企业的创新发展上有益与否是毋庸置疑的，绩效导向能够促进组织的创新发展，对组织的可持续发展有着积极的作用。

2. 绩效导向的医院文化

医院绩效管理是医院各级管理者为了确保下属员工的工作行为和工作产出与医院目标保持一致，通过不断改善其工作绩效，最终实现医院战略的手段及过程。绩效管理不应该简单地理解为仅仅是一个考核结果的工具，而是通过完整的计划、执行、评估、沟通，利用绩效技术手段对各项工作进行持续改进，以保障医院的可持续发展。绩效导向的医院文化又区别于一般企业的绩效导向文化，更多的是凸显公益与效益的平衡。绩效导向的医院文化主要有以下几个特性。

（1）公益性：绩效导向的医院文化区别于绩效导向的企业文化，企业追求利益最大化，医院追求患者满意度最大化。公立医院作为我国医疗服务体系的主体，是深化医改的主战场，承担着公益性、公共性、主体性、非逐利性医疗卫生服务的重要职责。基于此，医院要重新梳理埃德加·沙因（Edgar H.Schein）所说的组织DNA，即组织的信仰和价值观。要树立以"患者至上""医者仁心"的正确价值导向，学会站着患者的角度思考问题，将医院的愿景、使命、战略规划、业务流程、服务态度进行正确定位，以创造良好的社会效益。

（2）协调性：绩效导向文化能促进组织模式的扁平化，对管理层冗杂的组织来说，有利于对发展模式进行整合。这样会使整个医院的沟通反馈更加顺畅，使内部的信息传达更有效，使每个员工可以充分表达想法和建议，从而能够塑造高凝聚力的工作团队，同时也提高了决策质量。

（3）创新性：业界普遍认为，高绩效导向的文化会促进组织进行创新。高绩效导向文化的医院中存在着比一般医院更加敏感和有效的反馈机制。这是由于绩效导向的文化所强调的绩效的进一步完备和升级，所以医院会更关注已完成的绩效成果与预期的成果之间的差异，并根据差异对相关的管理活动进行调整，因此会迫使医院为提升绩效所开展的变革和创新。绩效导向文化强调绩效的提升，相比于被动地接受改进和更新，这样会触发医院进行自发式的问题探索和创新。根据组织行为理论，组织的创新往往是被动的，局限在现有的难题。这种倾向在无绩效导向文化的组织中更突出。与之相反，绩效导向文化的组织因为强调绩效提升，组织并不会仅仅满足于现有问题的解决方案，而是把目光放在将来会出现的问题和困难上，因此更愿意去尝试未知的方法，并且会在探索中无意地进行组织的创新发展，这种形式相比其他组织更容易获得更完善的解决方案。绩效导向文化的医院更能提升技术水平及科研实力，从而实现医院效益最大化，也能提高抵抗风险的能力。

（4）战略适应性：组织战略管理的研究显示，组织战略与组织文化之间有三种关系，即互融与促进的关系、制约关系、无相关性。只有组织的文化与战略目标相吻合，组织员工的价值观、行为准则与战略目标相和谐，才能对组织起到促进作用。绩效导向文化的医院，大多都有适合本医院发展的战略目标，并通过平衡计分卡、关键绩效考核等绩效管理工具驱动因果关系展现医院的战略轨迹，适时调整，同时通过绩效管理将战略目标层层分解，责任到部门、责任到人，凝聚所有人的智慧与力量达到战略目标。同时也让医务工作者看到自身职业价值，看到个人职业生涯发展前途、看到医院业务发展与管理创新，提升员工对工作内容的满意度，提高工作积极性。

（5）环境适应性："领导变革之父"约翰·P. 科特（John P.Kotter）在《企业文化与绩效》一书中揭示了具有灵活适应性的企业文化能显著促进长期绩效提升。他提出："在更具适应性的文化企业中，文化理想是整个阶层的管理者应该在所处的环境发生变化时加以领导，以发起战略性和战术性变革。大多数管理者都非常关心客户、股东、员工，重视能够创造有用的、变化的流程。"绩效导向文化下管理者更加注重内外部环境的变化，利用 SWOT 分析、PEST 分析、利益相关者分析、行业集中度分析、SCP 分析模型、3C 分析模型等，及时了解医院所处的环境，提高医院对环境反应的灵敏度和应对策略的灵活性。从而，以不变应万变，在竞争环境中脱颖而出。

11.2.2　从个人价值到组织价值的实现

知识经济时代，人力资源越来越受到重视。医院既属于知识密集型服务组织，也属于劳动密集型服务组织，其对专业知识、专业技术、服务质量的依赖程度非常高，组织价值的实现很大程度上取决于组织员工知识与服务的贡献程度。而医务人员作为知识型员工，受过高等教育、具备独立思维与专业技术能力，渴望个人价值的实现。绩效导向的激励机制，其绩效管理的重点是激发和释放组织的创新能力，使组织间的沟通更加注重效率与协调，各部门和各成员之间的分工与协作更为明确，评价和分配制度也更为灵活，最大限度上促进个人价值与组织价值的双重实现，为医院发展提供不竭动力。

1. 个人价值的实现

人们通常将个人价值的实现与个体需求被满足的程度联系起来。最早由美国心理学家马斯洛在他的著作《人类动机理论》中提出，他认为人类的需求是金字塔形的，分五个层次表现出来。生理需求是最底层的需求，包括食物、水分、空气、睡眠等需求，它在人的需要中最重要，最有力量。安全需要是第二层次的需求，人们需要稳定、安全、受到保护、有秩序、能免除恐惧和焦虑等。社交需求是第三层次的需求，是指一个人要求与其他人建立感情的联系或关系。尊重需求是第四层次的需求，马斯洛将其分为两类，尊重自己（尊严、成就、掌握、独立）和对他人的名誉或尊重（例如地位、威望）。自我实现的需求是最高层次的需求，人们追求自我价值的实现，能够创造价值并使之最大化。这五个层次的需求，只有满足了较低层次的需求后才有可能被激励去追求更高一级层次的需求。

医务人员作为知识型员工，具有强烈的个人成就动机，想要追求更高层次的个人需求，在薪酬待遇方面希望可以保障生理需求，在目前紧张的医患关系环境下可以实现安全需要，在技术领域、科教科研、社会地位方面希望实现尊重的需要，最终希望可以达到自我实现以及超越需要，渴求能够实现个人价值。

这就要求医院更加重视人的发展，通过绩效管理指挥棒的作用引导医务人员树立正确职业价值观、职业态度；完善激励体系，采用灵活的激励方式；做好职业规划与培训，充分发挥人的主观能动性，实现个人价值。

2. 组织价值观的塑造

目前，公立医院改革中架梁立柱的工作基本完成，综合改革拓展深化，各项制度进入落地见效的阶段。在医改不断深化的过程中，公立医院亟须通过绩效管理来改变管理理念和医疗服务行为，朝着提质、增效、降本、控费、调动积极性、保持可持续的总体目标迈进，从而推动公立医院高质量发展。

（1）绩效管理引导建立适应患者与社会需求的医院文化

以人为本是我国社会的优良传统美德，尤其是医疗行业更应该重视患者感受、全心全意关心患者。患者在住院期间承受身体不适、心理不适的双重痛苦，迫切需要医务人员的同情与关心。医院在进行绩效管理体系设计时应秉承"医者仁心""患者至上"的组织价值观，重视患者满意度，重视优质服务的提升，构建人文关怀绩效考核指标体系。通过绩效管理引导建立适应患者与社会需求的医院文化，通过绩效管理更好地加强医患沟通、促进医患之间互相理解与包容，从而构建和谐的医患关系。

（2）绩效管理引导建立正确的医疗服务行为

医疗行为的服务对象是人，维护的是人的生命和健康，而生命和健康是无价的，国家对于医疗服务行为的规范也最为严格。中央党的群众路线教育实践活动领导小组印发了《关于开展"四风"突出问题专项整治和加强制度建设的通知》（群组发〔2013〕23 号），明确要求"坚决纠正医疗卫生方面损害群众利益行为，严肃查处医药购销和办医行医中的不正之风问题"。国家卫生和计划生育委员会、国家中医药管理局制定了《加强医疗卫生行风建设"九不准"》，进一步加强行风建设，严肃纪律。医院在进行绩效管理时必须遵循国家的法律法规、医改政策等，通过绩效考核指标的制订来规范医务人员的医疗服务行为。

（3）绩效管理满足员工的合理诉求

医院绩效管理是一个持续改进的闭环，包括绩效计划、绩效辅导、绩效评估、绩效结果应用、绩效沟通。其中绩效沟通是贯穿整个过程始终，它也是我们医院管理者了解员工诉求的一座桥梁。比如，在绩效目标计划在医院层面确定下来以后，在分解至科室的过程中需要与每一个科室主任进行充分的沟通，科室目标分解至每一位员工的时候也需要进行充分的沟通。在这个过程中，员工会提出他们的意见或建议，对于合理的诉求应该纳入管理者考虑范畴，只有员工认同的绩效目标才有可能达成，才能够激发员工的创造力，提升组织活力。

11.3　绩效管理中的人文关怀

人作为有感情的高级动物，既需要最基本的物质支撑，也需要获得情感上的满足，得到他人或组织的关心。在医院绩效管理的过程中，要重视对员工的人文关怀，医务人员相比一般的职业，更为辛苦，在员工需要的时候，医院是否及时给予关心和支持，员工有诉求的时候，医院是否及时了解与沟通，一定程度上决定了员工对医院的信任和依赖程度。

医院在制订绩效目标中，要确保员工在付出努力后都能顺利完成工作任务，以此提升员工的满意度与成就感。在绩效考评过程中，要深入和细化相应的工作，全面、科学地考评员工的具体工作岗位和工作量，保证员工所付出的努力都能够得到医院的肯定，并且给予员工客观的评价。在绩效激励中，要重视给予考评优秀的员工相应的物质和精神奖励，对于考核结果不如意的员工给予相应的鞭策和鼓励，树立其继续工作的信心，促使其不断努力，发展自身。

11.3.1　从绩效管理中找到合适的岗位

医院的绩效管理重要目的就是为了实现组织发展战略目标，通过对员工个人或组织的综合素质、态度行为和工作业绩的全面监测分析与考核评定，不断激励员工，改善组织行为，提高综合素质，充分调动员工的积极性、主动性和创造性，挖掘其潜力的活动过程。

1. 绩效管理有助于实现员工职业规划目标与激发员工创新力

景惠管理研究院张英在《医院人力资源管理》一书中提到，通过绩效管理，可以对员工胜任力与岗位的匹配程度进行评估。在日常的医院管理工作中，我们往往会发现这样的情况：一名医德好、技术精湛、服务认真的优秀专家被退居到科室主任的管理岗位后，发现他不仅不能按照岗位要求完成既定的任务，而且搞得科室人员怨声载道，个人也感觉到压力巨大。就是因为我们把一名优秀的专家选拔到了一个他并不擅长的管理岗位上。因此，绩效管理可以判断我们是不是把一个人放到了合适的位置上。如果放错了，就需要调整岗位；如果放对了，但业绩不佳，则说明需要进行培训和辅导。员工只有在合适的自己的位置上才能最大限度挖掘自身潜力，激发创新力，在员工个人获得成就感的同时使组织绩效得到提升。

2. 绩效管理可以把医院的战略目标与员工的个人目标有机结合

医院作为一个公益性社会组织，有其特定的宗旨与使命，有其既定的工作目标与工作任务，医院各类员工作为社会人也自然有其理想和价值追求，如何将医院的目标与个人的价值追求有机统一起来？我们可以通过绩效管理将组织的目标逐级分解至各部门、部门的目标逐级分解到个人。当所有员工都实现个人目标时，组织目标在一定程度上也会实现。但是现实中，有时候医院目标与个人追求是冲突的，比如，医院希望在节假日为患者提供医疗服务，员工希望在节假日能够休假；医院希望医务人员能够在技术和服务上不断创新，但医务人员可能出于安全考虑和个人利益的保护持保守的态度，这些矛盾与冲突都需要在绩效管理过程中进行持续不断的沟通，在实现医院的战略目标的同时也应考虑医务人员的接受度。

11.3.2　绩效管理中的员工满意度调研

现代管理学之父彼得·德鲁克认为，管理是新出现的用来改善社会和人生的工具。他真正关心的是个人在社会环境中的生存状况。在美国克莱蒙特大学附近，有一座小小的德鲁克纪念馆，在正厅入口处有一段他的名言："在一个由多元的组织所构成的社会中，使我们的各种组织机构负责任地、独立自治地、高绩效地运作，是自由和尊严的唯一保障。有绩效的、负责任的管理是对抗和替代极权专制的唯一选择。"医院作为知识密集型组织，在绩效管理中应该更加重视人的作用，管理层应更加重视员工满意度指标，同时员工满意度的提升能够促进患者满意度的提升，赢得社会认可，提升医院绩效。

医院的员工满意度是体现公立医院绩效管理人文关怀的重要指标，它能够反映员工对医院内部管理活动和医院总体运行结果的综合满意度，能够让管理层掌握员工的心理动态，在组织内部矛盾凸显的初期可以及时拟定应对策略。

员工满意度是个体对现实状况和个人期望进行比较后形成的主观感觉。满意度的外在表现是情绪的流露，这种情绪的流露具有可传导性。例如，科主任对下属满意度低，可能导致的结果是会引起科主任对下属的批评；下属将不满情绪通过语言、表情、动作传递给患者，患者对下属医务人员产生不满；较低的患者满意度又会影响科主任对下属的满意度，如此循环往复，员工、患者满意度都会降低，工作绩效无法提高。如果科室之间的满意度不高，会造成扯皮、推诿现象，这样也会导致患者的不满。

1. 员工满意度调研问卷模型

对员工满意度的最早研究始于 20 世纪 30 年（Hoppock，1935；Kornhauser 和 Sharp，1932；Roethlisberger 和 Dickson，1939）。从那时起，员工满意度和实际应

用和理论研究都取得了巨大的进步。员工满意度、顾客满意度、经营绩效之间的驱动关系，到目前为止，大量的研究表明，员工满意度会影响顾客满意度，员工满意度与顾客满意度都会影响经营绩效。这是一个对所有企业的经营实践都具有指导意义的一般性结论，而且这一结论已经改变了企业经营者的思维习惯。

到 20 世纪 70 年代，已经有一些专门从事研究的学者开发出了关于员工满意度的标准化问卷。最常用的一份问卷是由 Smiths，Kendall 和 Hulin（1969）提出的、包含有 72 个问项的工作说明量表（Job Descriptive Index，JDI）。这些学者对总体满意度的驱动因素进行了概念化并划分为工作本身、薪酬、晋升机会、领导层关系、同事关系等。

另一份常用的问卷，也是目前在国内应用比较广泛问卷是明尼苏达满意度问卷（Minnesota Satisfaction Questionnaire，MSQ）。该问卷有两种形式：一种形式的问卷包括 100 个问项，另一种形式的问卷包括 20 个问项。明尼苏达满意度问卷中包含的问项为：能动性、独立性、多样化发展、员工社会地位、员工关系管理与沟通交流、技术发展、道德标准、员工工作安全、员工所享受的社会服务、权力、个人能力的发挥、政策和实施、薪酬、培训和自我发展、本人责任、创造力、工作条件和环境、部门和同事的团队精神、奖惩、成就感。"明尼苏达工作满意度调查量表"也有简单形式，即以上 20 个大项可以直接填写每项的满意等级，总的满意度可以通过加权 20 项全部得分而获得（表 11-1）。

表 11-1   明尼苏达满意度问卷

问您自己：我对自己工作的这些方面满意程度如何？					
非常满意：指我对工作中的这些方面非常满意					
满意：指我对工作中的某一方面满意					
不确定：表示我不能决定满意还是不满意					
不满意：表示我对工作中的某一方面不满意					
非常不满意：指我对工作中的这些方面非常不满意					
对您现在的工作感觉如何？	非常满意	满意	不确定	不满意	非常不满意
1. 能够使自己始终很忙					
2. 独立工作的机会					
3. 时常有做不同事情的机会					
4. 成为团体中一员的机会					
5. 上级对待职员的方式					
6. 管理者的决策胜任力					

续表

问您自己：我对自己工作的这些方面满意程度如何？ 非常满意：指我对工作中的这些方面非常满意 满意：指我对工作中的某一方面满意 不确定：表示我不能决定满意还是不满意 不满意：表示我对工作中的某一方面不满意 非常不满意：指我对工作中的这些方面非常不满意					
对您现在的工作感觉如何？	非常满意	满意	不确定	不满意	非常不满意
7. 能够做不违背自己良心的事					
8. 工作所提供的稳定的就业方式					
9. 为别人做事的机会					
10. 叫别人做事的机会					
11. 发挥自己能力的工作机会					
12. 公司政策付诸实践的方式					
13. 我的报酬与我所做的工作的量					
14. 该工作的提升机会					
15. 使用自己判断的机会					
16. 按自己的方式做工作的机会					
17. 工作条件与环境（声音 / 装修 / 空间）					
18. 同事间相处的方式					
19. 做好工作所得的赞扬					
20. 从工作中所得的成就感					

通过员工满意度测评可以帮助管理层倾听员工的心声，诊断医院当前人力资源管理现状，根据调查结果分析医院管理中存在的问题，并提出针对性的管理改善建议，实现任务驱动到价值认同，提高管理水平，提升员工满意度，激发向心力，增强医院竞争优势。

2. 医院员工满意度驱动因素分析

根据德里克·艾伦（Derek Allen）与莫里斯·威尔伯恩（Morris Wilburn）在《满意度的价值》一书中提到的，不管目前各种满意度问卷包括哪些具体内容，在最广泛的概念层次上我们都可以认为主要是围绕工作本身、员工个人、与上级关系、环境四个驱动因素进行的研究，对于医院来说同样适用。医院在制订员工满意度问卷时，要充分考虑这四个驱动因素。

（1）工作本身：是指员工对本员工作的满意度。比如是否是常规化工作、角色界定是否模糊、工作要求与自己的价值观是否有冲突的地方、工作负荷、工作所需要使用的不同技能数目、任务性质、该工作在整个组织中的重要性、工作的自主权。这些特征对不同个体具有不同影响，主要还是依赖于个体的个性。其中，医务人员作为知识技能型员工往往对工作自主权要求更高。

（2）员工个人：是指员工从自身出发对工作的满意度。比如这份工作对员工的重要性、员工自己的个性是积极的还是消极的、对生活的总体满意度、在当地有无亲属、健康状况是否能胜任工作等方面都会影响员工个人对医院的满意度。

（3）与上级关系：特别是与直接上级的关系，通常会对员工总体满意度产生重大的影响。

（4）环境：工作的环境是否安全、舒适以及外部工作机会的高低都会影响员工的满意度。值得一提的是，在《满意度的价值》一书中说："研究发现员工对该公司外部工作机会数目的感知与员工的满意度呈负相关关系。"目前由于医疗行业的蓬勃发展、民营资本的进驻等因素的影响，医务人员的择业有了更多的选择，区域内医务人员的流动性也进一步加大，一定程度上也会影响员工满意度。

3. 员工满意度测评的方法

（1）问卷调查法：这是最常用的医院员工满意度测评方法，根据驱动因素来设计问卷，发给员工。该方法具有标准化程度高、涉及范围广的特点。在设计上有开放性问卷和封闭性问卷两种方式，开放性问卷更有利于员工主观表达其内心的想法，缺点是需要调查人员从问卷回答中提炼答案；封闭性问卷主要以客观题的形式，给出备选答案，通常问卷使用该种方法，更利于统计与分析，以数据的形式反映结果，更加直观。也有将两种方法结合的问卷形式。

（2）访谈调查法：该方法一般以个别访谈、座谈会等形式进行，是一种双向信息交流的方法，具有较高的直接性、灵活性和开放性。在收集谈话内容的过程中可以观察结果，从中提炼答案。通常分为结构性访谈和非结构性访谈，前者需要准备好固定问题提纲，后者为自由提问。缺点是耗时较长，覆盖面小，标准化程度低。

（3）实地观测法：相对访谈调查法而言是一种单向的调查法，有针对性地进行信息收集，由观察者到实地进行亲身体验，对工作环境、团队工作情况进行评估。缺点是无法真正了解员工内在需求和心理状态，观察的信息层次较浅，受观察者主观意识和知识结构的影响，具有一定的主观片面性。

4．提升员工满意度的措施

员工满意度是一个多维度、综合性的概念，医院管理者只有运用多种措施才能全面提升员工的满意度。

（1）制订和实施公平、合理的薪酬制度：薪酬待遇是工作回报最为直接的物质体现，也是影响员工满意度最为关键的因素。在员工满意度调查中，如果提高薪酬水平的呼声很强烈，应格外引起重视。薪酬的设计要考虑内部和外部的平衡。外部平衡是指与同行业同工种薪酬水平比较，是否更具竞争力，若低于行业标准应该进行重新测算调整。内部平衡是指医院内部各科室、各岗位之间的平衡，在坚持以岗定薪、按绩付酬的基本原则上，还应考虑医疗风险、工作饱和度、关键岗位和重要岗位的倾斜。

（2）引导员工做好职业发展规划：医院应设计一套科学有效的职业生涯发展路径，帮助医务人员了解自己的发展方向、岗位职能、上升路径等，对目标岗位应具备的能力、要求等有清晰的认识。有助于医务人员自身进行能力测评，评估自己的能力是否能达到某个岗位的要求。对发现目前的岗位不是自己兴趣所在或者无法胜任岗位的员工，及时采取岗位轮转或者技能再培训等机制，使员工找到合适自己的岗位，增强员工对工作的信心，使员工能够在岗位上实现个人价值。

（3）管理层应重视对员工的人文关怀：研究表明员工与直接上级的关系，通常会对员工总体满意度产生重大的影响。这就要求医院管理层在日常生活中要注重对员工的人文关怀，要尊重下属员工、公平对待每一位员工，工作中多鼓励员工。要关注员工的精神状态和心理健康，及时了解掌握员工的思想动态，有针对性做好思想引导和心理疏导工作。搭建青年人才训练营等发展平台，落实人性化、多元化的人文关怀举措，发挥医院文化对员工价值观的引领作用。

（柳小灿）

下　篇

财政项目预算绩效管理

按照资金使用方向不同，财政预算支出可以分为基本支出和项目支出两大类。基本支出是为了保障行政事业单位完成日常工作任务，保证工作运转和日常管理而编制的年度支出计划，主要包括人员经费支出和公用经费支出。人员经费支出主要为在编人员的工资性收入和其他补贴；公用经费支出指的是行政事业单位为履行职能而发生的日常运行费用支出，如办公费、差旅费、公务接待费等。基本支出是行政事业单位日常所需的必要支出，一般列为基本支出的经费拨款不容易变动。项目支出是行政事业单位为了完成某项特定的任务或者实现某些特定目标，由财政安排的在基本支出预算之外专款专项使用的一次性或阶段性工作经费，比如，重大工程建设、工业转型、农村综合改革等支出。项目支出按需申请，具有可变性，要结合当年财政状况统筹进行安排。

近年来，随着中央至地方对财政绩效管理改革重视程度的不断加深，各级政府逐渐将关注重点聚焦到预算绩效管理上来。加强预算绩效管理有利于提高财政资金使用效益，助力经济高质量发展，有利于建设高效、透明的服务型政府，增进人民福祉。财政项目支出与民生工程息息相关，具有资金总量大、项目覆盖面广、在各级政府的财政预算支出中所占份额较大等特点。因此，研究财政项目支出的预算绩效管理对于深化财税体制改革，推动我国财政绩效管理发展，充分发挥项目支出的社会效益都有非常大的意义和价值。

第 12 章　我国财政项目预算绩效管理的发展历程

在我国，对于财政项目支出绩效管理的认识与探索是随着预算制度改革重点的变迁而不断变化和深入的。预算制度改革之初，由于条件不具备、不成熟，并未直接推行预算绩效管理，而是将财政支出绩效评价置于改革前列，通过实施绩效评价不断夯实预算与绩效管理一体化的工作基础。纵观财政项目支出预算绩效管理的发展历程，从最初的绩效评价，到全过程预算绩效管理，再到如今的建成全方位、全过程、全覆盖的预算绩效管理体系，可以将其分为以下五个阶段。

12.1　萌芽阶段（1949—1997 年）

在萌芽阶段，中国经济体制经历了由计划经济向市场经济的转变。由于国家民主法制建设相对落后，财政体制处于经常性变化过程中，中央与地方利益分配在不断地进行博弈，导致我国预算管理制度缺少较为稳定的政策框架，长期滞后于财政体制的变迁。有学者将这一时期称为"前预算时代"，其时代特征是，在政府内部没有建立起对预算的行政控制，人民代表大会实际上也无法对预算进行政治控制来确保财政责任。通俗地说，"前预算时代"是一个表面上有预算，但实际上是没有预算的时期，所以，这时并无严格意义上的财政支出绩效管理，实际操作中主要是通过事后审计的手段来判断预算执行情况的真实性和合法性。在 1994 年国家开始实施分税制和工商税制改革后，财政收支规模快速增长，财政支出的效益问题也开始愈发受到关注。20 世纪 90 年代末，随着对预算绩效管理认识的逐步提升，美国、澳大利亚、英国、新西兰等发达国家纷纷启动以绩效为导向的预算改革。我国学术界有些学者开始研究和介绍西方国家政府绩效评价的概念和方法体系。现代政府绩效评价思想开始引入我国，为我国预算制度改革的推进和绩效评价的探索奠定了良好的基础。

12.2　初步探索阶段（1998—2002 年）

为了满足社会主义市场经济发展和建立公共财政体制的需求，我国从 1998 年开始进行预算制度改革。改革的内容包括编制部门预算、实行政府采购制度和国库集中支付制度、推行收支两条线办法等。与财政预算体制改革的发展形势相适应，财政部提出了"积极探索建立财政支出绩效评价工作体系"的工作思路。1998 年，财政部开始建立财政投资评审制度体系，明确了评审对象，形成了比较成熟的评审方法和程序，建立了相对独立的投资评审机构队伍。这是加强财政资金支出预算管理，强化对财政资金使用监督和跟踪问效的重要举措。

进入 21 世纪，随着先进绩效管理理念的推广，我国开始尝试在预算实践中开展绩效评价工作。2000 年，湖北省首先在恩施土家族苗族自治州选择了 5 个行政事业单位，开展预算支出绩效评价试点工作。此次试点拉开了我国财政支出绩效评价试点工作的序幕，也开始了我国真正意义上的预算支出绩效评价的实践探索。2001 年，财政部印发的《中央部门项目支出预算管理试行办法》（财预〔2001〕331 号）提出，追踪问效原则是项目支出预算管理的基本原则之一，财政部和中央部门会对财政预算安排的项目的实施过程及其完成结果进行绩效考评。此外，《办法》还要求，将年度预算安排的财政项目的完成情况和绩效考评结果分别记入中央部门项目库和财政部项目库，作为财政部以后年度审批立项的参考依据。2002 年，湖北省继续在全省内扩大预算支出绩效评价的试点范围，北京、湖南、河北、福建等地也开始了小规模的试点工作。同年，财政部印发《中央本级项目支出预算管理办法（试行）》的通知（财预〔2002〕356 号），废止了财预〔2001〕331 号，调整了项目支出性质分类，规范了项目申报、项目支出预算核定等程序，但仍保留项目支出的绩效考评的有关规定。为了做好中央本级项目支出预算管理工作，财政部加强对中央本级项目库的管理，于 2002 年印发《中央本级项目库管理规定》（财预〔2002〕358号），对确定试点的中央级行政事业单位项目库的设立、分类、排序、管理进行了规范。

12.3　试点铺开阶段（2003—2010 年）

2003 年，财政部印发的《中央级行政经费项目支出绩效考评管理办法（试行）》（财行〔2003〕108 号）是针对项目支出绩效考评的第一个管理办法。《办法》首次对中央级行政经费项目支出绩效考核内容、考核方法、考核指标、考核组织实施方式、考核结果应用等做出详细的规定。根据《办法》规定，考核指标共 8 个，具体包括业务情况（项目完成工作量、项目完成进度、项目完成质量、项目采购方式）和财务情况（资金到位数量、资金到位及时性、资金支出情况、财务制度执行情况）两大类指标。根据对考核指标的评分情况，财政部将最终的考评结果分为"优""良""及格""不及格"四个等级。也正是在这一年，党的十六届三中全会上通过了《中共中央关于完善社会主义市场经济体制若干问题的决定》，正式把"建立预算绩效评价体系"作为财政管理体制改革的内容之一，这标志着我国预算绩效管理改革的正式启动。为贯彻落实党的十六届三中全会有关精神，借鉴已试点地区的成功经验，财政部在全国内组织扩大预算支出绩效评价试点范围。

为了进一步深化预算改革，规范和加强全国范围内的预算绩效评价试点工作，2004 年，财政部颁布《中央本级项目支出预算管理办法（试行）》（财预〔2004〕84 号），在财预〔2002〕356 号的基础上，新增了申报项目排序原则与方式、项目库滚动管理等内容，加强对延续项目的管理。此外，还将有关项目绩效评价的规定改述为"中央部门应当将项目绩效评价结果报送财政部，财政部应当将绩效评价结果作为加强项目管理及安排以后年度项目支出预算的重要依据"。2005 年，财政部印发《中央部门预算支出绩效考评管理办法（试行）》（财预〔2005〕86 号），要求各试点部门要合理设置个性考评指标，使考评指标能够准确反映项目或单位的绩效目标，不能让绩效考评变成对预算支出的财务评价或对项目的竣工验收；并通过试点总结经验，逐步有序地建立起绩效考评体系。

为了规范和指导教科文、金融、农业等领域项目的绩效评价试点工作，这一阶段财政部针对不同行业先后印发了一系列的绩效考核管理办法。比如，《中央经济建设部门项目绩效考评管理办法（试行）》（财建〔2004〕404 号）《中央级教科文部门项目绩效考评管理办法》（财教〔2005〕149 号）《财政扶贫资金绩效考评试行办法》(财农〔2008〕91号)《金融类国有及国有控股企业绩效评价暂行办法》(财金〔2009〕3号)《金融类国有及国有控股企业绩效评价实施细则》(财金〔2009〕169号)等。这些政策文件对各领域、各行业、各部门的考核量化指标、考核方法及程序、考核结果应用等做出了详细的规定,让绩效评价试点工作有章可循,切实落地。同时,各地方政府也纷纷开始根据中央政策,出台适合本地的财政绩效评价办法,大胆对绩效评价进行探索。比如,广东省出台了《广东省财政支出绩效评价试行方案》(粤财评〔2004〕1号),天津市出台了《天津市市级财政项目支出绩效评价管理办法(试行)》(津政办发〔2007〕101号),贵州省出台了《贵州省财政支出绩效评价管理办法(暂行)》(黔府办发〔2009〕150号)等。

2006年,财政部总结了预算管理制度改革进程中仍存在的问题,为进一步完善和推进部门预算改革,发布了《关于完善和推进地方部门预算改革的意见》(财预〔2006〕406号)。《意见》明确要求各地要把绩效管理理念与方法引入财政支出管理,积极探索建立预算绩效评价体系。2009年,财政部又发布了《财政支出绩效评价管理暂行办法》(财预〔2009〕76号)和《关于进一步推进中央部门预算项目支出绩效评价试点工作的通知》(财预〔2009〕390号),要求部门预算支出绩效评价应当以项目支出为重点,重点评价一定金额以上、与本部门职能密切相关、具有明显社会影响和经济影响的项目,初步明确评价对象、工作内容、评价程序及方法等。除此之外,将财预〔2005〕86号文件的绩效评价指标确定的可比性原则改为系统性原则,要求绩效评价指标的设置应当将定量指标与定性指标相结合,系统反映财政支出所产生的社会效益、经济效益和可持续影响等。还有,将绩效评价结果分为评价结果较好的和评价结果未达到规定标准的两种类型,并分别提出了不同的奖惩措施。

总的来说,2010年以前对财政项目绩效管理探索的侧重点在于,采用试点的方式推行以事后评价为主的财政支出绩效评价体系,主要的关注点是财政资金的使用结果。在这一时期,各级政府部门开始逐步确立绩效评价理念,各部门的财政资金使用效率以及绩效意识均有所提高。

12.4　全过程预算绩效管理理念确立阶段(2011—2016年)

试点部门和地区的绩效评价工作一定程度上降低了政府提供公共产品的成本,

提高了财政资金使用效益，强化了各部门和单位的自我约束意识和责任意识。但是，仅仅立足于事后评价、评价过程与预算过程脱节以及单一的评价技术工具等问题的存在，都使得绩效与预算"两张皮"的问题难以解决。针对上述问题，在总结各地区、各部门绩效评价试点经验的基础上，2011 年 4 月，第一次全国预算绩效管理工作会议在广州召开，会上首次提出全过程预算绩效管理的概念。此后，我国预算绩效管理的步伐明显加快。《财政支出绩效评价管理暂行办法》（财预〔2011〕285号）首次要求，财政部门要对预算部门申报的绩效目标进行审核，并将绩效目标与预算一并批复，作为预算部门执行和项目绩效评价的依据。这意味着，预算绩效管理的落脚点从事后评价逐渐扩展到绩效管理的前端环节，全过程预算绩效管理的思想在不断的树立。7 月，财政部印发的《关于推进预算绩效管理的指导意见》（财预〔2011〕416 号）对预算绩效管理的概念进行了定义：预算绩效管理是一个由绩效目标管理、绩效运行跟踪监控管理、绩效评价实施管理、绩效评价结果反馈和应用管理共同组成的综合系统。推进预算绩效管理，要将绩效理念融入预算管理全过程，使之与预算编制、预算执行、预算监督一起成为预算管理的有机组成部分，逐步建立"预算编制有目标、预算执行有监控、预算完成有评价、评价结果有反馈、反馈结果有应用"的预算绩效管理机制。预算绩效管理概念的提出标志着我国预算绩效管理的理念得以确立。此外，文件还提出"建立覆盖所有财政性资金，贯穿预算编制、执行、监督全过程的具有中国特色的预算绩效管理体制"的工作目标，将实施预算绩效管理的范围从前期只局限于中央级经费或中央部门扩大到所有财政性资金。

为了推进和完善全过程预算绩效管理工作，2012 年，财政部印发了《预算绩效管理工作规划（2012—2015 年）》（财预〔2012〕396 号），围绕"建立机制""完善体系""健全智库""实施工程"等方面进行统筹规划，以期构建具有中国特色的预算绩效管理体制，提高财政资金使用绩效和科学化精细化管理水平。预算绩效管理工作进入了一个系统化、规范化、制度化的发展时期。为了逐步建立符合我国国情的预算绩效评价指标体系，不断规范和加强预算绩效评价工作，提高绩效评价的统一性和权威性，2013 年财政部印发了项目支出绩效评价共性指标体系框架，该参考性指标体系框架包括投入、过程、产出、效果 4 个一级指标；项目立项、资金落实、财务管理、项目产出、项目效益 5 个二级指标。而且，规定开展具体项目绩效评价工作时，要灵活选取最能体现绩效评价对象特征的共性指标，还要针对评价对象的特点，另行设计个性绩效评价指标，同时，赋予各类评价指标科学合理的权重分值，明确具体的评价标准，从而形成完善的绩效评价指标体系。

2014年8月31日，第十二届全国人大常委会第十次会议表决通过《中华人民共和国预算法（修正案）》。相较于1995年版本预算法通篇未提及"绩效"，新《预算法》中"绩效"一词先后出现6次。围绕着"讲求绩效"的重要原则，从多个方面对预算绩效提出要求，把预算绩效管理上升到了法律层面。

2014年9月，国务院印发《关于深化预算管理制度改革的决定》（国发〔2014〕45号）提出推动完善政府预算体系、建立跨年度预算平衡机制、优化财政支出结构、健全预算绩效管理机制等一系列举措落地。2015年，财政部第一次单独针对绩效目标管理印发《中央部门预算绩效目标管理办法》（财预〔2015〕88号），对绩效目标的设定、审核、批复、调整与应用做出了详细的规定。

对预算绩效的管理，除了不断完善纵深发展的各环节外，在时间跨度管理上也提出了更高的要求。《关于加强和改进中央部门项目支出预算管理的通知》（财预〔2015〕82号）规定，自2016年起，实行中期财政规划管理，项目支出按新的管理方式运行，将预算编制年限由1年增加至3年。建立并做实项目库，列入预算安排的项目必须从项目库中选取。加强项目立项绩效目标管理，建立项目预算评审制度，推进全过程项目支出绩效管理，开展绩效监控，实施绩效评价，强化评价结果的运用，将财政预算评审结果与预算安排挂钩。积极构建以三年支出规划为牵引，以项目库管理为基础，以预算评审、预算监管和绩效管理为支撑，以优化资源配置、保障重点和提高效率为导向的部门预算管理框架。

经过这一阶段的努力，我国基本建立起了预算支出绩效管理框架，这一框架与2010年以前的财政支出绩效评价有着很大的区别。它包括以下特点：一是扩大管理覆盖面，不再局限于中央级经费或者中央部门，而是把所有财政性资金支出纳入预算绩效管理。二是逐步建立以绩效目标为主的全过程预算绩效体系。不再只着眼于简单的事后评价，而是关口前移，强调的是要将绩效管理的理念融入预算管理全过程。先设定绩效目标，对绩效目标进行评价，批准绩效目标后把项目纳入预算管理，并围绕绩效目标进行事中监控和事后评价。三是开始建立系统化预算绩效管理制度体系，包括组织体系、评价方法、评价程序、第三方评估、结果运用等方面。

12.5　全面推进预算绩效管理阶段（2017 年至今）

党的十八大以来，预算管理制度和部门预算项目支出绩效管理体系持续完善，财政资金使用绩效不断提升，对我国经济社会发展发挥了重要支持作用。但仍存在绩效理念尚未牢固树立、绩效管理还存在广度和深度不足、绩效激励约束作用不强等问题。2017 年，党的十九大正式提出"建立全面规范透明、标准科学、约束有力的预算制度，全面实施绩效管理"的要求。2018 年 9 月，中共中央国务院印发《关于全面实施预算绩效管理的意见》（中发〔2018〕34 号），要求用 3 年到 5 年基本建成"全方位、全过程、全覆盖"的预算绩效管理体系，实现预算和绩效管理一体化，这是我国预算绩效管理进程中里程碑式的文件。全方位，强调的是纵向一体化，意思是要在政府各层面围绕绩效目标优化配置资源；全过程，即构建管理闭环，在预算周期的各个环节加强激励和监督；全覆盖，指的是横向一体化，将所有预算部门和单位、所有财政收支政策，所有财政性资金纳入管理范畴。《意见》对项目全过程绩效管理链条做出了规范性指引，涵盖绩效评估机制、绩效目标管理、绩效运行监控、绩效评价管理、评价结果应用等各环节，并提出"构建事前事中事后绩效管理闭环系统"的思想。《意见》还指出，绩效目标不仅要包括产出、成本，还要包括经济效益、社会效益、生态效益、可持续影响和服务对象满意度等绩效指标。对于绩效评价管理环节，要从数量、质量、时效、成本、效益等方面，综合衡量政策和项目预算资金使用效果。

2019 年是全面实施预算绩效管理的开局之年，为加强中央部门预算绩效运行监控，财政部《中央部门预算绩效运行监控管理暂行办法》（财预〔2019〕136 号），对绩效监控内容（绩效目标完成情况、预算资金执行情况、重点政策和重大项目绩效延伸监控），监控方式和流程，监控结果应用的分类处置措施等进行了规范。

2020 年 2 月，财政部修订了财预〔2011〕285 号，出台了《项目支出绩效评价管理办法》（财预〔2020〕10 号）。新办法结合新形势和新背景做出了较大的创新，主要表现在：①将绩效评价从 3E 拓展至 4E，强调公平性价值取向。②新办法相较于原《财政支出绩效评价管理暂行办法》，将绩效评价对象从财政支出聚焦于项目支出。③项目绩效评价范围扩大，从一般公共预算拓展到"一般公共预算、政府性基金预算、国有资本经营预算"。④明确绩效评价环节，优化绩效评价流程，更强调了项目支出全生命周期绩效评价。⑤创新绩效评价方式，就绩效评价实务操作方面增加许多具体的量化标准，可操作性强。⑥明确结果导向，建立激励约束机制以加强绩效评价结果应用。

在新冠肺炎疫情和财政紧平衡状态常态化的背景下，为了缓解财政压力，梳理总结、归纳提炼新预算法实施以来我国财政改革和预算管理实践的宝贵经验，控制预算风险，提升财政政策效能，2020 年 8 月，《中华人民共和国预算法实施条例》颁布。《条例》与 2014 年印发的预算法互为表里，共同构成预算改革发展的重要基础和指针。《条例》强化了预算绩效方向，强调全过程的绩效评价、相关配套措施的建立、绩效评价结果的应用，强化了预算管理在理性和科学方面的追求。

2021 年 1 月，财政部出台《关于委托第三方机构参与预算绩效管理的指导意见》（财预〔2021〕6 号），从委托方角度对第三方机构参与预算绩效管理的相关业务活动做出指引，规范了社会第三方机构参与预算绩效管理的界限。《意见》明确规定，对于绩效目标设定、绩效运行监控、绩效自评等属于预算部门或单位强化内部管理的事项，原则上不得委托第三方机构开展。也就是说，预算部门和单位是预算绩效管理的主体，第三方机构只是预算绩效管理工作中有力的补充力量，切不可做"甩手掌柜"，将事前评审、事中监控、事后评价等事务全部对外委托。《意见》的出台，是深入推进预算绩效管理制度改革的又一有效举措，补齐了长久以来对预算部门或单位作为委托方选择使用第三方机构加强绩效管理的制度缺失"短板"。

2021 年 3 月，国务院印发《关于进一步深化预算管理制度改革的意见》（国发〔2021〕5 号），将前期预算管理制度改革成果制度化。为进一步增强预算"硬"约束，《意见》提出五项改革措施：加强各级政府预算衔接、实施项目全生命周期管理、推进支出标准体系建设、推动预算绩效管理提质增效、强化预算对执行的控制，推动我国预算管理水平再上新台阶。其中提到，项目是部门和单位预算管理的基本单元，对项目实施全生命周期管理。预算支出全部以项目形式纳入预算项目库，未纳入预算项目库的项目一律不得安排预算。做实做细项目储备，建立健全项目入库评审机制和项目滚动管理机制。纳入预算项目库的项目应当按规定完成可行性研究论证、制订具体实施计划等各项前期工作，做到预算一经批准即可实施。推进运用成本效益分析等方法研究开展事前绩效评估。另外，加强绩效评价结果应用和加大绩效信息公开力度，将绩效评价结果与完善政策、调整预算安排有机衔接。

2021 年 4 月,聚焦第三方机构绩效评价业务领域,财政部印发《第三方机构预算绩效评价业务监督管理暂行办法》(财监〔2021〕4 号),从受托方的角度将财预〔2021〕6 号对于第三方机构绩效评价业务领域的相关要求进行细化、具体化和可操作化,从涉及主体、准入条件、工作重点、职能范围、业务流程、实施方式、监督管理等各个方面,对第三方机构参与预算绩效管理工作做出明确要求。《办法》的出台有利于加强财会监督,促进从事绩效评价的第三方机构健康发展,不断提升绩效评价的科学性、公正性和可信度。

纵观预算绩效管理的整个发展历程,从"萌芽""试点"到"全过程",最后到"全面",从"控制导向"走向"绩效导向",从传统单一的事后评价延伸至覆盖预算管理全过程的综合管理系统,可以看出,国家对预算绩效管理的理解、认识和探索不断深化,顶层制度设计不断向预算管理前端环节完善,"花钱必问效"的理念日益深入人心,中国特色的预算绩效管理模式逐步形成,新时期预算绩效管理格局正在构建。预算绩效管理的实践与探索之路为全面实施绩效管理的扎实推进、稳步发展打下了良好的基础,无疑将引领未来预算绩效管理改革取得更加丰硕的成果(表 12-1)。

表 12-1　财政项目预算绩效管理发展历程

阶段	时间	大事件	特点
萌芽	20 世纪 90 年代末	有学者开始研究和介绍西方国家政府绩效评价的概念和方法体系,为我国预算制度改革的推进和绩效评价的探索奠定了良好的基础	
初步探索	20 世纪 90 年代末	开始进行预算制度改革,提出"积极探索建立财政支出绩效评价工作体系"的工作思路	事后绩效评价
	2000 年	湖北省 5 个行政事业单位开展预算支出绩效评价试点工作,拉开了财政支出绩效评价试点工作的序幕,也开始了真正意义上的预算支出绩效评价的实践探索	
	2001 年	财预〔2001〕331 号,对财政预算安排项目的实施过程及其完成结果进行绩效考评,考评结果作为财政部以后年度审批立项的参考依据	
	2002 年	财预〔2002〕358 号,对确定试点的中央级行政事业单位项目库的设立、分类、排序、管理做出了规范	
试点铺开	2003 年	财行〔2003〕108 号,首次对中央级行政经费项目支出绩效考核内容、方法、指标、组织实施方式、结果应用等做出详细规定	
	2003 年	正式把"建立预算绩效评价体系"作为财政管理体制改革的内容之一,标志着我国预算绩效管理改革正式启动	
	2005 年	财预〔2005〕86 号,要求各试点部门要合理设置个性考评指标,并通过试点总结经验,逐步有序地建立起绩效考评体系	
	2009 年	财预〔2009〕76 号和财预〔2009〕390 号,要求部门预算支出绩效评价应当以项目支出为重点,将绩效评价结果分为"评价结果较好"和"评价结果未达到规定标准"两种类型,并分别提出了不同的奖惩措施	

续表

阶段	时间	大事件	特点
全过程预算绩效管理理念确立	2011年	第一次全国预算绩效管理工作会议首次提出全过程预算绩效管理的概念	全过程预算绩效管理
	2011年	财预〔2011〕285号，财政部门要对预算部门申报的绩效目标进行审核，并将绩效目标与预算一并批复，作为预算部门执行和项目绩效评价的依据。这意味着，预算绩效管理的落脚点从事后评价逐渐扩展到绩效管理的前端环节	
	2011年	财预〔2011〕416号，对预算绩效管理的概念进行了定义，标志着我国预算绩效管理的理念得以确立	
	2012年	财预〔2012〕396号，围绕"建立机制""完善体系""健全智库""实施工程"等方面进行统筹规划，预算绩效管理工作进入了一个系统化、规范化、制度化的发展时期	
	2013年	印发《项目支出绩效评价共性指标体系框架》	
	2014年	《中华人民共和国预算法（修正案）》把预算绩效管理上升到了法律层面	
	2015年	第一次单独针对绩效目标管理印发《中央部门预算绩效目标管理办法》，对绩效目标的设定、审核、批复、调整与应用做出了详细的规定	
	2015年	财预〔2015〕82号，要求实行三年滚动项目库	
全面推进预算绩效管理	2017年	党的十九大正式提出"建立全面规范透明、标准科学、约束有力的预算制度，全面实施绩效管理"的要求	全方位、全过程、全覆盖预算绩效管理
	2018年	中发〔2018〕34号，要求用3年到5年基本建成"全方位、全过程、全覆盖"的预算绩效管理体系，是我国预算绩效管理进程中里程碑式的文件	
	2019年	财预〔2019〕136号，对绩效运行过程进行监控管理	
	2020年	财预〔2020〕10号，聚焦于项目支出，强调项目支出全生命周期绩效评价	
	2020年	《中华人民共和国预算法实施条例》颁布，《条例》与预算法互为表里，共同构成预算改革发展的重要基础和指针	
	2021年	财预〔2021〕6号，规范了社会第三方机构参与预算绩效管理的界限	
	2021年	国发〔2021〕5号，进一步增强预算"硬"约束，强调实施项目全生命周期管理和推动预算绩效管理提质增效	
	2021年	财监〔2021〕4号，将财预〔2021〕6号对于第三方机构绩效评价业务领域的相关要求变得具体化和可操作化	

资料来源：依公开资料整理。

（蒋依爽   张苑凌）

通过梳理项目预算绩效管理的改革历程可以看出，我国预算绩效管理改革时间不长，实施财政预算项目支出绩效管理也相对较晚。经过十几年的实践探索，伴随着财政制度和预算制度改革的推进，预算绩效的理念已逐步确立起来，预算绩效管理制度建设和实践探索方面已取得一定的成效。预算绩效管理的相关研究历经起步阶段（2000—2010 年）、开展阶段（2010—2013 年）、深化阶段（2013—2017 年），也已逐步走向繁荣阶段（苟燕楠和李金城，2019）。

13.1　对项目预算管理必要性和意义的研究

预算绩效管理改革具有重要的价值，部分学者对我国实施预算绩效管理的必要性和意义进行了分析研究。张蓉（2019）提出，全面推进预算绩效管理，对促进我国财政管理改革意义重大。将资金分配与绩效相结合，可以有效地推动政府重大方针政策的制订与实施，有利于优化财政资源配置、深化财政税收体制改革，构建现代财政制度。和亚龙（2020）认为，预算绩效管理将市场经济的理论引入行政管理中，注重结果和绩效导向，有助于提升政府的责任意识，是推进国家治理体系和治理能力现代化的重要举措。张风文（2020）则表示，全面实施预算绩效管理除了对财政制度改革和国家现代化建设大有裨益外，也是落实以人为本、解决社会矛盾及社会发展的有效途径，是提升财政资源与公共服务质量的重要方式。在当前财政收支矛盾愈发凸显的情况下，马蔡琛（2020）认为加快推进预算绩效管理改革能拓展财政政策灵活运作空间，有效化解财政压力，提高风险防控能力，防范系统性财政金融风险，切实提升有限财政资源的使用绩效，已然成为当务之急。

还有一些学者基于全球视角研究其他国家预算绩效管理的做法和经验，提炼和总结对我国实施全面预算绩效管理的启示。早在 2013 年，苟燕楠就系统地梳理了发达国家预算管理体制改革在控制财政风险、优化公共资源配置和提升资金使用效率方面的经验，提出了我国全面推进预算管理体制改革法制化、理性化、民主化、绩效化的总体思路。其中就提到，要通过在预算编制阶段设立绩效目标、在预算执行阶段放松投入控制、加大对预算项目追踪问效的力度和调整优化部门管理模式的途径来推进预算绩效管理。韩凤芹和王胜华（2018）通过对美国、英国、澳大利亚、新西兰和加拿大等西方典型国家的财政支出绩效管理改革经验进行系统的梳理、归纳和总结，发现西方发达国家预算绩效管理普遍存在财政支出绩效评价立法健全、评价主体多元、以产出和结果为导向、注重对评价结果的应用、公开透明并接受监督等特征，并建议我国通过完善法律制度体系、创新评价方式、推进预算与绩效融合、加强信息公开和强化结果应用等措施提高我国财政支出绩效管理水平。马蔡琛和朱旭阳（2019）通过回顾现代预算发展史，认为传统绩效预算未能取得成功是由于缺乏广泛的立法机构支持、政府会计改革的滞后和绩效指标的设计不合理。进而针对新绩效预算面临的绩效信息与预算决策的挂钩度不高和影响资源分配的政治因素难以消除这两大挑战，提出绩效预算的改革除了行政部门的努力外，还需要发挥立法机关的作用、要更加注重政府成本会计改革、完善绩效评价指标的设计，实现绩效评价体系与预算决策过程整合的改革路径。

当然，更多的研究则是集中于探讨目前我国在预算绩效管理推进中遇到的瓶颈与挑战，并提出相应的解决思路。例如，苟燕楠和李金城（2019）基于三次问卷调研结果，得出我国预算绩效管理改革存在顶层设计和组织领导有待加强、绩效激励形式和责任约束力度有待提升、绩效管理覆盖不全、绩效结果反馈和应用受限的结论，并提出了预算绩效改革的推进路径。具体包括要在控制预算总量、落实绩效责任、完善激励机制、提升能力支撑、健全监督机制五个方面下功夫。王树琳（2019）认为，目前预算绩效管理工作存在绩效理念的横向传递（财政部门传导到非财政部门）不充分、绩效评价指标体系不完善、信息管理未整合三大问题，并提出可以通过高质量的绩效评价队伍建设、推广试点经验、加强全过程评价等方法来加强预算绩效管理工作。王玲（2020）通过研究我国预算绩效管理在实践中的六大"不到位"问题，提出为实施全面预算绩效管理需要进一步深化思想认识、加强队伍培训与建设、健全制度与优化管理、完善指标体系、强化运行监控、提升评价质量。马蔡琛（2020）提出，"后小康时代"当代世界预算改革面临着从"传统绩效预算"走向"新绩效预算"潮流、预算环境差异与财政风险传导中的传统理财经验斟酌取舍、现代财政制度建设与全口径预算绩效管理的现实国情沧桑正道的挑战。进而表明，中国预算绩效管理改革，需要构建起覆盖横向（预算绩效管理内外部评价主体）、纵向

（基于多级政府理论的财政层级差异和基于"胡焕庸线"的地区间差异）和时间（预算循环周期和中期预算）维度的预算绩效管理三维立体分析框架。王泽彩和胡志勇（2020）从政府会计与政府预算绩效管理改革的关系出发，认为两者间的弱协同性会对政府预算绩效管理产生负面影响，不利于以结果为导向的政府预算绩效管理的实施。进而提出，政府预算绩效管理与政府会计改革必须协同推进才能发挥最大作用，并建议通过推进在政府绩效管理框架下进行协同改革、加强立法保障、完善权责发生制政府会计改革、促进政府财务报告的应用、严格政府成本的核算与控制、建立健全现代政府管理会计的方式，提高预算绩效评价的科学性、规范性和合理性，进一步增强财政资源的最优配置和产出效果的最大化。

13.2 对项目预算管理各环节的研究

在全过程预算绩效管理以及精细化管理的要求下，也有许多的学者认识到，全面预算绩效管理并非单一孤立的管理活动，它是将绩效目标管理、绩效运行跟踪监控、预算支出绩效评价管理、绩效评价结果反馈与运用深度融入现有的预算编制、执行、监控全过程中的一种新型预算管理模式（周菲，2020）。因此，针对全面预算绩效管理的各个环节，学者们也进行了大量的研究。

13.2.1 对事前绩效评估和绩效目标管理的研究

近年来，事前绩效评估工作作为财政部门对进一步探索推进预算绩效管理的有效创新手段，越来越多地被运用到财政项目中去。做好财政支出事前绩效评估工作，有利于提升财政预算管理的总体水平。李小鹭（2020）通过对财政支出项目事前绩效评估工作所面临的问题进行分析与阐述，提出在全面强化项目预算绩效管理的要求下，要采取事前绩效评估与预算评审相结合、打造专业的评审队伍、加强事前绩效评估工作的相关培训，共享优秀的事前绩效评估案例的方式，使财政资金更加有效地被利用。

绩效目标与绩效指标既有区别又有联系。绩效目标是指财政预算资金计划在一定期限内达到的产出和效果，一般为定性概括描述。绩效指标是绩效目标的细化和量化（蒋代惠和高永臻，2020）。在强调结果和产出的导向下，绩效目标的实现程度是衡量财政项目预算绩效管理水平的重要参照。实践工作中，应围绕绩效目标管理清晰界定、划分相关部门的职责，按照职责相关、具体细化、合理可行的要求设定绩效目标，且应该建立规范的依据去判定设定的绩效目标是否合理（章辉，2018）。郑凤梓（2019）提出，只有绩效目标设定合理、绩效指标设置科学，绩效跟踪和绩效评价才能正确反映出财政资金使用的"绩"和"效"，不会偏离方向。并且以上海市级预算部门财政支出项目绩效目标为研究对象，分析我国部门预算绩效目标管理存在的问题，针对问题提出相关建议。

13.2.2   对绩效运行和监督的研究

王军和李敏（2018）认为，在开展绩效管理工作时，要将绩效运行监控和预算执行过程紧密结合起来，围绕资金的使用进行动态管理。通过监督控制，对比项目立项时所设置的绩效目标，实时跟踪项目的执行过程，及时发现资金使用和管理过程中可能存在的问题，并采取措施去对项目支出管理当中的不足进行查漏补缺，才能及时纠正和调整绩效目标执行中的偏差。

要想对绩效运行过程进行实时监督与控制，需要建立许多配套机制。比如，罗冬梅（2020）提出，全面的财务核算是做好财政项目管理的前提，完善的项目管理又对财务核算提出更高的要求，二者相辅相成、相互促进，提升财政项目核算管理的整体水平。杨永杰（2020）采用科学、系统的指标体系和数据动态采集工具设计预算绩效管理信息系统，以期解决绩效管理设计不够全面、实施规范较差、覆盖范围有限、信息无法整合利用、分析方法单一等问题。

13.2.3   对绩效评价的研究

财政项目支出绩效评价是实现预算绩效的非常有效方式之一，它不只是为预算绩效管理理论提供了衡量指标和具体标准，也为政府绩效评价提供了考核依据和评价指标。因此推行财政项目支出的绩效评价，能够完善财政项目的支出结构，通过评价结果的反馈和应用来修正改善项目支出的科学性、合理性和可行性，还能规范工程和项目的支出管理，提高财政管理的科学化和精细化的水准，增强当地公共财政的公信力（孙欣，2018）。

　　在项目绩效评价领域，由于公共支出项目类型多样、数量繁多，往往不可能存在一个普适性的绩效指标框架满足所有类型项目的绩效评价，因此研究者致力于绩效指标的分类研究，细分设计了环保类、生态类、治安类、教育类、林业类、卫生类、科普类等绩效指标（马蔡琛和陈蕾宇，2018）。张帅帅（2019）提出，预算管理绩效评价指标体系构建要遵循"战略性、系统性、可操作性、可比性"原则，根据战略目标和年度任务设计关键绩效指标。李金珊和王倩倩（2018）在绩效评价"3E"原则的基础上，结合财政部对财政支出绩效评价的指导办法，选择效率、效果、公平和可持续作为专项财政支出绩效评价的四个维度，以此四维度建立通用的财政支出绩效评价一、二级指标体系。陈祖蕾（2018）在符合政策规定、公益性和营利性相平衡、定量与定性相结合的原则下，对医院基本建设补助项目、器械购置补助项目、公共卫生任务补助项目、重点学科建设补助项目的三级预算绩效评价指标构建进行了研究。盛安琪等（2019）通过分析绩效评价工作现状和科研项目的特点，对财政科研项目绩效评价工作方法与指标体系设计进行了探究。

13.2.4　对绩效评价结果应用的研究

　　绩效评价结果的应用是全面实施预算绩效管理中非常关键的环节，它既是预算绩效闭环管理的终点，同时也是起点。评价结果应用对绩效目标的回应性是全面实施绩效管理的重要路径，目标与反馈相结合才能提高预算绩效。这种回应性制度安排的关键是优化财政绩效目标的设置和审核，以目标优化来促进绩效评价结果应用质量的提高。在此基础上，通过建立绩效评价结果与预算的联动机制、强化预算结果反馈和整改机制等措施进一步完善绩效评价结果应用对绩效目标的回应性制度安排（朱俊立，2018）。

　　从 2000 年开展绩效评价试点工作至今，各级政府经过不断积极探索，在绩效评价结果应用方面取得了一定的进步，但绩效评价结果应用仍然是当前绩效管理机制中相对薄弱的环节（何文盛和蔡泽山，2019；张平和苟燕楠，2021）。严小丽（2021）认为，虽然目前我国针对绩效评价结果应用建立了的制度，各地方也出台了相关的文件，但大部分文件都只做出了比较宏观、笼统的指导性规定，缺乏翔实、明确的操作办法，比如仅做出"绩效监控结果作为以后年度预算安排和政策制订的参考"

的规定。因此，在实际工作中，财政支出绩效评价结果运用依然缺乏能直接落地的制度保障机制。她还指出，虽然目前各地在绩效评价结果应用方面标准不一、各有特色，但主要的应用模式可以归纳为以下四种：绩效评价结果反馈整改、为财政预算资金分配提供参考、预算绩效问责以及绩效评价结果信息公开。宋亚楠（2020）针对目前项目绩效评价结果应用中的不足，提出应当持续建设科学合理的评价结果应用制度及措施，不断健全评价结果应用奖惩问责机制，同时还要积极拓展评价结果应用的范畴，强化绩效评价结果以及应用情况的披露。张平和苟燕楠（2021）认为，如何应用评价结果推进政府预算绩效改革，提高财政资金使用效益是预算绩效评价结果应用的重要目的。他们基于对预算绩效管理的影响层次，将预算绩效评价的结果应用分为三个层次：结果通报、内部管理、外部问责（资金分配）。通过采用随机抽样方式对云南省多部门进行调查问卷，发现结果应用不足的主要原因是绩效信息质量不高以及部分地方政府治理能力不强。进而提出，提升预算编制质量和执行能力、提升地方政府治理水平是预算绩效评价结果应用的重要基础。

（蒋依爽　张苑凌）

第 14 章　财政项目支出预算绩效管理框架

按照全面实施预算绩效管理的要求，在"全方位"和"全覆盖"的前提下，目前财政项目绩效管理的框架涵盖项目预算编制、执行监督、考核评价、评价应用等环节，构成项目预算管理事前事中事后管理的闭环系统。财政支出绩效管理闭环系统除传统事后评价外，更加强调事前绩效评估与事中绩效监控。接下来，笔者将按照全过程预算绩效管理"预算编制有目标、预算执行有监控、预算完成有评价、评价结果有反馈、反馈结果有应用"的结构的对目前的运行框架进行阐述（图 14-1）。

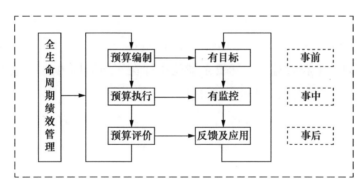

图 14-1　预算绩效管理框架

14.1　预算编制有目标

"预算编制有目标"指的是将绩效关口前移。一方面，预算编制前要对项目进行绩效评估论证，包括实施项目是否必要、是否可行、是否经济，项目预算是否科学、是否合理等；另一方面，更要突出绩效导向，制订申报项目的绩效目标和绩效指标。项目支出的绩效目标是在项目期限内预期将要实现的产出和达到的效果。预期产出，是指预算资金在一定期限内预期提供的公共产品和服务情况。预期效果，是指预期产出可能对经济、社会、环境等带来的影响情况以及服务对象或项目受益人对该项产出和影响的满意程度等。预算编制时要同时设定中长期绩效目标和年度绩效目标。中长期绩效目标是指在项目整个计划实施期内预期达到的产出和效果。年度绩效目标是指在一个预算年度内预期达到的产出和效果。无论是中长期绩效目标还是年度绩效目标，都应与项目目标和部门目标保持较高的关联度，要能清晰反映预算资金的预期产出和效果，并且需要遵循指向明确、细化量化、合理可行、相应匹配的原则。未按要求设定绩效目标的项目支出，不纳入项目库管理，也不能申请财政项目预算资金。

绩效目标主要包括总体目标、绩效指标和指标值。绩效总体目标，指的是预算资金在一定期限内预期达到的总体产出和效果。绩效指标是绩效总体目标细化和量化的描述，主要包括产出指标、效益指标和满意度指标等一级指标。产出指标是对预期产出的描述，包括数量指标、质量指标、时效指标、成本指标等二级指标。效益指标是对预期效果的描述，包括经济效益指标、社会效益指标、生态效益指标、可持续影响指标等二级指标。满意度指标是反映服务对象或项目受益人的认可程度的指标。二、三级绩效指标应当根据指标重要程度、项目实施阶段等因素综合确定，准确反映项目的产出和效益。指标值是绩效指标在实施周期内预期达到的水平或结果，是绩效运行监控和绩效评价的主要依据。

按照"谁分配资金，谁审核目标"的原则，主管部门对各部门（单位）预算申报书、设置的绩效目标的完整性、相关性、适当性、可行性进行审核。项目支出绩效目标审核结果分为"优""良""中""差"四个等级，审核结果作为项目预算安排的重要参考因素。一般情况下，审核结果为"优"的项目，直接进入下一步预算安排流程；审核结果为"良"的项目，与有关部门（单位）进行协商，直接对绩效目标进行完善后，进入下一步预算安排流程；审核结果为"中"的项目，由相关部门（单位）修改完善绩效目标后，按照程序重新报送审核；审核结果为"差"的项目，不得进入下一步预算安排流程。

总的来说，现阶段财政项目预算编制的流程是：首先，各部门（单位）报送"一上"预算时，按照项目库"三年滚动预算"的规定，报送预算年度及以后两年拟申请的财政项目。对于每一个申请的财政项目，除在预算系统中填报立项依据、实施方案、支出明细及计划等基础信息外，还需要设置绩效目标，以及按照项目支出绩效指标库的指引设立项目绩效指标。紧接着，财政部门会依据国家相关政策、财政支出方向和重点、部门职能及事业发展规划等对单位提出的预算申报表（表 14-1）进行审核，审核内容包立项依据、实施条件、绩效目标与部门职能的相关性、绩效目标的实现所采取措施的可行性、绩效指标设置的科学性、实现绩效目标所需资金的合理性等，并对项目的绩效目标进行打分（表 14-2）。对立项依据不充分、实施条件不具备、交叉重复的项目或未按要求设定绩效目标的项目，不予安排预算，要求报送单位对申报内容进行调整、修改。审核通过的，进入下一步预算编审流程。最后，财政预算经各级人民代表大会审查批准后，财政部门应在下达"一下"预算控制数的同时批复项目绩效目标。

表 14-1　财政项目支出申报表（参考）

（　　　年度）

填报单位：

项目名称		项目属性	新增项目□		延续项目□
主管部门		主管部门编码			
项目实施单位		项目负责人		联系电话	
项目起止时间					
项目资金申请（万元）	资金总额：				
	财政拨款：				
	自有资金：				
	事业收入：				
	经营性收入：				
	其他：				
	其他：				
单位职能概述					
项目概况					
项目立项情况	项目立项的依据				
	项目申报的可行性				
	项目申报的必要性				
项目实施进度计划	项目实施内容	开始时间		完成时间	
	1.				
	2.				
	3.				
	……				
项目绩效目标	中长期目标			年度目标	
中长期绩效指标	一级指标	二级指标	三级指标	指标值	备注
	产出指标	数量指标			

续表

中长期绩效指标	一级指标	二级指标	三级指标	指标值	备注
	产出指标	质量指标			
		时效指标			
		成本指标			
		……			
	效益指标	经济效益指标			
		社会效益指标			
		环境效益指标			
		可持续影响指标			
		……			
	服务对象满意度指标	具体指标			
	……				
年度绩效指标	一级指标	二级指标	三级指标	指标值	备注
	产出指标	数量指标			
		质量指标			
		时效指标			
		成本指标			
		……			
	效益指标	经济效益指标			

续表

	一级指标	二级指标	三级指标	指标值	备注
年度绩效指标	效益指标	社会效益指标			
		环境效益指标			
		可持续影响指标			
		……			
	服务对象满意度指标	具体指标			
	……				
其他说明的问题					

表格来源：《财政支出绩效评价管理暂行办法》（财预〔2011〕285 号）。

表 14-2　项目支出绩效目标审核表（重点项目参考）

审核内容		审核要点		审核意见	得分
具体内容	分值	具体内容	分值		
一、完整性审核（20 分）					
规范完整性	10 分	绩效目标填报格式是否规范、符合规定要求	5 分	优□　良□　中□　差□	
		绩效目标填报内容是否完整、准确、翔实，是否无缺项、错项	5 分	优□　良□　中□　差□	
				得分小计	
明确清晰性	10 分	绩效目标是否明确，内容是否具体，层次是否分明，表述是否准确	5 分	优□　良□　中□　差□	
		绩效目标是否清晰，是否能够反映项目的主要内容，是否对项目预期产出和效果进行了充分、恰当的描述	5 分	优□　良□　中□　差□	
				得分小计	
二、相关性审核（30 分）					
目标相关性	15 分	总体目标是否符合国家法律法规、国民经济和社会发展规划要求	7 分	优□　良□　中□　差□	
		总体目标与本部门（单位）职能、发展规划和工作计划是否密切相关	8 分	优□　良□　中□　差□	
				得分小计	

续表

审核内容		审核要点		审核意见	得分
具体内容	分值	具体内容	分值		
指标科学性	15分	绩效指标是否全面、充分,是否选取了最能体现总体目标实现程度的关键指标并明确了具体指标值	8分	优□　良□　中□　差□	
		绩效指标是否细化、量化,便于监控和评价;难以量化的,定性描述是否充分、具体	7分	优□　良□　中□　差□	
				得分小计	
三、适当性审核(30分)					
绩效合理性	15分	预期绩效是否显著,是否能够体现实际产出和效果的明显改善	8分	优□　良□　中□　差□	
		预期绩效是否符合行业正常水平或事业发展规律;与其他同类项目相比,预期绩效是否合理	7分	优□　良□　中□　差□	
				得分小计	
资金匹配性	15分	绩效目标与项目资金量是否匹配,在既定资金规模下,绩效目标是否过高或过低;或要完成既定绩效目标,资金规模是否过大或过小	8分	优□　良□　中□　差□	
		绩效目标与相应的支出内容、范围、方向、效果等是否匹配	7分	优□　良□　中□　差□	
				得分小计	
四、可行性审核(20分)					
实现可能性	10分	绩效目标是否经过充分调查研究、论证和合理测算	5分	优□　良□　中□　差□	
		绩效目标实现的可能性是否充分,是否考虑了现实条件和可操作性	5分	优□　良□　中□　差□	
				得分小计	
条件充分性	10分	项目实施方案是否合理,项目实施单位的组织实施能力和条件是否充分	5分	优□　良□　中□　差□	
		内部控制是否规范,预算和财务管理制度是否健全并得到有效执行	5分	优□　良□　中□　差□	
				得分小计	
总分					
综合评定等级		优□　　　良□　　　中□　　　差□			
总体意见					

表格来源:《中央部门预算绩效目标管理办法》(财预〔2015〕88号)。

14.2　预算执行有监控

绩效运行监控是指在预算执行过程中，对预算执行情况和绩效目标实现程度开展的监督、控制和管理活动。项目预算一经下达，各单位要按照批复的预算额度及预算绩效目标组织预算执行。为了确保项目如期保质保量地完成，提高预算执行效率和资金使用效益，及时发现并纠正绩效运行中存在的问题，各级财政部门对财政项目的执行情况进行"双监控"。"双监控"是指同时对绩效目标实现程度和预算执行情况进行监督和控制，需要时，也会对重点政策和重大项目具体工作任务开展、发展趋势、实施计划调整等情况进行延伸监控。除了关注执行是否有效和及时外，绩效监控还会关注执行过程中是否有不合规的现象，比如，无预算开支、超预算开支、挤占挪用预算资金、超标准配置资产等情况。

实践中，各级财政部门一般会建立项目绩效跟踪机制，设定特定时间节点（中央部门在每年 8 月对 1～7 月绩效目标执行情况进行考核）要求各单位报送项目和绩效目标执行情况（表 14-3 和表 14-4），采用目标比较法，将绩效实现情况与预期绩效目标进行比较，对于未达到预期执行进度的，深入查找原因，并制订下一步工作计划及预期工作进度。对存在严重问题的项目要暂缓或停止预算拨款，督促及时整改落实，及时纠偏止损。通过开展"双监控"，不仅有利于有针对性地调整预算执行过程中的偏差，堵塞管理漏洞，避免出现资金闲置沉淀和损失浪费，确保财政资金使用安全高效，而且还能为以后年度预算安排和政策制订提供参考。

14.3　预算完成有评价

项目支出绩效评价指的是财政部门、预算部门和单位，依据根据事先设定的绩效目标，对项目支出的经济性、效率性、效益性和公平性（4E）进行客观、公正的测量、分析和评判。

绩效评价强调全过程管理，贯穿项目支出的全生命周期。评价期限包括年度、中期及项目实施期结束后；对于实施期 5 年及以上的项目，会适时开展中期和实施

表 14-3　项目支出绩效目标执行监控表（参考）

（　　年度　）

项目名称				
主管部门及代码			实施单位	
项目资金（万元）	年度资金总额： 其中：本年一般公共预算拨款 　　　其他资金	年初预算数	1—7月执行数	全年预计执行数
			1—7月执行率	全年预计执行数

年度总体目标												
绩效指标	一级指标	二级指标	三级指标	年度指标值	1—7月执行情况	全年预计完成情况	偏差原因分析					完成目标可能性			备注
							经费保障	制度保障	人员保障	硬件条件保障	其他	原因说明	确定能	有可能	完全不可能	
	产出指标	数量指标														
		质量指标														
		时效指标														
		成本指标														
		……														

续表

年度总体目标	一级指标	二级指标	三级指标	年度指标值	1-7月执行情况	全年预计完成情况	偏差原因分析						完成目标可能性			备注
							经费保障	制度保障	人员保障	硬件条件保障	其他	原因说明	确定能	有可能	完全不可能	
	绩效指标	效益指标	经济效益指标													
			社会效益指标													
			生态效益指标													
			可持续影响指标													
			……													
		满意度指标	服务对象满意度指标													
			……													

注:
1. 偏差原因分析:针对与预期目标产生偏差的指标值,分别从经费保障、制度保障、人员保障、硬件条件保障等方面进行判断和分析,并说明原因。
2. 完成目标可能性:对应所设定的实现绩效目标的路径,分确定能、有可能、完成不可能三级综合判断完成的可能性。
3. 备注:说明预计到年底不能完成目标的原因及拟采取的措施。

期后绩效评价。按照层次递进关系，绩效评价可以分为单位自评、部门评价和财政评价三种相互衔接的方式。

表 14-4　预算执行情况分析表（参考）

（截至××年 7 月 31 日）

单位：万元

单位名称	项目编码	项目名称	预算数	支出数	原因类型	执行缓慢原因	影响金额	下一步工作计划	备注

表格来源：《国家卫生健康委财务司关于做好 2020 年度预算绩效运行监控工作的通知》。

填表说明：

1. 原因类型填"主观"或"客观"；

2. 下一步工作计划需预估预算执行月份及金额。

14.3.1　单位自评

按照"谁支出、谁自评"的原则，预算部门组织部门本级和所属单位对批复的所有项目支出的所有绩效目标完成情况进行自我评价。单位自评的内容主要包括项目总体绩效目标、各项绩效指标完成情况以及预算执行情况。对未完成绩效目标或偏离绩效目标较大的项目要分析并说明原因，研究提出改进措施。

1. 评价指标

单位自评指标是预算批复时确定的绩效指标。根据财预〔2020〕10 号规定，原则上项目支出绩效单位自评一级指标和预算执行率权重统一设置为：预算执行率，权重 10%；产出指标，权重 50%；效益指标，权重 30%；服务对象满意度指标，权重 10%。若有特殊情况，一级指标权重可做适当调整。文件对二、三级指标的权重或者分值并未做强制性规定，各单位可以根据指标重要程度、项目实施阶段等因素综合确定。目前项目支出绩效单位自评表如表 14-5 所示。

表 14-5　项目支出绩效自评表（单位自评参考）

（　　　年度）

项目名称								
主管部门					实施单位			
项目资金（万元）		年初预算数	全年预算数	全年执行数	分值	执行率	得分	
	年度资金总额				10			
	其中：当年财政拨款				—		—	
	上年结转资金				—		—	
	其他资金				—		—	
年度总体目标	预期目标			实际完成情况				
绩效指标	一级指标	二级指标	三级指标	年度指标值	实际完成值	分值	得分	偏差原因分析及改进措施
	产出指标（50%）	数量指标	指标1：					
			指标2：					
			……					
		质量指标	指标1：					
			指标2：					
			……					
		时效指标	指标1：					
			指标2：					
			……					
		成本指标	指标1：					
			指标2：					
			……					
	效益指标（30%）	经济效益指标	指标1：					
			指标2：					
			……					
		社会效益指标	指标1：					
			指标2：					
			……					
		生态效益指标	指标1：					
			指标2：					
			……					

续表

	一级指标	二级指标	三级指标	年度指标值	实际完成值	分值	得分	偏差原因分析及改进措施
绩效指标	效益指标（30%）	可持续影响指标	指标1:					
			指标2:					
			……					
	满意度指标（10%）	服务对象满意度指标	指标1:					
			指标2:					
			……					
总分						100		

表格来源:《项目支出绩效评价管理办法》（财预〔2020〕10号）。

2．评价方法

单位自评采用定量与定性相结合的评价方法。定量指标评分方法为：将年末绩效指标完成值与年初（年度评价）或预算编制时（中长期评价）设定的预期指标值作比较，完成指标值的，得全部分值；若完成值远高于预期值，则需要进一步分析是否是因为预期指标值设定明显偏低造成的，如果是的话，要根据偏离度适度扣减分值；对于未完成指标值的，要按照完成值与指标值的比例进行打分。定性指标根据完成情况按达成、部分达成且有效果、未达成三档合理确定分值，每档对应的分值区间分别为100%～80%（含）、80%～60%（含）、60%～0%。

14.3.2 部门评价和财政评价

部门评价是指预算部门根据相关要求，运用科学、合理的绩效评价指标、评价标准和方法，组织专家组或委托中介机构进行项目对本部门的项目组织开展的绩效评价。对评价中发现的问题，提出切实的整改措施。预算部门将绩效评价结果报财政部后，财政部按照实际工作需要，选择部分重点项目，会同有关部门或委托第三方机构对部门项目绩效评价结果组织抽查复核或实施绩效评价。

1．评价指标

财政和部门绩效评价指标包括决策指标、过程指标、产出指标、效益指标等。

确定绩效评价指标时，优先选取与评价对象密切相关、代表性强、能直观反映项目产出和效益的核心指标，并且为了提高评价结果的可比性，同类项目绩效评价指标和标准应尽量保持一致。

财政和部门评价指标的权重根据各项指标在评价体系中的重要程度确定，应当突出结果导向，原则上产出、效益指标权重不低于60%。同一评价对象处于不同实施阶段时，指标权重要体现差异性，其中，实施期间的评价更加注重决策、过程和产出，实施期结束后的评价更加注重产出和效益。目前部门和财政评价参考的项目支出绩效评价指标体系框架包括决策、过程、产出、效益四个一级指标；项目立项、绩效目标资金投入等9个二级指标；立项依据充分性、立项程序规范性等17个三级指标（表14-6）。

2．评价方法

财政和部门评价的方法主要包括成本效益分析法、比较法、因素分析法、最低成本法、公众评判法、标杆管理法等。根据评价对象的具体情况，可采用一种或多种方法。

3．评价结果

单位自评结果以绩效自评表（表14-5）为载体；财政和部门评价结果以绩效评价报告（示例1）的形式体现。绩效评价结果采取评分和评级相结合的方式，总分一般设置为100分。等级一般划分为四档：90（含）～100分，等级为"优"、80（含）～90分，等级为"良"、60（含）～80分，等级为"中"、60分以下，等级为"差"。

示例 1：项目支出绩效评价报告

（部门和财政评价参考提纲）

一、基本情况

（一）项目概况。

包括项目背景、主要内容及实施情况、资金投入和使用情况等。

（二）项目绩效目标。

包括总体目标和阶段性目标。

二、绩效评价工作开展情况

（一）绩效评价目的、对象和范围。

表 14-6　项目支出绩效评价指标体系框架（部门和财政评价参考）

一级指标	二级指标	三级指标	指标解释	指标说明
决策	项目立项	立项依据充分性	项目立项是否符合法律法规、相关政策、发展规划以及部门职责，用以反映和考核项目立项依据规范情况	评价要点： ①项目立项是否符合国家法律法规、国民经济发展规划和相关政策； ②项目立项是否符合行业发展规划和政策要求； ③项目立项是否与部门职责范围相符，属于部门履职所需； ④项目是否属于公共财政支持范围，是否符合中央、地方事权支出责任划分原则； ⑤项目是否与相关部门门同类项目或部门内部相关项目重复
		立项程序规范性	项目申请、设立过程是否符合相关要求，用以反映和考核项目立项的规范情况	评价要点： ①项目是否按照规定的程序申请设立； ②审批文件、材料是否符合相关要求； ③事前是否已经过必要的可行性研究、专家论证、风险评估、绩效评估、集体决策
	绩效目标	绩效目标合理性	项目所设定的绩效目标是否依据充分，是否符合客观实际，用以反映和考核项目绩效目标与项目实施的相符情况	评价要点：（如未设定项目绩效目标，也可考核其他工作任务目标） ①项目是否有绩效目标； ②项目绩效目标与实际工作内容是否具有相关性； ③项目预期产出效益和效果是否符合正常的业绩水平； ④是否与预算确定的项目投资额或资金量相匹配
		绩效指标明确性	依据绩效目标设定的绩效指标是否清晰、细化、可衡量等，用以反映和考核项目绩效目标的明细化情况	评价要点： ①是否将项目绩效目标细化分解为具体的绩效指标； ②是否通过清晰、可衡量的指标值予以体现； ③是否与项目目标任务数或计划数相对应
	资金投入	预算编制科学性	项目预算编制是否经过科学论证、有明确标准，资金额度与年度目标是否相适应，用以反映和考核项目预算编制的科学性、合理性情况	评价要点： ①预算编制是否经过科学论证； ②预算内容与项目内容是否匹配； ③预算额度测算依据是否充分，是否按照标准编制； ④预算确定的项目投资额或资金量是否与工作任务相匹配
		资金分配合理性	项目预算资金分配是否有测算依据，与补助单位或地方实际是否相适应，用以反映和考核项目预算资金分配的科学性、合理性情况	评价要点： ①预算资金分配依据是否充分； ②资金分配额度是否合理，与项目单位或实际地方实际是否相适应

续表

一级指标	二级指标	三级指标	指标解释	指标说明
过程	资金管理	资金到位率	实际到位资金与预算资金的比率，用以反映和考核资金落实情况对项目实施的总体保障程度	资金到位率=（实际到位资金／预算资金）×100%。 实际到位资金：一定时期（本年度或项目期）内落实到具体项目的资金。 预算资金：一定时期（本年度或项目期）内预算安排到具体项目的资金
		预算执行率	项目预算资金是否按照计划执行，用以反映或考核项目预算执行情况	预算执行率=（实际支出资金／实际到位资金）×100%。 实际支出资金：一定时期（本年度或项目期）内项目实际拨付的资金
		资金使用合规性	项目资金使用是否符合相关的财务管理制度规定，用以反映和考核项目资金的规范运行情况	评价要点： ①是否符合国家财经法规和财务管理制度以及有关专项资金管理办法的规定； ②资金的拨付是否有完整的审批程序和手续； ③是否符合项目预算批复要求或合同规定的用途； ④是否存在截留、挤占、挪用、虚列支出等情况
	组织实施	管理制度健全性	项目实施单位的财务和业务管理制度是否健全，用以反映和考核财务和业务管理制度对项目顺利实施的保障情况	评价要点： ①是否已制定或具有相应的财务和业务管理制度； ②财务和业务管理制度是否合法、合规、完整
		制度执行有效性	项目实施是否符合相关管理规定，用以反映和考核相关制度的有效执行情况	评价要点： ①是否遵守相关法律法规和相关管理规定； ②项目调整及支出调整手续是否完备； ③项目合同书、验收报告、技术鉴定等资料是否齐全并及时归档； ④项目实施的人员条件、场地设备、信息支撑等是否落实到位
产出	产出数量	实际完成率	项目实施的实际产出数与计划产出数的比率，用以反映和考核项目产出数量目标的实现程度	实际完成率=（实际产出数／计划产出数）×100%。 实际产出数：一定时期（本年度或项目期）内项目实际产出的产品或提供的服务数量。 计划产出数：项目绩效目标确定的在一定时期（本年度或项目期）内计划产出的产品或提供的服务数量
		质量达标率	项目完成产出的质量达标率，用以反映和考核项目产出质量目标的实现程度	质量达标率=（质量达标产出数／实际产出数）×100%。 质量达标产出数：一定时期（本年度或项目期）内实际产出达到既定质量标准的产品或服务数量。既定质量标准是指项目实施单位设立绩效目标时依据计划标准、行业标准、历史标准或其他标准而设立的绩效标准值

续表

一级指标	二级指标	三级指标	指标解释	指标说明
产出	产出时效	完成及时性	项目实际完成时间与计划完成时间的比较，用以反映和考核项目产出时效目标的实现程度	实际完成时间：项目实施单位完成该项目实际耗用的时间。计划完成时间：按照项目实施计划或相关规定完成该项目所需的时间
	产出成本	成本节约率	完成项目计划工作目标的实际节约成本与计划成本与考核项目的成本节约程度	成本节约率 =［(计划成本−实际成本）/ 计划成本］× 100%。实际成本：项目实施单位如期、保质、保量完成既定工作目标实际所耗费的支出。计划成本：项目实施单位为完成工作目标计划安排的支出，一般以项目预算为参考
效益	项目效益	实施效益	项目实施所产生的效益	项目实施所产生的社会效益、经济效益、生态效益，可持续影响等。可根据项目实际情况有选择地设置和细化
		满意度	社会公众或服务对象对项目实施效果的满意程度	社会公众或服务对象是指因该项目实施而受到影响的部门（单位）、群体或个人。一般采取社会调查的方式

表格来源：《项目支出绩效评价管理办法》（财预〔2020〕10号）。

（二）绩效评价原则、评价指标体系（附表说明）、评价方法、评价标准等。

（三）绩效评价工作过程。

三、综合评价情况及评价结论（附相关评分表）

四、绩效评价指标分析

（一）项目决策情况。

（二）项目过程情况。

（三）项目产出情况。

（四）项目效益情况。

五、主要经验及做法、存在的问题及原因分析

六、有关建议

七、其他需要说明的问题

14.4　评价结果有反馈

评价结果的反馈是双向的，是评价主体与被评价部门（单位）的良性互动，是被评价部门（单位）预算绩效管理工作不断完善的重要方式。一方面，财政部和各主管部门在绩效评价工作完成后，及时将评价结果反馈被评价部门（单位），并明确整改时限。另一方面，被评价部门（单位）应当按要求向财政部门或主管部门报送整改落实情况，推动单位财政项目预算绩效工作的不断完善。

14.5　反馈结果有应用

反馈结果有运用意思是，要利用绩效管理工作形成的绩效目标、绩效监控、绩效评价等绩效信息，采取考核、反馈、激励约束、信息公开等方式，强化绩效评价结果刚性约束。并根据绩效评价结果，及时调整和优化预算支出结构，合理配置资源，加强项目支出财务管理，提高管理效率。具体来说，财政部要建立绩效评价结果与预算安排和政策调整挂钩机制，在进行部门预算分配时，按照奖优罚劣的原则，结合部门项目支出绩效评价情况，合理安排项目支出预算。对绩效好的政策和项目

原则上优先保障，对绩效一般的政策和项目要督促改进，对低效无效资金一律削减或取消，对长期沉淀的资金一律收回，并按照有关规定统筹用于亟须支持的领域。原则上，对评价等级为优、良的，根据情况予以支持；对评价等级为中、差的，要完善政策、改进管理，根据情况核减预算。对不进行整改或整改不到位的，根据情况相应调减预算或整改到位后再予安排。

（朱　胤　蒋依爽）

第 15 章 医院财政项目预算绩效管理面临的困难和挑战

15.1 医院财政项目预算绩效管理的背景

随着财政预算规模的日益庞大以及民众对公共服务质量需求的不断提高，特别是在当前经济增速放缓、财政赤字压力增大的新形势下，全面实行预算绩效管理是控制财政支出、优化资金配置以及提高资金使用效率，实现资金使用提质增效的重要选择，是未来很长一段时间内国家财政体制改革工作的重点推进方向。

近年来，国家卫生健康委员会按照预算管理法律法规和财政部预算绩效相关管理要求，积极健全管理制度，持续开展部门预算事前绩效评估、绩效目标管理、绩效运行监控、绩效评价、结果应用等方面工作，取得了一定的成效。为了进一步完善部门预算绩效管理，压实主体责任，完善工作机制，提高资金使用和资源利用效率，推进预算绩效管理高质量发展，2021 年 4 月，国家卫生健康委员会印发了《卫生健康领域全面实施预算绩效管理实施方案》（国卫财务发〔2021〕14 号）。《实施方案》明确提出，到 2022 年年底，全国各级卫生健康行政部门、医疗卫生机构基本建成全方位、全过程、全覆盖的预算绩效管理体系。方案为公立医院指出了实施预算绩效管理进程的风向标，而且提供了具体的方法论和可行路径。为配合《实施方案》落地，国家卫健委还同时颁发了《中央对地方卫生健康转移支付项目预算绩效管理暂行办法》（国卫财务发〔2021〕15 号），并修订完善了《国家卫生健康委部门预算绩效管理暂行办法》（国卫财务发〔2021〕16 号）。一个月内关于预算绩效管理文件的密集颁布，不仅构建了在健康行业全面实施预算绩效管理的方案框架，为卫生健康领域提高预算绩效管理水平提供了扎实的政策依据和制度体系。同时，也说明卫生健康领域越来越重视预算绩效管理工作，不断推动卫生健康领域预算绩效管理工作制度化、规范化、精细化。

公立医院是由政府投资举办，纳入部门预算管理，实行财政定项补助政策的公共部门。财政资金的支持对于公立医院充分履行公共服务职能与坚持公益性本质至关重要，目前财政对公立医院的补助方式已由固定预算向按预算绩效考核情况拨款过渡。财政项目预算管理是公立医院预算管理的重要组成部分，主要包括对基本建设、专项业务费、大型修缮、大型医用设备购置等项目预算的管理。在全面取消药品耗材加成收入、医保支付制度改革和实施健康中国战略的政策背景下，近年来，财政在医疗卫生领域的资金投入增长较快，公立医院业务规模有了较大幅度的增长。但是，《健康中国2030规划纲要》明确要求，要推动健康服务从规模扩张的粗放型发展转变为质量效益提升的绿色集约式发展。同时，国家对公立医院"破除趋利性、回归公益性"的考核也日趋严格。在这样的背景下，除提升公立医院综合能力和经济运营效率之外，如何管好、用好财政投入资金，备受各方关注。这也就意味着，医院财政资金项目绩效管理将会面临更多的困难与挑战。

15.2   医院项目预算绩效管理面临的困难与挑战

15.2.1   预算绩效管理意识薄弱

为了减轻运营压力，医院会倾向于努力争取获得更多的财政项目资金支持。在全面预算绩效管理的探索和初步建成阶段，由于工作基础不太成熟，财政部门更注重项目资金的执行效率，重点放在评价"钱是否花完"上，实际工作中对"钱花的是否有效"没有采取严格的控制措施。但随着预算绩效管理实践的不断完善与推进，财政部门日益重视花钱的效果，逐步确立了"花钱必问效，无效必问责"的理念。但是，有些单位的意识仍未转变，预算绩效管理的意识还未树立，没有在预算管理中引入绩效管理理念，还是只注重多跑项目、多拿资金，对于项目立项，资金到位后如何管理、如何使用、如何监督不够重视，"花钱必问效、无效必问责"的预算绩效管理理念还未形成。

15.2.2   尚未搭建起项目预算绩效管理体系

有效的预算绩效管理体系包括组织团队、设计规章制度、建设专家中介库、宣传培训、配套目标监控系统等一系列内容。在固定预算的年代，医院并没有动力付出大量的人、财、物、技术成本搭建这样一套的预算绩效管理体系，就算是全面预算绩效管理逐步推行的今天，部分医院仍然没有意识到搭建预算绩效管理体系的重要性，依然沿用老办法在管理财政项目。因此，目前许多医院预算绩效管理体系的建设仍然处于起步阶段，这就容易造成绩效管理难以对资金使用部门形成实质性约束。

15.2.3　预算绩效目标编制不合理

预算绩效管理从绩效目标出发，没有目标就无法体现预算的归宿。在全面预算绩效管理的机制下，绩效目标和绩效指标的设置会直接影响到年度绩效考核的结果，所以，对绩效目标的设定与跟踪管理是实施绩效管理的前提和基础。现实工作中，一些医院对财政项目预算编制的认识还停留在"这是财务的事"的层面上，习惯性地将财政部门布置的工作交由单位的财务部门跟进办理，并未考虑到预算绩效目标管理与业务工作、业务部门的高度关联性。相对于业务部门而言，财务人员对业务工作的特点和项目所要达到的绩效目标难以全面了解，更多的是掌握项目预算情况和资金使用情况。那么，仅由财务部门设定的绩效目标和绩效指标很大程度上会偏向预算投入、资金管理及预算执行方面，而难以合理地编制产出、效果和影响力目标。这很可能会影响预算绩效目标的编报质量，导致财政项目资金难以申报成功；就算成功申报项目资金，绩效目标管理工作中也很大概率会出现偏差，后续的绩效跟踪和绩效评价也会因目标的偏差而偏离方向，最终很可能导致绩效目标无法顺利执行。

另外，尽管当前国家卫生主管部门针对医院财政项目预算管理设置了绩效指标库，但部分医院在实际管理过程中，并没有对相应指标内容和指标值的编制方法有一个全面深刻的了解，相关专业能力不足，缺乏积极性，最终对预算绩效管理质量水平提升带来了负面影响。

15.2.4　预算执行进度无序

医院可能由于种种原因无法按照预期的进度完成财政项目，但总的来说，可以分为客观原因和主观原因两大类。

客观原因。一方面由于负责财政项目的主管部门众多，流程烦琐，项目申报成功后，经费逐级下拨至医院的时间较长，有的医院在年中，甚至是年末才收到拨付的经费，从而影响了项目实施的积极性和项目进度。另一方面，设备采购周期长，环节多，特别是大型医疗设备的试运行期较长，达到验收合格条件再付款的时间也会较晚，这也从客观上影响着财政专项资金的执行进度。

主观原因。有些医院对财政项目资金缺乏统一管理。成功申报财政项目后，没有制订合理的资金使用计划，认为钱已经到账了，还有一年时间可以慢慢使用资金。此外，财政项目在管理层面上也缺乏沟通协调和统筹的部门，很难从整体上监督和把握财政项目资金的使用进度。到了年底，发现许多项目资金执行率很低，资金结余沉淀金额大，开始仓促地"突击花钱"，最终可能导致资金使用效率不高、绩效水平较低。

15.2.5　预算运行监控不到位

医院预算绩效目标监控是一项复杂的系统工程，具有系统性、科学性和专业性等特点部分。医院因信息系统建设落后，缺乏一套行之有效、完整与连续的监控体系，难以对项目预算执行进度进行跟踪预警，也未建立院领导亲自抓，财务部门牵头，设备、基建、审计和其他业务部门配合的协调沟通机制。预算执行仅仅靠财务部门督促，业务科室和职能部门重预算申请而轻项目产出，缺乏保证预算序时、有效执行的意识，难以确保绩效目标的顺利实现。从财政部下发和颁布的一系列绩效评价办法和方案中都可以看出主管部门对绩效评价结果的应用和管理越来越重视。而事中监控是确保财政项目按预期绩效目标推进非常有效的措施之一，做好执行监控工作能够很大程度上减少项目资金被削减甚至被取消的情况出现，也可以避免以后年度的拨款额度受影响。

15.2.6　预算评价结果未加以应用

项目绩效评价的根本目的是实现项目管理和绩效管理的持续改善。然而，现实中通过绩效评价产生的绩效信息往往不容易被切实用在加强管理上。一些医院虽然在申报财政项目预算资金时都按照要求填报了的项目绩效目标，但未建立预算绩效管理的考核评价机制，项目结束后很少有医院根据设计的项目绩效目标做相应的分析，这就导致医院对财政项目补助资金的使用考核流于形式，更不用说建立将预算绩效执行情况与责任人经济利益挂钩的应用机制，最终导致财政项目资金使用效果不尽如人意。

（蒋依爽　朱　胤）

第 16 章 医院财政项目预算绩效管理的对策及展望

16.1 医院财政项目预算绩效管理的对策

在医改进入"深水区"和"攻坚期"的背景下，公立医院面临的竞争日益激烈，要想提供更加优质的医疗服务，就要不断增强自身的实力。良好的经济基础能为医院在行业竞争中脱颖而出提供强有力的支撑，而提高医院资金的使用效率则是筑牢经济基础十分有效的方式。财政项目补助资金能够在一定程度上补充医院自有资金的不足；提高财政项目补助资金的管理水平，有助于争取到更多财政补助资金，进而更好地增强医院自身的实力。

预算绩效管理是当前建设现代财政制度的关键点和突破口。公立医院作为自收自支事业单位，作为公共财政资金的使用者，自身管理水平的高低和预算绩效管理的实施效果高度相关。以财政项目预算绩效管理为突破口，可以为公立医院进一步提升管理水平、用好医疗资源，实现跨越式发展筑牢基础。公立医院想要做好财政资金项目的预算绩效管理，可以从以下几方面进行努力。

16.1.1 强化绩效管理理念，提高对预算绩效管理的认识

根据《国家卫生健康委关于印发部门预算绩效管理暂行办法的通知》（国卫财务发〔2021〕16号）规定，对于工作考核结果较好的单位予以预算倾斜；对于较差的单位，视情况通报、约谈、核减预算。在国家以考核结果为导向的大环境下，提高对预算绩效管理的认识显得尤其重要。预算绩效管理指的是以绩效理念和方法来管理预算，而不是在预算管理之外再搞一套绩效管理，本质上属于预算管理范畴。换而言之，要将绩效理念作为预算管理的一个基本原则，有机地融入预算管理工作之中。实践中，一定要将两个管理、两个理念深度融合，防止形成预算与绩效"两张皮"的情况发生。

医院的财政项目资金以公共卫生类、建设类、修缮类和信息类项目居多，直接

负责财政项目的科室一般为财务部门、基建部门、修缮部门和网络信息部门。但是，不能认为预算绩效管理仅仅是这几个部门的事情。预算绩效管理是一项错综复杂的系统性工程，需要各部门各司其职、积极参与、分工协作。医院"一把手"要带头理解和接受预算绩效管理的内涵、必要性和重要性，重视推进财政项目预算绩效管理，通过会议、培训、走访等形式进行在院内广泛宣传预算绩效思想。医院各部门要达成共识，不断提升绩效理念，不能把预算绩效变成口号、搞成形式。只有全员变"被动执行"为"主动参与"，人人重视，人人参与，才能为做好财政项目预算绩效管理工作营造良好的氛围，最终提高财政项目支出绩效。

16.1.2　构建预算绩效管理体系

1. 建立和完善管理制度

首先，完善预算绩效管理制度。目前很多医院都已经建立起预算管理体系，有自身的预算管理制度。下一步的工作方向应该是，在现有的预算管理的制度的基础上，加入绩效管理的内容。但不能只是生硬、简单的加一部分绩效管理的规定，而应该要对照预算绩效管理的要求，逐条逐项进行审查，把绩效理念融入预算管理管理工作中对制度进行完善修订，不仅要保证每条管理规定的实用性，更要保证预算制度体系的系统性。

其次，制订财政项目预算绩效管理制度，包括运行监控制度和评价考核制度等。只有建立流程化的项目管理模式和管理制度，对项目的申报、使用、监督、考核等方面进行规范化的管理，才能有效整合医院资源，切实提高管理财政专项资金的管理水平。财政项目预算绩效管理制度应该包括以下几方面内容。

（1）明确各部门（业务开展部门、归口职能部门、财务部门等）在财政项目预算绩效管理中的主体责任。医院应当要配备专职财务人员和项目管理人员跟进财政项目管理的全过程。各归口职能部门作为财政项目的直接管理部门，应与业务开展部门一起具体负责财政项目预算的编制和制订项目实施方案，检查财政项目的实施过程，进行绩效评价和工作总结。财务部门作为财政专项的服务和辅助部门，在与项目直接负责人和各归口职能部门充分沟通协作的基础上，负责项目预算的汇总、审核、核算、资金支付、项目资金执行情况统计、监管及向上级主管部门报送报表等工作。

（2）明确监控范围及预警规则。医院应对所有财政项目，按照监控时间节点和监控方式，在预算绩效监控系统内预设预警规则。比如，建立"红绿灯"机制，对于项目执行进度缓慢，绩效目标可能无法完成的项目，给予红灯警示；对于执行情况较好的项目，给予绿灯标识。

（3）明确预算绩效评价结果应用机制。包括明确评价结果应用的方式和评价结果应用的具体的举措。评价结果的应用方式包括考核、反馈、激励约束、信息公开等。结果应用的具体举措包括明确评价结果与科室绩效、年终奖惩、人事任免等挂钩机制等。

2. 梳理完善预算绩效管理流程

以往的预算管理流程基本是按照预算编制、执行监督、调整、分析、评价来梳理的，在预算绩效管理的要求下，要把绩效管理融进预算管理流程，不能单独地再搞一套绩效流程，一定要将绩效要求全面嵌入预算管理，对预算管理流程进行再造，实现全程讲绩效。

16.1.3　做细做实绩效预算管理的各个环节

1. 预算编制环节，加强对申报项目的绩效管理

项目预算编制质量的高低直接影响预算执行结果。首先，要建立项目事前绩效评估机制。通过事前项目立项和预算评估的形式把有限的资金用在最具价值、真正产生效益的项目上，尽可能减少资源损耗，发挥出医疗服务产品最安全、最符合造血能力需求的优势。具体来说，申报项目前，要及时与业务部门和归口职能科室联系，对项目开展事前绩效评估。财政项目强调严肃性，切不可"明知不可为而为之"，对于项目库中基本确定无法完成的项目，要及时联系上级部门对项目进行调整和更换。项目事前绩效评估需重点关注以下内容。

（1）项目立项的必要性。必要性评估主要是对项目实施是否有现实需要、是否符合当前相关的政策法规、是否属于财政资金支持的范围、是否与项目单位的职能职责、事业发展规划及本年度重点工作相关等进行判断。

（2）项目实施方案的可行性。可行性评估主要评价项目方案内容是否完整、合理、可行，实施过程的管理措施是否得当、是否建立保证项目绩效可持续发挥作用

的配套机制等。

（3）预算项目的筹资的合规性。合规性评估需要对项目是否属于财政资金支持的范围，资金来源渠道、程序是否符合相关规范、是否符合集体决策程序等方面进行评价。

（4）预算编制的科学性。科学性评估侧重于判断该项目预算的编制方法是否科学、编制过程及编制程序是否规范、预算测算的依据是否合理、项目内容是否准确等。

（5）项目投入的经济性。经济性评估主要对项目进行成本效益分析，包括对成本测算依据是否充分、项目投入和产出的比例是否合理、成本控制措施是否有效具体等进行判断。

（6）项目预算绩效目标的合理性。合理性评估包括判断项目总体绩效目标与实施内容是否相符，绩效指标与指标值的设定是否明确、是否合理、是否细化、是否可考核等。

其次，要强化绩效目标管理。目标就是预算，绩效就是要实现的目标，目标实现度越高，绩效也就越好。因此从一定意义上说，预算、目标、绩效是内在统一的。绩效管理来源于企业管理，企业经营以实现股东价值最大化为目的，以经济指标为主，相对容易量化。但医院目标具有独特性和多重性的特点，所以绩效目标的设定是比较困难的，因此也是预算绩效管理的重点。在建立预算绩效目标体系中，应将医院年度战略目标和年度重大事项作为绩效目标重点，并结合医院中长期发展战略，坚持绩效目标导向，发挥好目标激励、责任激励和效果激励的导向作用。目前医院的绩效指标主要采用卫生主管部门印发的《部门预算项目支出绩效指标库》，包含投入、产出、效益等维度。由于项目的实施方案、绩效目标及实施情况等不仅是项目预算申报的重要内容，也是财政部门审核的重点。因此，财务部门要充当好"守门员"角色，对职能部门上报的项目内容，特别是绩效指标要严格把关，若发现有不合理或者值得商榷的地方，及时与主管部门和业务科室进行工作联系和信息沟通，最大限度地提高主管部门对申报项目的审核通过率。

医院设定项目绩效目标时，应当要遵循以下原则。

（1）指向明确。财政预算资金安排是基于医院履行公共职能的需要，因此，设定的绩效目标要和符合医院及科室发展规划要求，并与项目的预算支出内容、范围、方向、效果等紧密相关。

（2）细化量化。"细化"指的是考核目标的设计要从数量、质量、成本、时效及经济效益、社会效益等维度进行描述，"量化"即可衡量，意思是项目指标值应该以"定量"描述为主，尽量避免出现"大幅提升""显著提高"这类无法有效衡量的描述，此外，还要避免"预算执行率90%"这种无效的指标，这样设定的指标在往往很难通过上级主管部门绩效目标的审核与论证。

（3）合理可行。绩效目标和目标值的设定不能"拍脑袋"决策，要符合客观实际，要经过科学论证，详细说明为实现预期绩效目标拟采取的工作程序、方式方法、资金需求、信息资源等，确保指标合理科学，具有可执行性、可实现性，也便于监控执行情况。

（4）相应匹配。项目预算是项目工作的资金投入计划，因此，投入范围、投入方向、投入资金额度应该与工作计划相一致，绩效目标也必须与三者相互匹配，要尽可能做到"预算上可实现""时间上可实现""能力上可实现"。

2．预算执行环节，强化运行监控

（1）提前做好项目执行准备。由于目前财政项目实行三年滚动项目库管理，预算年度已经可以知道下一年度的财政预算项目。因此，财务部门应在预算年度下半年就开始不定时提醒项目主管部门下一年度将要执行的财政项目。归口职能科室应尽可能在每年财政预算下达之前做好项目执行准备，组织开展项目前期准备工作，比如，开展市场调研、采购方案及内部审批等流程。等财政项目资金拨款可使用后，相关的职能科室应立即启动相应的采购程序，加快采购审批、采购活动实施、合同签订及验收等工作节奏。确保预算一旦批复下达，资金使用进度就能赶上财政要求的资金支付使用进度。这样，可以很大程度上避免突发事件造成项目实施进度的滞后，或者"突击花钱"现象的发生，最终可能会导致无法按期完成财政项目，造成医院的损失。

（2）在项目执行过程中，除了接受上级部门对项目的定期监控外，医院内部也要建立相应的监控机制，而且考核时点要比上级主管部门的提前，考核的时间间隔要更加密集。只有这样，才能在上级考核前及时发现项目执行中存在的困难。针对存在的困难，要建立财政专项预算执行监控工作联动机制，由副院长或者总会计师牵头召开财政项目工作协调会，及时理顺流程，扫除障碍，确保能够顺利通过主管部门对时间节点的监控考核，按时完成全年预算执行目标任务。

3. 决算编制环节，做好绩效自评工作

在预算年度结束后，业务开展部门要对照项目的绩效目标表上的每一项指标制作效益分析对照表，对项目绩效目标完成情况进行自我评价，提交绩效指标库所对应的佐证材料，撰写绩效报告。归口职能科室和财务部门要对业务开展部门提交绩效报告进行审核，审核无误的绩效报告，由财务部门提交上级主管部门。

4. 结果运用环节，落实评价结果的应用

在项目结束后，上级部门会对项目实施内容、资金使用效率、社会效益等方面进行全面、综合的考评，并根据绩效考评结果作为下年度财政资金安排的重要依据。医院内部每年也要对财政项目绩效评价的结果，特别是对完成率和完成效果较差的项目进行整理、总结、分析，查找管理中的薄弱环节，完善管理制度，改进管理措施，为以后年度项目的顺利执行提供保障。

同时，也可以根据上级部门的考核标准制订本医院的项目绩效考核办法，加大对各科室财政资金使用进度及绩效评价两方面考核力度，建立健全绩效问责制，将绩效责任层层分解落实到各部门、各岗位、各人员，并针对项目管理科室和其他相关责任人制订相应的专项奖惩措施。考核结果必须及时予以兑现，做到有奖有罚，有条件的医院可以将预算绩效考核工作结果与科室绩效、年终奖惩、人事任免等挂钩，充分发挥预算绩效管理指挥棒作用。由于财政项目往往局限于直接涉及某几个特定的部门，在评价结果运用上可以主要以名誉奖励或者精神奖励为主，辅以适当的货币奖励。比如，对评价结果较好的项目，对项目主要负责部门予以表扬和奖励，并总结经验。对评价结果未达到规定标准的，在一定范围内予以通报，同时也可将评价结果作为各部门负责人年度绩效考核指标之一。

16.1.4　实现预算绩效管理信息化

国家对财政项目预算支出的监管越来越严格，政府会计制度关于财政项目核算的复杂程度也在增加。而且，公立医院要想实施财政项目绩效评价工作，需要收集大量的绩效指标数据，而这些数据的收集、整理离不开信息系统的支撑，因此系统的信息化、智能化对项目管理显得尤为重要。为做好各项目的预算管理，医院可以

上线项目管理系统，并与财务核算系统互联互通。将项目申报、预算编制、资金下达、支出计划、报销审核、会计核算等统一纳入项目管理系统，实时统计项目预算执行进度，根据医院要求的监控范围及预警规则，对未达到要求进度的项目进提出预警信号。定期对项目资金的执行进度公示，督促项目执行，保障项目资金使用效率。依靠系统，让财政项目实现可审核、可监控、可评价。

16.1.5 提升项目管理人员的综合素质

项目管理人员主要包括项目主管科室人员以及财务人员。由于项目的专业性，项目申报书的内容很大一部分应由项目主管科室人员填写，再由财务人员进行审核上报。在这里，财务人员除了充当数据上报角色以外，还要担任起初步审核的职能，利用自己的专业素养，判断项目申报书内容填报是否合理，尤其是要审核绩效目标和绩效指标的设定是否有利于项目的顺利实施。这也就意味着，无论是项目主管科室人员还是财务人员，均需要提升自己的专业能力，主动拓展眼界，找专业书籍和案例来学习，学习了绩效评价的知识、方法，抓住每一次实践的机会。同时，在工作的过程中，还要善于咨询专家、与同行及专家多沟通交流，不断地进行反思和总结，以此来掌握预算绩效体系和标准，提升工作的效率。

16.2 医院预算绩效管理总结与展望

"预算绩效管理"是公立医院此前从未实践过的管理形式，与以往医院熟识的"绩效考核"是两个概念，意味着管理实践过程中没有前例可以参照，实施难度和遇到的阻力都是未知和充满变数的。预算实质上是资源的分配，是各种利益的平衡。对于公立医院而言，预算绩效管理是"好钢用在刀刃上"精打细算的开始。要想在有限的医疗资源和相对固定的医疗空间内满足管理低成本高质量发展的要求，显然具备方法论和可行路径至关重要。从上一小节的叙述中可以看出，制订医院项目预算绩效管理解决方案与实施对策是有逻辑可循的。由于目前医院预算绩效管理尚处于起步阶段，医院管理者侧重于关注项目立项成本、评审成本等"看得见的成本"。实际上，未来更为经济和有效的预算绩效管理，除了关注"看得见的成本"外，更加需要医院管理者树立长远目光，考虑整个业务生命周期内项目预计所要发生的总成本。此外，公立医院高质量发展的核心是业务技术和业务能力的含金量。制订医院预算绩效管理实施方案，除具备行业发展前瞻性洞见外，更需要管理者具备预算绩效管理战略策划能力，依靠预算绩效管理"集中力量办大事"，加大医院创新医疗服务能力的投入力度，依托优质的学科建设与创新发展能力来使医院的服务更具品质化和差异化，打造出难以复刻的、专业水平高的核心竞争力。

实际上，预算绩效管理对于一家医院各方面的能力要求的提升都大有裨益，业绩和财务表现已不再是衡量一家"好医院"单一的指标。预算绩效管理会促使公立医院更新管理观念，向创新型医疗转换，以社会公益价值、学科价值为先，推出符合患者就医习惯和心理预期的医疗服务产品，而不再将患者视作医疗服务被动接受者。这就要求医院管理者既要懂业务，又要懂预算绩效管理设计，同时还要具备迭代创新的思维，对医疗价值进行深入挖掘，找准患者的需求，提供更多的增值服务。

综上所述，医疗健康产业发展趋势赋予了公立医院新的历史使命，要想实现"高质量发展"，需要从医疗服务供给端和用户痛点需求端着手。供给端需要调整医院业务科室资源消耗结构，通过发展高附加值的新技术替代传统供应链弱势环节的方式，降低需求不明、技术路径模糊不清、业绩增长不确定性等医疗资源的消耗；用户痛点需求端则要求打造核心软实力，在医疗服务相对成本较低的情况下，提供用户一个性价比较高的选择。

（朱　胤　蒋依爽）

第 17 章　Z 医院财政项目预算绩效管理经验

　　Z 医院是一所集医疗、教学、科研和预防保健为一体的大型综合性三级甲等医院，为国家卫生健康委员会所属二级预算单位，单位性质为财政补助事业单位。医院财政拨款的类型主要包括大型修缮类、大型医用设备购置类，基本建设类、信息化类、专项业务费类（比如医改补偿项目）等。2018—2020 年，医院财政项目拨款收入呈现逐年上升的趋势。项目拨款收入占财政拨款总收入比例分别为 32.51%、56.18%、70.66%，财政项目拨款收入占总收入的比例分别为 0.86%、2.26%、4.35%。从医院近年财政拨款收入的数据可以看出，在深化医药卫生体制改革的背景下，财政对公立医院的补助在逐年增加，并且近两年医院的项目拨款收入已超过基本拨款收入。

　　医院从 2015 年开始上线预算管理信息系统，经过几年的实践和探索，预算管理工作总体比较完善。2014 年，医院被国家卫计委评为"第一批部门预算管理示范点"；2019 年，医院"全口径预算管理实践"案例入选中国现代医院管理典型案例评选——医院财务管理"典型案例"。近年来，在全面实施预算绩效管理的新要求下，医院依托较为完善的预算管理体系，积极对财政项目实施预算绩效管理进行了探索。

17.1　建立项目预算绩效管理组织体系

　　医院建立了"业务科室—归口职能科室—财务部门—党委会"多层级的项目预算绩效管理组织架构。业务科室负责向归口职能科室提出项目立项申请，填写项目申报相关文本资料，按照项目批复保质保量做好项目的执行工作，并在项目结束后完成自评工作；归口职能科室指定项目管理人员跟进业务科室财政项目管理的全过程，指导业务科室制订项目实施方案，协助项目的开展与执行，检查监督项目的实施，协调项目绩效评价和总结工作；财务部门设专门的财政项目预算绩效管理人员，负责医院所有财政项目预算的审核汇总、系统填报、财务核算、资金支付、项目资金执行情况统计、监管及向上级主管部门报送报表等工作；院长办公会及党委会作为项目预算绩效管理的最高决策机构，负责确定最终申报的项目，并对项目的上报工作做最终审批。组织架构内各部门各司其职，又相互配合、通力合作，使得医院财政项目预算绩效管理工作得以顺利、有序地开展。

17.2　完善预算绩效管理制度

按照项目库管理和全面实施预算绩效管理的相关规定，医院及时对预算管理办法进行补充和修订，将绩效的理念写入预算管理制度中。比如，规定申报项目时需要经过论证评审环节，财政项目需编制三年滚动项目库、需要编制项目绩效总体目标和绩效指标，以及明确绩效总体目标和绩效指标的编制要求等。

17.3　预算编制环节：加强事前预算绩效审核

一般来说，国家卫生健康委员会会在每年 7 月份组织各委预算单位开展"一上"部门预算编制工作，编制财政项目的三年滚动预算。从国家下达编报通知到最终上报项目预算的间隔较短，一般只有两周。要想在两周内遍历项目预算编制的全部过程，时间紧、任务重，对于每个环节的把控很有可能会打折扣。因此，为了能够更加合理科学、精细准确地编报财政项目预算，在 6 月份，医院财务部会预先召集设备科、网络中心、基建科、总务科等与财政项目直接相关的职能科室负责人和各科室的财政项目管理人员召开"一上"项目预算编制筹备会议。会议的内容包括：总结上一年度财政项目的管理和执行情况，分析管理中存在的问题，并提出改进意见；布置和商讨"一上"预算编制任务的前期准备工作，约定各职能科室初步确定备选项目的时间。

会后，各职能科室在各自管理条块范围内向各临床科室征集意向项目。对于征集的意向项目，各职能科室会先与申报科室负责人、主管院领导进行充分沟通，根据国家政策的引导方向，医院的发展规划与年度重点工作，对收集的意向项目进行初步筛选，确定 1~2 个备选项目。接下来，财政项目直接相关的职能科室负责人和各科室和财政项目管理人员会再次召开会议，对各科室提交的备选项目进行初步的论证，综合考虑财政项目考核的严肃性、财政资金的执行难度和实施项目对医院发展的作用，以差额的方式选出几个项目邀请专家组进行对项目进行事前的绩效评估和论证。专家组召开会议就预算项目立项必要性、投入经济性、绩效目标合理性、实施方案可行性和筹资合规性等内容进行重点论证。通过专家组论证的项目，由财务部门统筹提交院长（党委）办公会议进行审议，决定最终上报的项目。最高决策机构讨论通过后，由财务部门组织各科室进行项目上报工作，包括组织各科室填报国家卫健委要求上交的《项目申报文本》《项目论证报告》等。《项目申报文本》（附件1）需要填报的内容包括：立项依据、项目总体目标、项目组织实施条件、项目主要内容、分阶段实施方案、项目绩效管理情况、项目支出计划与项目支出预算、项目可行性报告、项目绩效目标等。《项目论证报告》（附件2）需要填报的内容包括六部分：项目基本情况、项目可行性论证、项目预算论证、项目绩效目标设置情况、项目风险与不确定因素、总体结论等。

在填报过程中，财务部门会组织负责项目的业务科室和归口职能科室的项目管理员对所需填报的材料，特别是对绩效目标的设置进行培训。对于各科室上交《项目申报文本》和《项目论证报告》，财务部门会对填报的内容进行预先审核。在对项目绩效目标进行审核时，会对照国家下发的《绩效目标审核表》（表17-1）对绩效目标的完整性、相关性、适当性和可行性进行预审核，若发现绩效目标设置不合理，及时与相关科室沟通进行调整。审核通过的项目申报材料，由财务部门在国家指定系统进行项目申报。

医院在预算编制过程中通过构建"职能科室初审—专家组论证—最高决策机构审议—财务部门审核"多环节的论证审核流程，最大限度确保项目的科学性、合理性和可执行性，提高财政资金的使用效益。

表 17-1　绩效目标审核表（参考）

审核内容	分值	审核要点	分值	得分
一、完整性审核（20分）			合计	
规范完整性	10分	绩效目标是否按统一模板填报。例如，该项目主要围绕……重点开展以下工作：一是……二是……	4分	
		绩效目标填报内容是否完整、翔实、无缺项	3分	
		产出指标、效益指标和满意度指标是否完备	3分	
明确清晰性	10分	绩效目标是否明确、清晰，是否能够反映项目主要情况，是否对项目预期产出和效果进行了充分、恰当的描述	4分	
		三级绩效指标设置是否清晰明了	4分	
		三级绩效指标设置是否与一、二级指标相对应	2分	

续表

审核内容	分值	审核要点	分值	得分
二、相关性审核（30 分）			合计	
目标相关性	15 分	总体目标是否符合国家法律法规、国民经济、社会发展规划、财政部和我委相关要求	7 分	
		总体目标与本部门（单位）职能、发展规划和工作计划是否密切相关	8 分	
指标科学性	15 分	绩效指标是否涵盖绩效目标全部内容，反映项目预期产出和效益	5 分	
		是否选取了最能体现总体目标实现程度的关键指标；具体指标值的设置是否符合行业发展规律	5 分	
		绩效指标是否细化、量化，便于监控和评价；难以量化的，定性描述是否充分、具体、准确	3 分	
		绩效指标是否简明扼要，字数控制在 20 个字以内	2 分	
三、适当性审核（30 分）			合计	
绩效合理性	15 分	预期绩效是否能反映单位工作成效，能够体现实际产出和效果的明显改善	8 分	
		预期绩效是否符合行业正常水平或事业发展规律；与其他同类项目相比，预期绩效是否合理	7 分	
资金匹配性	15 分	绩效目标与项目资金量是否匹配，在既定资金规模下，绩效目标是否过高或过低；或要完成既定绩效目标，资金规模是否匹配	8 分	
		绩效目标与相应的支出内容、范围、方向、预期产出效果等是否匹配	7 分	
四、可行性审核（20 分）			合计	
实现可能性	10 分	绩效目标是否经过充分调查研究、论证和合理测算	5 分	
		绩效目标是否可行、可考量和可操作	5 分	
条件充分性	10 分	项目实施方案是否合理，项目实施单位的组织实施能力和条件是否充分	5 分	
		内部控制是否规范，预算和财务管理制度是否健全并得到有效执行	5 分	
总计				
综合评定等级		优（大于 90 分）□　　良（75～90 分）□　　中（60～75 分）□　　差（小于 60 分）□		
总体意见				

表格来源：《国家卫生健康委关于印发部门预算绩效管理暂行办法的通知》（ 国卫财务发〔2021〕16 号 ）。

17.4　预算执行环节：强化事中预算绩效监控

预算项目执行前期。医院预算工作小组一般在 8 月份会召开下一年度院内预算编制工作布置会，会议内容之一就是提醒下一年度使用财政资金的科室提前做好项目执行准备，确保预算一经下达，资金使用进度就能赶上财政资金考核进度。

在具体预算执行过程中，财务部门通过多种途径实现对项目绩效目标和项目执行进度的双监控。一是配合监控，也就是配合上级主管部门做好项目执行情况的上报工作。国家卫建委对委预算单位财政项目运行绩效监控采取定期监控与临时监控相结合的方式。按照《国家卫生健康委关于印发部门预算绩效管理暂行办法的通知》（国卫财务发〔2021〕16号）规定，定期监控为每年8月10日前填报1～7月《项目支出绩效目标执行监控表》（表14-4）和《预算执行情况分析表》（表14-5）。临时监控则根据主管部门的管控要求不定时进行统计。在每一次填报时，财务部门都会组织各科室对自身负责的项目根据监控表进行自查，分析与预期目标产生偏差的原因，并明确下一步工作计划和对应的时间节点，从全局上把握项目的实施情况，确保财政项目能够顺利完成。二是主动监控。财务部门每月负责统计各财政项目的执行进度，对于执行进度远低于序时进度的项目，及时给归口管理科室发放《××年度财政拨款项目执行进度温馨提示》（示例1），要求科室说明项目所处的阶段及项目预计用款时间安排，做到对年度财政项目支出预期进度心中有数。对于各科室反馈执行有困难的项目，财务部门及时各相关科室组织商讨解决方案，并及时向院领导汇报项目进度。

示例1　××年度财政拨款项目执行进度温馨提示

×××科：

为方便贵科室及时查询用款进度，保证财政用款预算执行进度，特此温馨提示。

××年度贵科主管的财政拨款项目共有×项。截至××××年××月××日项目执行进度如下：

项目名称	××年预算金额（万元）	截至×月×日执行数（万元）	截至×月×日执行进度
项目1			
项目2			

根据国家卫健委财务司往年预算执行考核要求，×月序时执行率为××%。目前贵科主管的财政拨款项目执行率均未达序时进度。

请贵科于×月×日前简要说明目前各项目的执行进度情况，格式如下：

××项目执行状况说明

一、项目概况

二、项目所处阶段（列明每个阶段的时间安排，目前所处哪个阶段，有何困难）

三、项目预计用款时间安排

财务部

××年××月××日

签收人：　　　　　　　签收时间：

17.5　预算考核与反馈环节：落实事后预算绩效评价

年度终了，财务部门负责收集、整理和汇总财政项目绩效预算考核工作所需资料（包括绩效目标实现程度和预算执行情况等）提交预算工作小组讨论，由预算工作小组根据财务部门整理的资料和科室关于项目执行的陈述说明对项目预算绩效情况进行考核评分。由于不是所有科室都有财政拨款项目，所以，财政项目绩效考核在院内预算考核的基础上采用加扣分的形式。最终的财政项目绩效考核的结果会与院内预算考核结果一同反馈给项目主管科室。同时，也会按照财政部有关规定和预算批复时确定的绩效目标，明确绩效指标的权重、评价标准、评价方法和评价流程，组织业务科室开展单位自评，填报绩效自评表（表 14-6），随部门决算报送国家卫健委。对预算执行率偏低、自评结果较差的项目，要单独说明原因，提出整改措施。

综上所述，医院项目预算绩效管理年度时间序列表如表 17-2 所示。通过在预算管理框架中引入绩效管理思想，医院初步实现了绩效化预算管理中的事前绩效评估、事中绩效执行控制、事后绩效评价反馈环节，也正努力对预算绩效评价结果的应用进行探索，以期通过预算绩效评价结果的应用不断完善医院的预算绩效管理工作，提升医院资金使用效益。

表 17-2　预算管理年度时间表

月份	预算绩效管理事项	实施主体
1 月	年度预算绩效院运监控	医院
2 月	年度预算绩效运行监控	医院
3 月	上年度项目预算绩效自评	卫健委 / 医院
4 月	年度预算绩效运行监控	医院
5 月	年度预算绩效运行监控	医院
6 月	年度预算绩效运行监控	医院
7 月	"一上"三年滚动项目库、年度项目中期预算绩效自评	卫健委 / 医院

续表

月份	预算绩效管理事项	实施主体
8月	年度预算绩效运行监控	卫健委 / 医院
9月	提醒下年度使用财政资金的科室提前做好项目执行准备、年度预算绩效运行监控	医院 / 卫健委
10月	年度预算绩效运行监控	医院 / 卫健委
11月	年度预算绩效运行监控	医院 / 卫健委
12月	"一下""二上"、年度预算绩效运行监控	医院 / 卫健委

附件 1:

项目申报文本

（单位公章）

项目名称：＿＿＿＿＿＿＿＿＿＿＿＿＿＿＿＿

项目代码：＿＿＿＿＿＿＿＿＿＿＿＿＿＿＿＿

项目单位：＿＿＿＿＿＿＿＿＿＿＿＿＿＿＿＿

单位地址：＿＿＿＿＿＿＿＿＿＿＿＿＿＿＿＿

单位负责人：＿＿＿＿＿＿＿＿＿＿＿＿＿＿

项目负责人：＿＿＿＿＿＿＿＿＿＿＿＿＿＿

财务负责人：＿＿＿＿＿＿＿＿＿＿＿＿＿＿

所属一级项目		科目代码及名称	
项目类别		项目种类	
项目周期		计划开始执行年份	
项目联系人		联系电话	
立项依据			
项目总体目标			
项目组织实施条件			
项目主要内容			
分阶段实施方案			
项目绩效管理情况			

项目支出计划与细化经济分类表

单位：万元

项目支出计划	预算年度	支出计划		
		合计	当年财政拨款	其他资金
	合计			
	2021 年			
细化经济分类	部门预算支出经济分类科目	预算年度		
		2021 年		
	合计			

项目支出预算明细表

单位：万元

预算年度	项目活动	对项目活动的描述	子活动	对子活动的描述	分项支出	数量/频率	价格/标准	支出计划			备注
								合计	其中：财政拨款	其中：自有资金	
合计											
项目支出明细表	举例：×××××× 更新改造或工程	总体描述改造或工程的需求、范围、对象等	×××××× 系统改造或工程								
			×××× 设备更新								

注意：应根据项目支出情况和国家规定的支出标准测算填报。应提供详细的测算依据和说明，可另附件。

项目可行性报告

一、基本情况

  1. 项目单位基本情况

  2. 项目负责人基本情况

  3. 项目基本情况

二、项目内容

三、项目必要性和可行性

 （一）项目背景

 （二）项目立项的意义和必要性可行性

 （三）存在的风险与不确定性

四、项目实施条件

 （一）人员条件

 （二）基础条件（如建设场地条件）

 （三）资金条件

 （四）其他相关条件

五、项目建设方案与管理

 （一）项目建设方案

 （二）项目管理

  1. 招投标管理。

  2. 实施进度管理。

六、项目预算与资金筹措

 （一）项目总投资

 （二）测算依据

 如：参考厂家报价及经济估算和参考原设备价格。

 （三）编制说明

 注明造价明细。

七、效益评价

    1. 经济效益

    2. 社会效益

    3. 服务对象满意程度

八、结论及建议

项目支出绩效目标申报表

项目名称							
主管部门及代码				实施单位			
项目属性				项目周期			
项目资金（万元）	中期资金总额：			年度资金总额：			
	其中：财政拨款			其中：财政拨款			
	其他资金			其他资金			
总体目标	中期目标			年度目标			
	目标1： 目标2： 目标3： ……			目标1： 目标2： 目标3： ……			
绩效指标	一级指标	二级指标	三级指标	指标值	二级指标	三级指标	指标值

表格来源：《国家卫生健康委办公厅关于编制 2021—2023 年项目库和 2021 年部门预算的通知》（国卫办财务函〔2020〕621 号）。

附件2:

项目论证报告

项目名称: _____

项目单位: _____

论证日期: _____

一、项目基本情况							
项目名称							
项目单位							
项目类别							
项目开始时间	年	月	日	项目完成时间	年	月	日
项目材料及法定手续的完备性							

二、项目可行性论证	
立项依据的充分性	
目标设置的合理性	
组织实施能力条件	
预期社会经济效益	

三、项目预算论证	
资金筹措情况	
预算支出的合理性	

四、项目绩效目标设置情况

五、项目风险与不确定因素

六、总体结论

	总预算	其中：财政资金	其中：自筹资金
2021 年			
2022 年			
2023 年			
	优选□	可选□	慎选□
论证意见建议			

论证专家组	论证专家组名单				
	编号	姓名	单位	职务 / 职称	签名
	专家组组长（签字）： 日期： 年 月 日				

表格来源：《国家卫生健康委办公厅关于编制 2021—2023 年项目库和 2021 年部门预算的通知》（国卫办财务函〔2020〕621 号）。

（蒋依爽）

参 考 文 献

［1］ 王莉. 新医改背景下公立医院绩效考核存在的问题与对策研究［J］. 大众投资指南，2020（24）：39-40.

［2］ 熊通成. 用好考核结果推动薪酬改革［J］. 中国卫生，2020（08）：36-37.

［3］ 苏丽. 现阶段我国公立医院绩效奖励考核分配方案的探索［J］. 财富时代，2020（11）：70-71.

［4］ 刘毅，刘斌，宋振，张晓斌. 全国三级公立医院绩效考核对医院管理工作的影响及改进策略［J］. 中国卫生产业，2020，17（15）：79-81.

［5］ 杨媚. 绩效考核在公立医院人力资源管理中的应用［J］. 中国民商，2018（07）：268-269.

［6］ 匡卫中. 新医疗模式下医院绩效考核管理存在的问题及对策［J］. 商讯，2020（25）：165，167.

［7］ 张永勤，郭群英，杨玥，巢仰云. 2019版三级公立医院绩效考核指标分析及其对医院管理的影响［J］. 中华医院管理杂志，2019（09）：774-777.

［8］ 复旦大学医院管理研究所，罗力，专家解读之一：《国务院办公厅关于加强三级公立医院绩效考核工作的意见》落实以人民为中心和医改政策的重要举措：全面加强三级公立医院绩效考核.

［9］ 熊昊裱，路伟，许昌，等. 病案首页数据质控的实践［J］. 中国卫生质量管理，2019（04）：5-8

［10］ 陈晖. 2400份病案首页质量分析缺陷及对策［J］. 中国病案，2019，20：17-20.

［11］ 曹玉龙，张琴，徐晓明. 加强管理措施对病案首页质量的影响［J］. 中国病案，2019，20（10）：6-8.

［12］ 王小娟. 三级公立医院绩效考核病案首页质控新举措［J］. 中国中医药现代远程教育，2020，18（12）：172-174.

［13］ 马尚寅，高关心，张海悦，边雨桐. 从公立医院绩效考核政策分析三级与二级公立医院功能定位与发展导向差异［J］. 中国卫生质量管理，2021，28（03）：89-92，100.

［14］ 雷光华. 从四个维度做好绩考"答卷"［J］. 中国卫生，2021（05）：25-26.

［15］ 李双泉. 对全国三级公立医院绩效考核初步解读与我院管理上应对与策略［A］首都科研院所企业文化建设协会. 首都科研院所企业文化建设协会2019年度优秀论文集［C］. 首都科研院所企业文化建设协会：首都科研院所企业文化建设协会，2019：6.

［16］ 孔令敏. 焦雅辉：考的不仅仅是医院 看的不仅仅是排名［J］. 中国卫生，2021（05）：13-15.

［17］ 李强. 解锁绩效国考"新姿势"［J］. 中国医院院长，2021，17（02）：78-80.

［18］ 冯学良. 三级公立医院绩效考核的现状与对策探讨［J］. 财富生活，2020（22）：189-190.

［19］ 周明华，谭红，肖葵，何思长. 三级公立医院绩效考核评价内涵及其思考［J］. 中国医院管理，2019，39（12）：42-44.

［20］樊荣，王楠. 三级公立医院绩效考核指标的应用探析——以运营效率指标为例［J］. 卫生经济研究，2021，38（06）：14-17.

［21］张云平. 三级公立医院绩效考核指标对医院经济运行的思考［J］. 财富生活，2019（22）：90，92.

［22］卫生部. 关于深化卫生改革的几点意见［J］. 中国临床医生杂志，1993（12）：2-3.

［23］彭宇明，董琳，叶舟，等. 基于医院战略导向的绩效管理系统设计与实现［J］. 中国数字医学，2014，9（5）：24-28.

［24］管珊珊. 基于平衡计分卡的医院绩效管理 PDCA 循环系统研究——以 M 医院为例［D］. 南方医科大学，2012.

［25］施培瑶. 公立医院改革中公益性导向的内部绩效考核机制研究——以深圳某公立医院为例［D］. 南昌大学.

［26］唐庆华. 基于 PDCA 绩效管理流程的绩效沟通研究——以重庆某三甲医院为例［D］. 重庆医科大学，2015.

［27］龙娟. 公立医院绩效考核体系优化研究——基于昆明市 K 医院的案例分析［D］. 云南财经大学，2015.

［28］杜书伟. 基于战略考虑的某医院绩效管理体系建设与实践［J］. 医学与社会（11）：10-11.

［29］杜书伟. 基于关键成功要素的医院绩效考核指标体系探索［J］. 医学与社会，2009，22（012）：7-8.

［30］高敏. 新医改背景下如何做好公立医院绩效考核体系［J］. 经营管理者，2019（9）：102-103.

［31］毛羽，张岩，邢红娟，等. 医院个人绩效评价指标体系建设研究［J］. 医院管理论坛，2008，25（007）：32-36.

［32］夏萍，吕玉波，卢传坚，等. 基于医院发展战略的多维绩效管理体系的构建［J］. 中国医院，2011（10）：79-82.

［33］张旭雷. 基于主诊医师负责制的医师绩效管理方案研究［D］. 2018.

［34］李国红. 医院绩效管理的研究：［博士学位论文］［D］. 上海：复旦大学，2003，78.

［35］Rynes S L, Gerhart B, Parks L. Performance evaluation and pay for performance. 2005.

［36］唐玲. 新疆公立医院临床医师绩效考核体系建立及应用——以 Z 医院为例［D］. 新疆医科大学，2016.

［37］喻子儒. 战略计分卡在医院绩效管理中的应用研究——基于无锡市第二人民医院的实践［D］. 南京医科大学，2018.

［38］夏葳，李文进，田毓华，等. 新形势下大型公立医院绩效管理实践和优化［J］. 中国医院管理，2020，40（7）：79-81，84.

［39］张旭雷. 基于主诊医师负责制的医师绩效管理方案研究［D］. 2018.

［40］彭望清，朱胤《绩效革命：大型医院绩效改革实战全案》［M］. 北京：光明日报出版社. 2013.

［41］高悦. 北医三院：DRGs 助力绩效管理［J］. 中国医院院长，2013，000（019）：58-59.

[42] 杨莉. DRGs 应用于医院绩效管理的实践与思考［J］. 医学教育管理, 2017（5）.

[43] 王志刚, 潘莉, 蔡静. RBRVS 和 DRGs 与医院常用绩效评价方法的比较研究［J］. 中国医疗管理科学, 2016, 006（001）: 14-22.

[44] 姜力. 公立医院绩效管理体系研究——基于 SL 医院视角［D］. 安徽财经大学, 2014.

[45] 王进申, 朱莉, 龚霞. 公立医院绩效薪酬分配方法演进研究［J］. 中国卫生质量管理, 2020, 027（003）: 99-101, 110.

[46] 颜维华, 谭华伟, 张培林, 等. 我国公立医院内部绩效管理的 RBRVS 实践［J］. 卫生经济研究, 2018, No. 380（12）: 49-53, 56.

[47] 耿纾南. 平衡计分卡在我国公立医院绩效管理中的应用分析［D］. 云南财经大学, 2015.

[48] 许红星, 赵丽. DRGs 应用对医院绩效管理的作用［J］. 经济师, 2020（9）.

[49] 况阳. OKR 与传统绩效管理的 4 点不同［N］. 中国会计报, 2020-10-06（008）.

[50] 柳雯. A 公司基于 OKR 的目标管理模式研究［D］. 北京邮电大学, 2019.

[51] 王嘉琦. OKR 绩效管理的应用与落地［J］. 企业改革与管理, 2018（14）: 56-57.

[52] 许艳. 公共部门战略管理的内涵浅析［J］. 中共乐山市委党校学报, 2004.

[53] Rubino, L, 魏东海. 市场经济与医院管理的战略——美国医院的外环境变化及其五种管理战略选择［J］. 中国医院管理, 2001.

[54] 陈春涛. 北京大学深圳医院战略管理研究［D］. 华中科技大学同济医学院 华中科技大学, 2002.

[55] 何志萍. 新医改形势下 SCRM 医院发展战略研究［D］. 西南交通大学, 2014.

[56] 王俏荔, 王峰. 我国医疗机构医生激励机制的博弈分析［J］. 中国卫生经济, 2012（12）: 35-37.

[57] 陈航. 医疗供给侧改革——分级诊疗的合作模式选择研究［M］. 北京: 化学工业出版社, 2017.

[58] 张秀, 崔兆涵, 王虎峰. 基于驱动型理论的绩效战略管理平台应用研究［J］. 中国医院管理, 2021.

[59] 伍凤兰, 申勇. 公立医院改革——历史演进、制度困境与路径选择［J］. 中国卫生政策研究, 2016, 009（001）: 34-39.

[60] 郭爱群, 李志明. 绩效管理与医院核心竞争力［J］. 中医药管理杂志, 2004, 014（004）: 19-21.

[61] 陆鹏杰. 浅谈医院成本绩效管理［J］. 商业文化（下半月）, 2011, 000（004）: 105-106.

[62] 陈万春, 曹书杰. 公立医院绩效管理办法与测评指标体系研究［J］. 中国卫生经济, 2007, 26（1）: 72-74.

[63] 陈倩, 秦明伟, 周炯, 等. DRGs 在医院绩效管理中的应用［J］. 中国卫生质量管理, 2019, 26（02）: 48-50.

[64] 卢爱玲, 刘魁. 绩效考核在医院分配制度中的应用［J］. 中国病案, 2010, 11（002）: 64-封3.

[65] 吴家锋, 白莎琳, 黄爱萍. 以激励为导向的公立医院奖金分配体系构建与实施［J］. 中国医

院管理，2012，32（12）.

［66］ 翟树悦，吴健，陈恒年，等. 国外医疗机构实施绩效管理实例分析［J］. 中国医院管理，2004，024（004）：24-27.

［67］ 徐嘉玲，姚有贵，方志琴，等. 医师平衡计分卡在医院绩效管理中的应用［J］. 中华医院管理杂志，2005，21（11）：739-741.

［68］ 毛春，吴富常，余志运，等. 运用关键业绩指标法设计临床与医技科室医师绩效考核体系［J］. 中国卫生质量管理，2008（04）：44-46.

［69］ 徐玉红. 基于平衡计分卡在公立医院绩效评价中的应用［J］. 会计师，2014，No. 190（007）：41-42.

［70］ 王志刚，潘莉，蔡静. RBRVS 和 DRGs 与医院常用绩效评价方法的比较研究［J］. 中国医疗管理科学，2016，006（001）：14-22.

［71］ 李舒丹，陈阳，江婷，等. DRGs 应用于医院内部绩效管理的述评与思考［J］. 卫生经济研究，2017，000（005）：69-71.

［72］ 项燕. 医院全员绩效管理体系建设的创新与实践［J］. 中国市场，2018，No. 980（25）：92-94.

［73］ 张玉君. 基于工作量核算模式的医院绩效考核模式研究［J］. 财会学习，2018，208（34）：173，175.

［74］ 刘利，武爱文，王楠，等. DRGs 视角下医改对肿瘤专科医院的绩效影响分析［J］. 中国医院管理，2019，39（03）：71-73.

［75］ 王进申，朱莉，龚霞. 公立医院绩效薪酬分配方法演进研究［J］. 中国卫生质量管理，2020，027（003）：99-101，110.

［76］ 王君，李敏. 中央高校财政预算项目绩效管理改革探究［J］. 教育财会研究，2018，29（01）：9-12.

［77］ 孙欣. 财政支出绩效评价结果应用于问责的困境与出路［J］. 财政监督，2018，427（13）：46-54.

［78］ 安百杰. 公共服务供给视角下的财政项目绩效评价研究［D］. 山东大学.

［79］ 马蔡琛，黄凤羽，姚丽莎等. 加强预算透明度减轻全社会的政府行政成本负担（研究报告）中国公共预算改革的制度演化与典型特征［C］，第 4 章.

［80］ 张俊伟. 绩效预算改革：回顾与前瞻［J］. 中国发展观察，2017，Z3（171）：68-73，78.

［81］ 郑凤梓. 浅谈部门预算绩效目标管理存在的问题及建议——基于上海市级预算部门财政支出项目绩效目标数据［J］. 财政监督，2019，440（02）：44-47.

［82］ 郑大喜. 公立医院财政预算项目绩效管理制度设计、实施与研究进展［J］. 中国卫生政策研究，2014（11）：58-62.

［83］ 章辉. 如何实施财政项目预算绩效目标管理［J］. 中国财政，2018，（016）：26-28.

［84］ 罗冬梅. 政府会计制度下公立医院财政项目资金核算管理实践［J］. 经济研究导刊，2020，（9）：110-111.

［85］ 肖颖. 浅析公立医院财政项目预算资金管理［J］. 经济研究导刊，2019，（008）：167-168.

［86］ 周菲. 人民银行实行全过程预算绩效管理的经验借鉴与建议［J］. 预算管理与会计，2020，342（02）：11，16-18.

［87］ 和亚龙. 基于平衡计分卡的政府项目预算绩效管理研究——以 B 市为例［D］. 郑州大学.

［88］ 张蓉. 全面实施预算绩效管理的相关思考［J］. 行政事业资产与财务，2019（17）：17-18.

［89］ 何文盛，蔡泽山. 新时期预算绩效管理中的评价结果应用：挑战与进路［J］. 财政监督，2019，442（04）：21-27.

［90］ 韩凤芹，王胜华. 典型国家财政支出绩效管理的经验及启示［J］. 中国党政干部论坛，2018，（10）：89-92.

［91］ 张凤文. 关于全面实施预算绩效管理的思考［J］. 财经界（学术版），2020（15）. 244，254.

［92］ 王玲. 关于全面实施预算绩效管理的思考［J］. 会计师，2020，333（06）：46-47.

［93］ 王树琳. 对全面实施预算绩效管理的思考［J］. 经济师，2019，369（11）：60-61.

［94］ 杨永杰. 交通运输项目预算绩效管理信息系统研究［J］. 电子技术与软件工程，2020（21）：199-201.

［95］ 李小鹭. 财政支出项目事前绩效评估工作分析［J］. 企业改革与管理，2021（03）：197-198.

［96］ 江书军，陈茜林. 部门整体支出全过程预算绩效管理链条构建研究［J］. 财政监督，2020，463（01）：54-58.

［97］ 张帅帅. 高校预算绩效管理评价指标体系研究［J］. 商业会计，2019（12）. 92-94.

［98］ 刘新. 关于医院项目支出预算绩效管理研究［J］. 2020（7）：69-70.

［99］ 蒋代惠，高永臻. 中央部门预算项目支出绩效目标管理问题与建议［J］. 经济研究导刊，2020（18）：76-78.

［100］ 马蔡琛，陈蕾宇. 我国预算绩效指标体系的发展演进与实践探索［J］. 理论与现代化，2019，256（02）：85-93.

［101］ 李金珊，王倩倩等. 财政支出绩效评价体系刍议：3E 维度的引入与改进［J］. 财政研究，2018，03（No. 421）：16-25.

［102］ 陈祖蕾. 公立医院财政补助项目支出预算绩效评价指标探讨［J］. 中国市场，2018，（26）：155-156.

［103］ 盛安琪，蒋和容，张润泽等. 财政科研项目绩效评价指标体系构建研究［J］. 中国管理信息化，2019，413（23）：109-111.

［104］ 朱俊立. 财政预算绩效目标和绩效评价结果应用之间的回应性制度安排研究［J］. 经济研究参考，2018，2875（27）：44-50.

［105］ 严小丽. 地方财政支出绩效评价结果应用的困境与出路［J］. 财会学习，2021（07）：58-59.

［106］ 张平，苟燕楠. 预算绩效管理中的结果应用机制研究［J］. 求索，2021（02）：160-171.

［107］ 宋亚楠. 绩效评价结果应用短板与改进研究［J］. 中国农业会计，2020（7）. 67-68.

［108］ 郭俊. 预算绩效管理体系，或成公立医院又一场大考［EB/OL］. https://www.sohu.com/a/465179672_699704.

［109］ 黄晓辉，薛丽，徐宏慧. 浅谈学科建设在医院发展中的作用［J］. 当代医学，2008，14

（23）：31.

［110］桂克全. 解密华西［M］. 北京：光明日报出版社，2014.

［111］埃加德·沙因，彼德·沙因. 组织文化与领导力（第5版）［M］. 陈劲等，译. 北京：中国人民大学出版社，2020.

［112］方振邦等. 医院绩效管理［M］. 北京：化学工业出版社，2016.

［113］唐家政. 绩效导向文化对组织文化和企业创新的影响. 企业战略 2020（11）：71-73.

［114］中国就业培训技术指导中心. 企业人力资源管理师［M］. 北京：中国劳动社会保障出版社，2014：322.

［115］John P. Kotter, James L. Heskett. 企业文化与绩效［M］. 王红，译. 北京：中信出版集团，2019.

［116］亚伯拉罕·马斯洛. 动机与人格［M］. 许金声，译. 北京：中国人民大学出版社，2012.

［117］张英. 医院人力资源管理［M］. 北京：清华大学出版社，2017.

［118］彼得·德鲁克. 人与绩效［M］. 闾佳，译. 北京：机械工业出版社，2020.

［119］德里克·艾伦，莫里斯·威尔伯恩. 满意度的价值［M］. 武永红，王妙，译. 大连：东北财经大学出版社，2005年.

［120］王淑红，龙立荣. 绩效管理综述［J］. 中外管理导报，2002（09）：40-44.

［121］方振邦，黄玉玲，蔡媛青，等. 公立医院绩效评价体系创新研究［J］. 中国卫生人才，2017（2）：18-21.

［122］朱胤. 公立医院绩效管理思路分析［J］. 中国卫生人才，2016，No. 214（02）：30-33.

［123］匡莉，李瑛男，KuangLi，等. 美国医疗收费标准制定体系［J］. 中国卫生经济，2000（6）.

后 记

自 2009 年医药卫生体制深化改革启动实施以来，医保支付制度改革、全面取消药品耗材加成、医疗服务价格调整等多重举措被采纳用于推动医疗机构破除"趋利性"，回归"公益性"本质，这一方面让公立医院收入增长遇到"天花板"，另一方面也使得公立医院以收支结余为基础的传统绩效评价及绩效奖金分配制度受到巨大的冲击。可以说，新医改、新挑战、新形势倒逼着医院内部绩效管理制度的变革。在新的发展环境下，医院结合实际、紧密围绕公益性核心本质，建立起一套行之有效的内部绩效考核制度，全面调动员工工作积极性，提升医院医疗安全和质量，降低医院管理成本，是应对当前新医改的重要任务，也是实现医院战略目标和长期可持续发展的可靠途径。

为进一步深化公立医院改革，推进现代医院管理制度建设，2019 年国务院办公厅印发《加强三级公立医院绩效考核工作的意见》，开启了三级医院绩效考核的新时代。三级公立医院绩效考核包含医疗质量、运营效率、持续发展、满意度评价四大维度，医院应当围绕这些"国考"指标，深入寻找医院发展的薄弱环节，调整工作重点和方向，重塑医院内部管理体系，促进医院发展模式从规模扩张型向质量效益型、从行政化管理向全方位的绩效管理、从刺激发展建设向提高医务人员收入进行转变。

全面实行预算绩效管理作为国家对财政资金实施的管理方式，有利于控制财政支出、优化资金配置以及提高资金使用效率，是未来财政体制改革工作的重点推进方向。2021 年 4 月，国家卫生健康委员会连续印发了 3 个关于预算绩效管理的文件，为卫生健康行业全面实施预算绩效管理构建了完整的制度框架。但是我们也要意识到，预算绩效管理对于公立医院来说还是一个比较新的词汇，在认识和实践操作中依然存在不少困难。医院应以提升财政项目预算绩效管理水平为突破口，着力解决实施财政项目预算绩效管理中遇到的问题，为医院经济运营和挖潜服务做好准备，从而实现低成本高质量发展。

可以看到，医院绩效管理的内涵和外延在不断拓宽——对内，医院绩效管理要适应宏观绩效考核，关注医院公益性本质以及医保支付制度的改革，并将相关考核指标纳入医院内部绩效考核体系之中；对外，医院绩效管理不再局限于医院内部绩效分配范畴，而是拓展至政府对医院的绩效考核、政府对项目预算的考核。但总的来说，医院应强化外部绩效管理引导内部绩效管理的工作机制，充分发挥公立医院绩效考核的"指挥棒"作用。

　　结合现代科学管理理论与我国医院管理的改革方向，本书围绕公立医院绩效考核、医院内部绩效管理以及财政项目预算绩效管理三个篇章进行系统地介绍和归纳。与以往医院绩效管理相关书籍有所区别，本书的谋篇布局不再集中于医院的内部绩效管理，而是打破研究界限，以医院内部绩效管理为起点，向上拓展至医院层级的公立医院绩效考核，也就是所谓的"国考"，向下细分至财政项目预算绩效管理，从而将孤立的医院外部绩效管理、医院内部绩效管理以及财政项目预算绩效管理纳入统一框架当中，从外到内、从上至下对医院绩效管理进行全面而又细致的论述，这是本书的一个创新之处。

　　在公立医院绩效考核这一部分，本书重点论述国家对公立医院绩效考核的发展历程，并细致地分析了医院绩效考核指标体系的内容。在医院内部绩效管理这一部分当中，本书则系统阐述了医院内部绩效管理发展历程、内容和工具以及医院内部绩效管理 PDCA 循环体系，并且系统地讨论了医院发展战略与内部绩效管理的辩证关系，以及医院文化对医院内部绩效管理的影响，使得医院内部绩效管理理论体系得到完善。而在财政项目预算绩效管理部分，本书总结了财政项目预算绩效管理的发展历程，并且围绕目前财政项目预算绩效管理框架，对公立医院实施财政项目预算绩效管理过程中面临的困难和挑战提出解决对策。为了让读者便于理解，本书还加入医院绩效管理的实践和示例，以翔实的例子来具体阐述相关理论的应用。

　　本书作为《医院人力资源管理书系》之一，聚焦于医院绩效管理，适用于医院管理人员培训的学习参考和辅助教材，旨在普及、丰富医院管理人员知识、提高医院各类管理人员绩效管理素质以及增强医院绩效管理能力。

　　最后，《医院绩效管理》参与编著人员，组织和沟通工作量非常大，但大家对待此项工作充满了激情，在一年多的时间里大家齐心协力，密切协作，圆满完成了写作任务，对于大家的辛勤付出我们深表敬意！在书系的策划、编写和出版过程中，广东省卫生经济学会、清华大学出版社，编著者所在单位的领导、同人们都给予了非常大的鼓励与支持，在此，我们深表谢意！

广东省卫生经济学会人力资源分会常务副会长

中山大学孙逸仙纪念医院总会计师

朱　胤

2021 年 7 月于广州